SYSTEMISCHE SKLERODERMIE

SYSTEMISCHE SKLERODERMIE

Verstehen – Symptome behandeln –
Der Krankheit aktiv begegnen

Privatdozent
Dr. med. Michael Buslau

ZUCKSCHWERDT

INHALT

DER SYSTEMISCHEN SKLERODERMIE AKTIV BEGEGNEN

Der Systemischen Sklerodermie aktiv begegnen

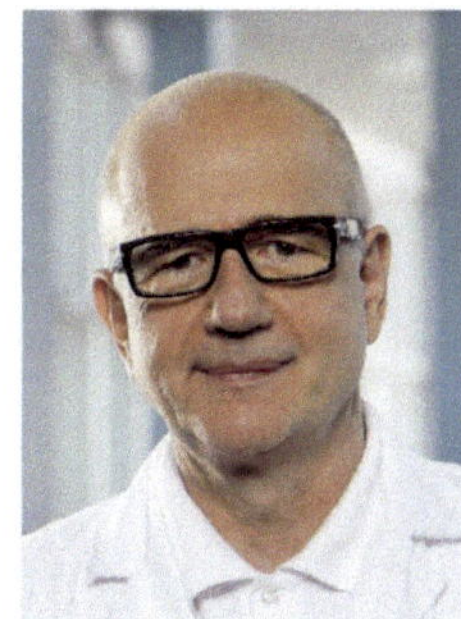

Bei Ihnen wurde die Diagnose „Systemische Sklerodermie" gestellt.

Sicher fragen Sie sich jetzt, was das für eine Krankheit ist, die oft auch Ärzte kaum aus eigener Erfahrung kennen. Angesichts zum Teil beängstigender Bilder und Informationen im Internet möchten Sie erfahren, wie bedrohlich diese Krankheit für Sie sein kann. Darüber hinaus möchten Sie wissen, welches Medikament dabei hilft, die Krankheit wieder „loszuwerden" oder die Symptome zu verbessern, welche nicht-medikamentösen Therapien geeignet sind, die Symptome Ihrer Krankheit zu lindern, und was Sie selbst aktiv gegen diese Krankheit unternehmen können.

In meiner ärztlichen Tätigkeit an der Universität, in verschiedenen Fachkliniken mit dem Schwerpunkt Sklerodermie, zuletzt über viele Jahre am Europäischen Rehabilitationszentrum für Sklerodermie in Rheinfelden (Schweiz), und auch in meiner eigenen Praxis beschäftige ich mich bis heute seit mehr als 35 Jahren sehr intensiv mit der Sklerodermie. Ich möchte mit diesem Ratgeber mein Wissen einbringen und so verständlich wie möglich – unter Berücksichtigung der wissenschaftlichen Literatur und meiner umfangreichen persönlichen Erfahrung – an Sie weitergeben. In diesen Ratgeber sind viele Fragen von Sklerodermiebetroffenen eingeflossen, die auf regelmäßig gehaltenen Wochenend-Seminaren und auf nationalen und internationalen Sklerodermietagen meinem Team und mir immer wieder gestellt wurden.

Jeder Abschnitt des vorliegen Ratgebers steht für sich. Den größten Nutzen können Sie als Leser jedoch aus dem Buch ziehen, wenn Sie es mindestens einmal von Anfang bis Ende lesen und es dann, je nach Bedarf, zum Nachschlagen verwenden. Über fortlaufend neue Erkenntnisse zur Diagnose und Therapie der Sklerodermie informiere ich Sie regelmäßig auf meiner Website und über meine Accounts in den sozialen Medien. Die entsprechenden Adressen finden Sie im Anhang dieses Buches.

Ich bin sicher, dass Sie von der Lektüre dieses Buches profitieren werden, und möchte Ihnen zugleich Mut machen, dieser komplizierten Krankheit aktiv entgegenzutreten – denn Sklerodermie ist keine Abwärtsspirale!

Ihr

Privatdozent Dr. med. Michael Buslau

Anmerkung: Zur besseren Lesbarkeit des Textes werden in diesem Buch nicht jedes Mal „Ärztin" / „Arzt", „Patientin" / „Patient" bzw. „Therapeutin" / „Therapeut" genannt. Es sind verallgemeinernd immer die weiblichen und männlichen Begriffe gemeint.

Danksagung

An dieser Stelle möchte ich allen Mitarbeitenden am Europäischen Rehabilitationszentrum der Reha Rheinfelden danken, die durch ihre engagierte Arbeit für die Sklerodermie dieses Buch erst möglich gemacht haben. Danken möchte ich auch den zahlreichen Patientinnen und Patienten mit Sklerodermie, die, nicht selten von weit her angereist, mir oft über viele Jahre ihr Vertrauen geschenkt haben. Mein besonderer Dank gilt meiner Frau Anne Christina sowohl für ihre Geduld mit mir während der Arbeit an diesem Buch als auch für ihre fachliche Beratung und aktive Gestaltung von Bildern im Rahmen der Heimbehandlung der Systemischen Sklerodermie. Danken möchte ich auch Frau Hannah Doering, die mit viel künstlerischem Geschick zahlreiche Zeichnungen des Buches angefertigt hat, um das Gesagte bildlich zu unterstreichen. Meinen Dank sagen möchte ich auch dem Herausgeber des Zuckschwerdt-Verlags, Herrn Dr. Meidenbauer, der das Projekt, das einen sehr speziellen Ausschnitt der Medizin berührt, von Anfang an wohlwollend begleitet hat. Nicht zuletzt danke ich der Reha Rheinfelden, die die Aktualisierung dieses Buches finanziell unterstützt hat.

KAPITEL 1

KAPITEL 1: Systemische Sklerodermie – Was ist das für eine Krankheit?

Sklerodermie heißt übersetzt „harte Haut", wodurch das markanteste Merkmal dieser Erkrankung beschrieben wird. Unter den Begriff „Sklerodermie" werden aber 2 völlig verschiedene Krankheiten gezählt, was oft zu großer Unsicherheit bei den Betroffenen führt:

1. Es gibt die sog. **zirkumskripte Sklerodermie** (engl. localized scleroderma oder morphea), die nur die Haut und eventuell die darunterliegende Fettschicht betrifft, selten auch die äußere Hülle der angrenzenden Muskulatur, niemals (!) aber die inneren Organe. **Diese Krankheit wird in diesem Buch nicht behandelt.**
2. Auf der anderen Seite existiert eine Krankheit mit dem Namen **Systemische Sklerodermie** oder **Systemische Sklerose** (eng. systemic scleroderma oder systemic sclerosis), die zahlreiche lebenswichtige innere Organe befallen und in ca. 5 % der Fälle auch ohne Hautverhärtung verlaufen kann. **Von dieser Krankheit handelt der vorliegende Ratgeber.**

Die letztgenannte Variante, die Systemische Sklerodermie, ist selten. Pro 1 Million Einwohner erkranken in unseren Regionen jedes Jahr ca. 10 bis 20 Menschen. Für Deutschland, Österreich und der Schweiz zusammen entspricht das ca. 1000 bis 2000 Neuerkrankungen pro Jahr – insgesamt leben in den 3 genannten Ländern ca. 20.000 Menschen, die an einer Systemischen Sklerodermie leiden. Vier von 5 Betroffenen sind Frauen, bei denen die Krankheit meistens im mittleren Lebensalter beginnt. Männer erkranken zwar seltener, aber oft schwerer als Frauen. Sehr selten können auch Kinder und Jugendliche an einer Systemischen Sklerodermie erkranken. Deren Krankheitsverlauf ist oft milder als der von Erwachsenen.
Die Systemische Sklerodermie ist eine sehr komplizierte Krankheit und wird bis heute, trotz weltweiter intensiver Forschung, nur teilweise verstanden. Wissenschaftlich nachgewiesen ist, dass die Blutgefäße, das Immunsystem und das Bindegewebe betroffen sind. Da sich diese Strukturen nahezu überall im Körper befinden, kann es im Laufe der Erkrankung zum Mitbefall zahlreicher, auch lebenswichtiger Organe und Organsysteme kommen. Aus diesem Grund wird eine solche Erkrankung auch als Systemkrankheit bezeichnet (**Systemische** Sklerodermie).

Eine Sklerodermie hat nicht nur Auswirkungen im physischen, sondern auch im psychischen Bereich. Sorgen und Ängste über den Verlauf der Krankheit und ihrer Auswirkungen und Fragen wie „Wie reagieren meine Familie, mein Partner, meine Partnerin, der Freundes- und Bekanntenkreis auf mein chronisches Kranksein?", „Werde ich meinen Beruf wie gewohnt weiter ausüben können?", „Auf welche Einschränkungen muss ich mich einstellen?", „Muss ich an dieser Krankheit sterben?" beschäftigen häufig die Betroffenen.
Abbildung 1 stellt die Einflüsse der Systemischen Sklerodermie auf die verschiedenen Lebensbereiche der Erkrankten dar:

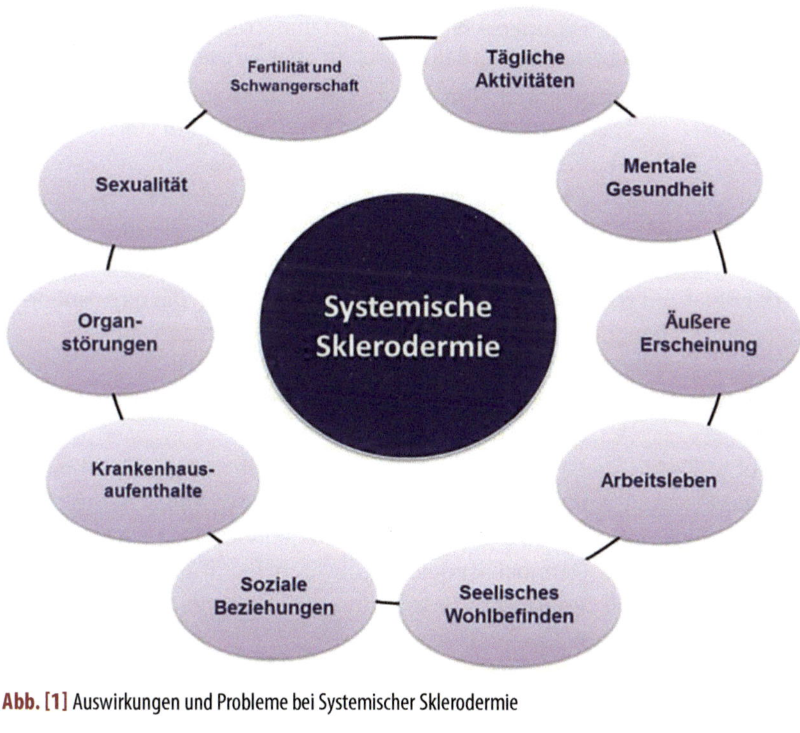

Abb. [1] Auswirkungen und Probleme bei Systemischer Sklerodermie

Da die Krankheitsauswirkungen derart komplex sind, ist es wichtig, dass ein professionelles und erfahrenes Team aus Ärzten/Ärztinnen und nicht-ärztlichen Therapeuteninnen/Therapeuten sich der Behandlung gemeinsam annimmt. Im Allgemeinen sehen und behandeln niedergelassene, nicht auf Sklerodermie spezialisierte Rheumatologen und Dermatologen während ihres Berufslebens nur wenige Patienten mit Systemischer Sklerodermie. Für andere medizinische Fachdisziplinen dürfte dies ähnlich sein.

! Es ist deshalb sehr wichtig, dass Ihr betreuender Arzt/Ihre betreuende Ärztin von Anfang an eng mit einem spezialisierten Zentrum für Sklerodermie zusammenarbeitet.

Neben Erfahrung sollten behandelnde Fachleute auch Einfühlungsvermögen und genügend Zeit den Patienten gegenüber mitbringen. Die Sklerodermie kann sich in verschiedene Lebensbereiche (bis hin zur Sexualität und Psyche) auswirken, daher braucht es eine gute Arzt-Patienten-Beziehung, um die sensiblen Bereiche der Krankheit Sklerodermie miteinander besprechen zu können – nicht nur im Rahmen einer Erstkonsultation, sondern auch in den folgenden Monaten und Jahren.
Da viel beim Management der Krankheit Sklerodermie zu beachten ist, man dabei vieles richtig oder falsch machen kann und es um viel geht, brauchen Sie einen medizinischen Lotsen, der für Sie die notwendigen Organuntersuchungen und Therapien regelmäßig koordiniert und der mit Ihnen die Ergebnisse der Untersuchungen und die sich daraus ergebenden notwendigen therapeutischen Schritte in Ruhe bespricht und überwacht. In der Beratung sollten neben den medikamentösen auch die nicht-medikamentösen Behandlungsmöglichkeiten besprochen werden.

! Sie brauchen von Anfang an die bestmögliche medizinische Unterstützung!

Es gibt bis heute noch nicht *das eine* Medikament oder *die eine* Kombination aus Medikamenten, um die Krankheit Sklerodermie mit Sicherheit zu stoppen. Eine Heilung dieser chronischen Erkrankung ist bis heute auch noch nicht möglich. Dennoch ist das Ziel, die Krankheit früh genug aufzuhalten und, je nach Organbefall, Besserungen zu erreichen.

! Je früher Sie damit beginnen, Ihre Organe zu stärken, desto mehr Lebensqualität lässt sich erreichen.

Eine vorbeugende Strategie bei Sklerodermie ist zu empfehlen. Warten Sie nicht, bis ein Schaden eingetreten ist. Versuchen Sie, so früh wie möglich „gegenzusteuern". Ziel ist der Erhalt oder die Wiedererlangung von mehr Lebensqualität.

Misstrauen Sie daher der leider immer noch gegebenen Empfehlung: „Halten Sie Ihre Hände warm und kommen Sie wieder, wenn es Ihnen schlechter geht". Diese Strategie stammt aus einer Zeit, in der man nur wenig über die Sklerodermie und ihre Behandlungsmöglichkeiten wusste.

AUF EINEN BLICK

- Die Systemische Sklerodermie ist eine seltene chronische Krankheit, die 3 wesentliche Bereiche des Körpers erfasst: das Gefäßsystem, das Immunsystem und das Bindegewebe.
- Typische Merkmale der Erkrankung sind Kälteattacken mit Blau- und Weißwerden besonders der Hände, Hautverhärtungen und die Gefahr des Befalls innerer Organe, besonders des Verdauungstrakts, der Lunge, des Herzens und der Nieren. Eine übermäßige Bindegewebsablagerung und Durchblutungsstörung kann den Organen nachhaltig schaden und im schlimmsten Fall zum Organversagen führen.
- Die Systemische Sklerodermie wird häufig von Abgeschlagenheit, Müdigkeit, Muskel- und Gelenkschmerzen begleitet.
- Es erkranken vor allem Frauen im mittleren Lebensalter. Seltener sind Männer betroffen, sehr selten auch Kinder und Jugendliche.
- Wegen der Komplexität und Seltenheit der Krankheit brauchen Betroffene von Anfang an die bestmögliche medizinische Unterstützung und eine Betreuung durch Sklerodermie-Spezialisten, die ausreichend Zeit für ihre Fragen, Sorgen und Ängste haben.
- Die Kombination aus medikamentösen und nicht-medikamentösen Behandlungen bringt den größten therapeutischen Nutzen. Die eigene Motivation und Beteiligung an der Therapie seitens der Betroffenen spielen dabei eine große Rolle.
- Notwendig ist eine vorbeugende Strategie bei Sklerodermie. Warten Sie nicht, bis ein Schaden eingetreten ist. Versuchen Sie, so früh wie möglich „gegenzusteuern", um die Krankheit Sklerodermie aufzuhalten und vorhandene Symptome zu verbessern.
- Ziel ist der Erhalt oder die Wiedererlangung von mehr Lebensqualität. Handeln Sie jetzt!

KAPITEL 2

KAPITEL 2: Therapeutisches Sofortprogramm

Es ist von Anfang an sinnvoll, wichtige vorbeugende und unterstützende Maßnahmen zu ergreifen, um drohenden Organschäden bei Sklerodermie effektiv entgegenzuwirken. Dieses Buch soll Ihnen dabei eine Hilfe sein.
Im Folgenden stelle ich Ihnen ein therapeutisches Sofortprogramm vor, das Sie so früh wie möglich, am besten unmittelbar nach der Diagnose Systemische Sklerodermie, starten sollten. Es basiert auf meiner Erfahrung mit dieser Erkrankung und kann Ihnen helfen, mit dieser schwierigen Krankheit besser fertigzuwerden. Bitte beachten Sie aber: Dieses Programm will Sie im Kampf gegen die Krankheit Sklerodermie sinnvoll unterstützen. Es ist nicht dazu gedacht, notwendige medikamentöse Therapien zu ersetzen. Im Gegenteil: Sie werden den größten Nutzen aus der Kombination aus medikamentösen und nicht-medikamentösen Behandlungen ziehen, wobei auch Ihr Eigenanteil an der Therapie enorm wichtig ist. Ziel dieses Sofortprogramms ist es, die Möglichkeiten einer Eigenbehandlung von Anfang an zu nutzen, um den Verlauf der Sklerodermie positiv zu beeinflussen.
Darüber hinaus empfehle ich Ihnen, frühzeitig an einer Sklerodermie-Schulung teilzunehmen und die breite Palette therapeutischer Möglichkeiten bei Sklerodermie in einer Fachklinik für Sklerodermie kennenzulernen.
Für ein besseres Verständnis sollen schon an dieser Stelle kurz einige wichtige Aspekte der Krankheit Sklerodermie erklärt und in den folgenden Kapiteln weiter vertieft werden.

Verbesserung der Durchblutung

Schon im Frühstadium sind es die kleinen bis kleinsten Blutgefäße, die durch die Sklerodermie in Mitleidenschaft gezogen werden. Veränderungen zeigen sich zunächst durch Kälte und Stress in Form von zunächst rückbildungsfähigen Durchblutungsstörungen der Finger, was als sog. Raynaud-Phänomen bezeichnet wird. Bezeichnend ist eine anfallsweise Weiß-, Blau- und Rotverfärbung der Haut. Im weiteren Verlauf kommt es zu einem Umbau der Gefäßwände mit einer Verengung der Gefäßdurchmesser und damit zu einer nicht mehr vollständig rückbildungsfähigen Behinderung des Blutflusses.

Alle Organe benötigen für ihre Funktion zeitlebens ausreichend Sauerstoff und Nährstoffe (Abbildung 2). Diese werden über ein dichtes Netz aus kleinen und kleinsten Blutgefäßen zu den Zellen transportiert. Deshalb stellt die Behinderung des Blutflusses eine gravierende Störung dar, die im schlimmsten Fall zum Absterben von Zellen und Zellverbänden (sog. Nekrose) und in letzter Konsequenz zum Organversagen führen kann.

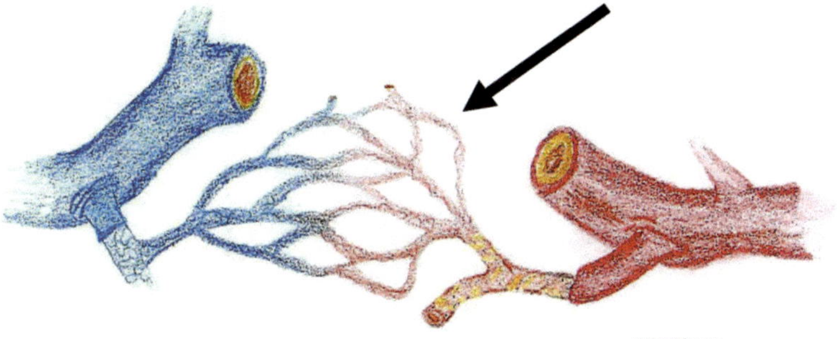

Abb. [2] Versorgung der Organe des Körpers mit Sauerstoff und Nährstoffen durch ein Netzwerk kleinster Gefäße (Kapillaren) im Körper

Es ist wichtig, die Gefäße von Anfang an zu trainieren, zum Beispiel durch ein dosiertes Sport- und Bewegungsprogramm. Der Körper ist in der Lage, durch körperliches Training neue Blutgefäße zu bilden und dadurch Umgehungskreisläufe zu schaffen, die die Einschränkung der Durchblutung ausgleichen können. Darüber hinaus führt die äußere Zufuhr von Wärme (z. B. in Form von Wärmebädern und Wärmestrahlen oder durch innere Zufuhr von Speisen und Gewürzen, siehe Abbildung 3) zu einer Weitstellung der Gefäße und damit zur Verbesserung des Blutflusses.

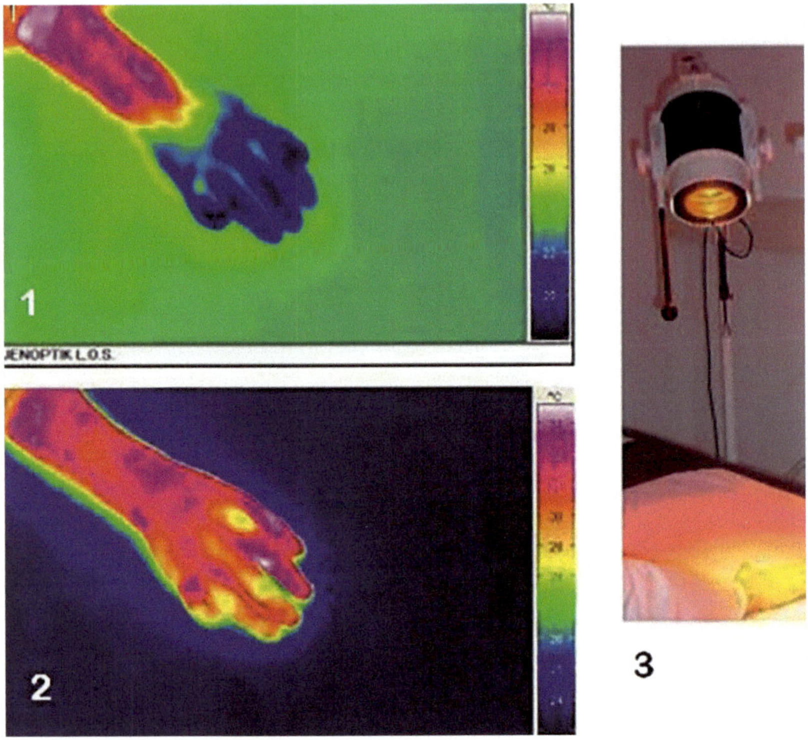

ABB. [3] Raynaud-Anfall der Hände bei Systemischer Sklerodermie. Akutbehandlung mit Wärmestrahlen (hier: mit einer Bestrahlungslampe, die wassergefilterte Infrarot-A-Strahlen aussendet (3). Schon nach kurzer Zeit Wechsel von blau (= kalt) infolge Gefäßkrampf mit Stopp der Durchblutung (1) nach rot (= warm) nach Lösung des Krampfes und Wiederherstellung der normalen Durchblutung (2). Aufnahmen mit einer Wärmebildkamera

Es reicht bei Sklerodermie nicht aus, die Hände warm zu halten, da nicht nur die Gefäße in den Händen betroffen sind, sondern auch Gefäße in anderen Organen betroffen sein können.

Training von Kraft und Ausdauer

Oft spüren Sklerodermiebetroffene sehr früh im Verlauf ihrer Krankheit Müdigkeit, Abgeschlagenheit und Kraftlosigkeit. Dieses als „Fatigue-Syndrom" bezeichnete Phänomen kann die Betroffenen in eine zunehmende körperliche Inaktivität drängen. Bei fehlendem Training ihrer Arm-, Bein- und Rückenmuskulatur haben sie dann weniger Kraft, um der krankheitsbedingten Schwäche des Körpers entgegenzutreten. Kommen Muskel-

oder Gelenkschmerzen hinzu, verstärkt sich das Problem. Es entsteht ein Teufelskreis aus Erschöpfung und ermüdender Muskulatur.
Die Schwäche entwickelt sich oft schleichend. Betroffene Patienten passen ihre Aufgaben und Aktivitäten – teilweise unbewusst – der wachsenden Schwäche an, sodass sie den Leistungsabfall zunächst nicht immer mit der Sklerodermie in Verbindung bringen. Deshalb sollten Patienten danach gefragt werden, was sie im Vergleich zu einem oder 2 Jahren vorher weniger gut oder weniger schnell an Alltagsaufgaben erledigen können. Nicht selten hört man Antworten und Begründungen wie: „Ja, ich kann dies oder das nicht mehr so schnell oder so gut, aber ich bin ja auch älter geworden." – eine Begründung, die bei einem so kurzen Vergleichszeitraum nicht recht passen will.
Zur Schwäche des Körpers bei Sklerodermie tragen, neben der krankheitsbedingten Entzündung und Durchblutungsstörung, mehrere Komponenten bei:

- ein mangelndes Training der Muskulatur,
- ein mangelndes Training des Herz-Kreislauf-Apparates,
- ein mangelndes Training der Atmung,
- eine geringere, eine gestörte Nahrungsaufnahme oder eine echte Mangelernährung, z. B. durch Schluckstörungen, Störungen der Nahrungsaufnahme und/oder Verdauungsstörungen.

Wichtig ist neben einem regelmäßigen **moderaten Kraft- und Ausdauertraining** (möglichst unter professioneller Anleitung) eine **ausgewogene Ernährung**. Hierzu gehört eine Versorgung mit:

- ausreichend **Eiweiß** (wichtig für den Aufbau der Muskulatur),
- **Vitaminen und Spurenelementen** (wichtig für den regelrechten Ablauf von Zellprozessen)
- sowie **Eisen** (wichtig für die Bindung von Sauerstoff an den roten Blutfarbstoff Hämoglobin).

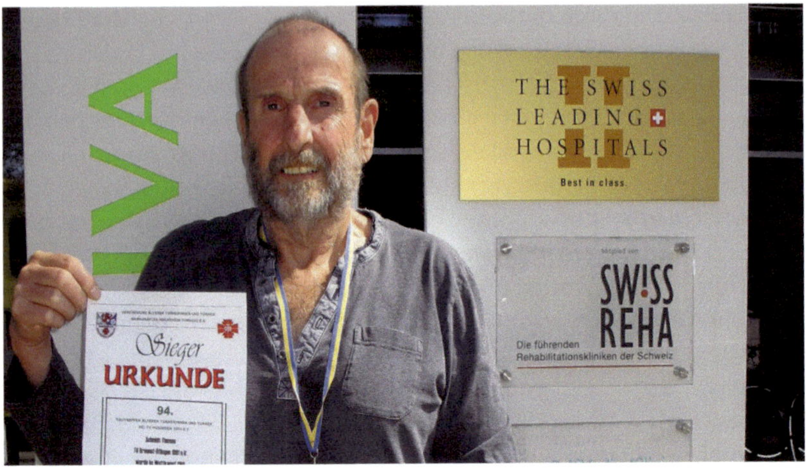

Abb. [4] Patient mit diffuser Systemischer Sklerodermie und überstandenen schweren Komplikationen (akute Nierenkrise, Schlaganfall) – nach Rehabilitation und konsequentem häuslichem Training: Sportabzeichen, Bester seiner Altersklasse. (Mit freundlicher Genehmigung des Patienten)

Training der Atmung

Die Beteiligung der Lunge im Rahmen einer Sklerodermie ist häufig. Durch den Umbau von Lungengewebe in Bindegewebe (Lungenfibrose) fehlt dem Körper, je nach Ausmaß der Lungenbefalls, wichtiger Sauerstoff für die Zellatmung. Da die Lungen aber über viele Millionen Lungenbläschen verfügen, die den Sauerstoffübertritt aus den Luftwegen in das Blut ermöglichen und von denen wir im Alltag normalerweise nur einen Teil für eine ausreichende Sauerstoffversorgung benötigen, kann dies eine Zeit lang kompensiert werden.

! Daher können Sie durch ein gezieltes Training gesunder Lungenabschnitte immer noch eine Verbesserung der Atmung erreichen, selbst wenn andere Teile der Lunge schon erkrankt sind.

Noch besser ist es, von Anfang an durch das Training von richtiger Ein- und Ausatmung wirkungsvoller zu atmen und die Atemmuskulatur zu kräftigen (Abbildung 5). Dies kann auf verschiedene Weise geschehen (zum Beispiel durch Musizieren mit Blasinstrumenten, Singen im Chor, Qi Gong, Yoga, gezielte Atemübungen nach physiotherapeutischer Anleitung, gerätegesteuertes Atemmuskeltraining).

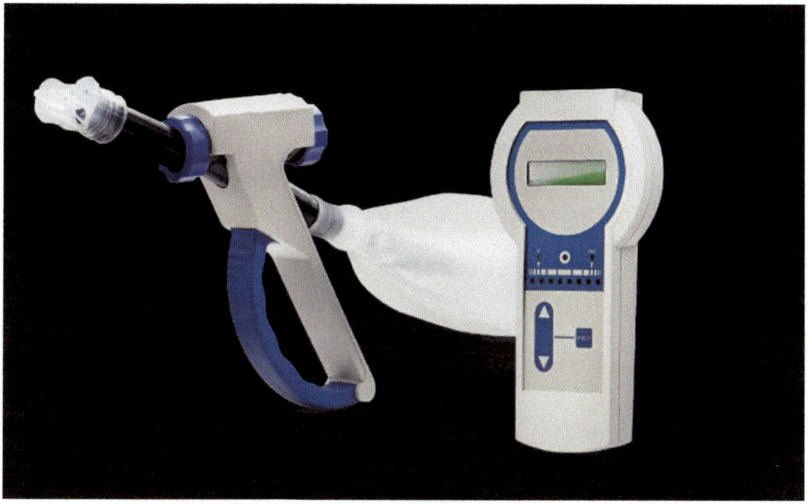

Abb. [5] Gerät zum Training der Atemmuskulatur (ST Medical®)
(Abbildung mit freundlicher Genehmigung der Idiag AG, Fehraltorf, Schweiz)

Abbau von emotionalem Stress

Autoimmunerkrankungen, zu denen auch die Systemische Sklerodermie gezählt wird, beginnen nicht selten in Phasen emotionaler Krisen (privat oder beruflich), manchmal auch nach Überwindung der Akutphase dieser Stresssituationen.

> **!** Emotionaler Stress ist bei Sklerodermie neben der Kältebelastung der 2. wichtige Auslöser krampfartiger Durchblutungsstörungen (Raynaud-Phänomen).

Wird die Diagnose Sklerodermie gestellt, löst sie zudem häufig Ängste und Sorgen aus mit Fragen nach dem zu erwartenden Krankheitsverlauf, den körperlichen Veränderungen, der Lebenszeit sowie weiteren beruflichen, finanziellen, persönlichen und sozialen Fragen. Der emotionale Stress als möglicher (Mit-)Auslöser erfährt so eine weitere Verstärkung, was Folgen bis hin zur Depression haben kann. Es ist deshalb sehr wichtig, nicht nur den Körper, sondern auch die Seele zu stärken. Dafür bieten sich unterschiedliche Möglichkeiten an:

- Autogenes Training, progressive Muskelentspannung nach Jacobson oder Yoga sind Möglichkeiten (Abbildung 6), emotionalen Stress besser zu verarbeiten. Diese Techniken kann man z. B. in Kursen lernen.

- Neben diesen Verfahren spielt auch ein starkes persönliches Netzwerk eine Rolle für das emotionale Wohlbefinden. Das kann auch der Austausch mit anderen Betroffenen in z. B. Selbsthilfegruppen oder sozialen Medien sein.
- Schon zu einem frühen Zeitpunkt der Erkrankung kann professionelle Unterstützung (z. B. bei einer Psychologin/einem Psychologen oder bei einem ärztlichen Psychotherapeuten/einer ärztlichen Psychotherapeutin) hilfreich sein.

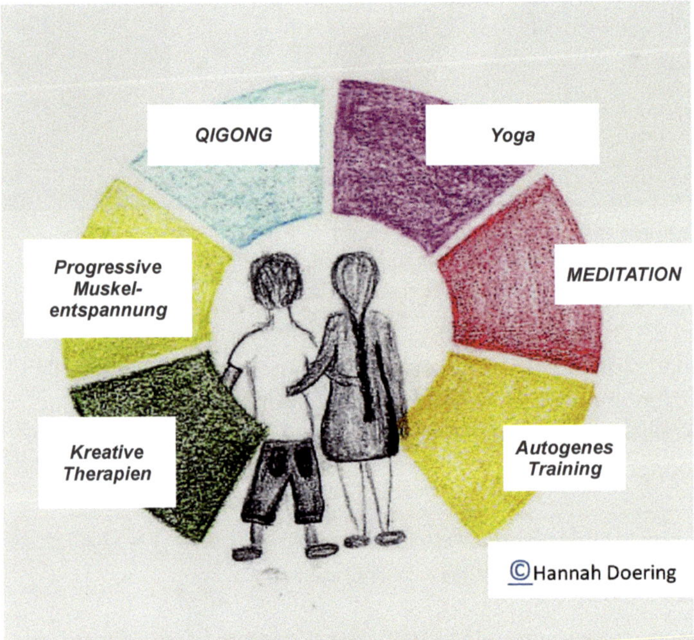

Abb. [6] Entspannungsverfahren, die helfen können, Stress abzubauen

Anpassung der Ernährung

Klar ist: Es gibt keine Sklerodermie-Diät. Aber: Man weiß aus vielen Untersuchungen, dass die Nahrungszusammensetzung (insbesondere bestimmte mehrfach ungesättigte, sog. Omega-6-Fettsäuren) für die Bildung von Entzündungsbausteinen im Körper von Bedeutung ist. Die Systemische Sklerodermie ist eine entzündliche Erkrankung – eine gezielte Zusammensetzung der Nahrung mit Reduktion von Omega-6-Fettsäuren und einem höheren Anteil von **Omega-3-Fettsäuren** ist daher positiv behaftet.

Bei der Sklerodermie liegt zudem ein Mangel an **Antioxidantien** vor. Antioxidantien (Abbildung 7) fangen „freie Radikale", die als Auslöser von bestimmten Krankheiten bekannt sind. Antioxidativ wirken z. B. das Vitamin A und Carotinoide, Vitamin C sowie E, ferner Selen, Zink und Vitamin D. Sie richten sich gegen schädlichen Zellstress.
Ganz generell wird bei Sklerodermie, wie auch bei vielen anderen chronischen Entzündungskrankheiten, eine sog. **mediterrane Kost** empfohlen. Sie besteht aus viel Obst und Gemüse, Getreideprodukten, pflanzlichen Ölen (z. B. Leinöl oder Rapsöl), Fisch (z. B. Lachs oder Hering), wenig rotem Fleisch, viel Hülsenfrüchten und einer Vielfalt von Kräutern und Gewürzen.

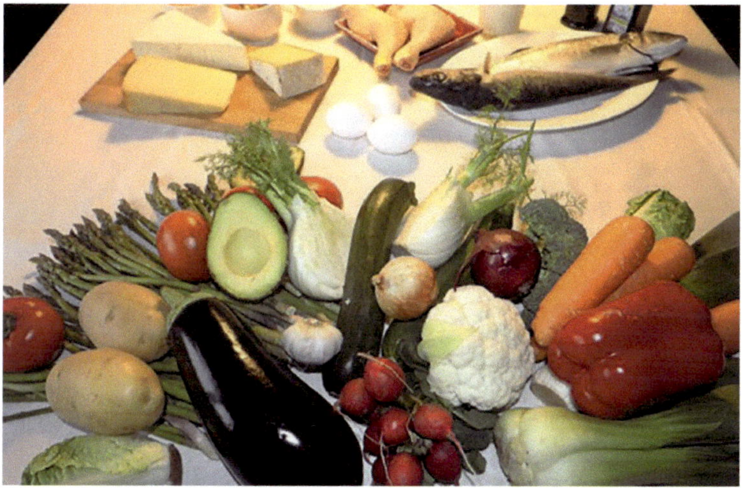

Abb. [7] Antioxidantien-reiche mediterrane Kost: Gemüse, Fisch, gesunde Fette und Nüsse

AUF EINEN BLICK

- Verbessern Sie Ihre Durchblutung
- Trainieren Sie Ihre Kraft und Ausdauer
- Trainieren Sie Ihre Atmung
- Bauen Sie Stress ab
- Passen Sie Ihre Ernährung an

KAPITEL 3

KAPITEL 3: Das Arztgespräch

Vorbereitung

Grundsätzlich gilt für das Arzt-Patienten-Gespräch dasselbe wie für andere wichtige Gespräche auch, die Sie führen:

> **!** Je besser das Gespräch auf beiden Seiten vorbereitet ist, desto effektiver wird es sein.

Umso größer ist zudem die Chance, dass Sie mit dem Gefühl aus dem Gespräch gehen, dass es für Sie nützlich und gewinnbringend war. Sie profitieren davon und können auch erwarten, dass Ihr Arzt/Ihre Ärztin Ihre Krankenunterlagen vorher genau studiert hat (wenn dies wiederholt nicht der Fall sein sollte, überlegen Sie, ob Sie vielleicht einen anderen Gesprächspartner brauchen).

Andererseits profitiert auch Ihr Arzt/Ihre Ärztin davon, wenn Sie Ihre Fragen vorab zu Papier bringen und ihm optimalerweise bereits vor dem Gespräch zur Verfügung stellen. Sie geben ihm damit die Gelegenheit, sich mit Ihrem Anliegen vorher besonders gut auseinanderzusetzen. Vielleicht muss er bei bestimmten Fragen auch noch einmal in Fachpublikationen nachlesen bzw. die neueste wissenschaftliche Literatur studieren (was bei seltenen Krankheiten wie der Systemischen Sklerodermie auch für den Spezialisten hin und wieder notwendig ist).

Bedenken Sie aber: Die Zeit, die Ihr Arzt/Ihre Ärztin für das Gespräch mit Ihnen im Rahmen der Sprechstunde zur Verfügung hat, ist begrenzt – und Sie haben verständlicherweise oft sehr viele Fragen. Und auch Ihre Zeit ist kostbar. Was können Sie tun, um für sich das Beste aus dieser zeitlich misslichen Situation zu machen? Sie sollten sich überlegen:

> **!** Welche zentralen Fragen an den Arzt sind für Sie die wichtigsten, die in dieser Sprechstunde beantwortet werden sollten?

Ein Fragenkatalog für das Gespräch mit dem Arzt/mit der Ärztin könnte zum Beispiel sein:

- Was passiert in meinem Körper?
- Was bedeuten meine körperlichen Befunde, Laborergebnisse, Röntgenbefunde etc.?
- Welche unterschiedlichen bzw. ergänzenden Behandlungsmöglichkeiten gibt es?
- Was kann ich selbst für mich tun?
- Wie lange wird es dauern, bis meine Beschwerden besser werden?
- Gibt es irgendeinen unangenehmen Aspekt, über den ich mir Sorgen machen muss und der besonders zu beachten ist?

Es kommt also darauf an, dass Sie eine Art Prioritätenliste aufstellen. Das bedeutet aber auch: Welche Fragen können eventuell noch warten bis zur nächsten Sprechstunde, falls die Zeit in dieser Sprechstunde zur Beantwortung nicht reicht?

> **!** Stellen Sie eine Liste auf mit Ihren Beschwerden und Einschränkungen, die Sie aktuell besonders belasten.

Was wurde oder wird zur Behandlung dieser Beschwerden und Einschränkungen unternommen (mit Medikamenten, mit Physiotherapie, mit Eigenanstrengungen) und mit welchem Ergebnis?
Welche weiteren Behandlungen (medikamentös, nicht-medikamentös) erhalten Sie zurzeit wegen der Sklerodermie oder wegen anderer Krankheiten? Bedenken Sie dabei, dass zu den Medikamenten auch pflanzliche Präparate und Nahrungsergänzungsmittel zählen. Zu den nicht-medikamentösen Therapien gehören unter anderem sog. alternative Heilmethoden. Bringen Sie also am besten alle Packungen der Medikamente zum Gespräch mit, die Sie zurzeit einnehmen (oder fotografieren Sie diese mit Ihrem Handy). Notieren Sie auch, wann und wie viele Tabletten, Kapseln, Tropfen Sie von jedem Medikament pro Tag einnehmen, welche davon regelmäßig und welche nur bei Bedarf.
Ältere und aktuelle Arztbriefe, Laborergebnisse und Untersuchungsbefunde sollten beim Gespräch vorliegen. So ist ein Vergleich der Daten möglich, was für die Verlaufsbeurteilung der Sklerodermie von großer Bedeutung ist. Bitten Sie u. U. Ihren Hausarzt rechtzeitig, Ihnen diese Unterlagen vor dem geplanten Gespräch mit dem Sklerodermie-Spezialisten in Kopie zur Verfügung zu stellen.

Fragen Sie vorab, ob Sie eine Ihnen vertraute Person zum Gespräch mitnehmen dürfen („Vier Ohren hören mehr als zwei."). Ihr Arzt wird in der Regel nichts dagegen haben. Oft erhält er durch die Begleitperson zusätzliche wichtige Informationen zum Krankheitsverlauf des Patienten.
Und (auch wenn es eigentlich selbstverständlich ist): Sagen Sie rechtzeitig einen Termin ab, falls Sie ihn aus irgendeinem Grund nicht wahrnehmen können. Ein anderer Patient, der dringend auf einen Termin wartet, wird es Ihnen danken–Ihr Arzt auch.

Während des Gesprächs

Ein Gespräch ist dynamisch – mit Fragen und Antworten von beiden Seiten. Häufig übernimmt der Arzt die Gesprächsführung. Bei diesem Hin und Her kann es aber leicht passieren, dass Sie Ihre Hauptfragen, die Sie stellen wollten, nicht mehr im Blick haben.

! Behalten Sie einen Zettel mit Ihren wichtigsten Fragen in den Händen oder vor Augen und „arbeiten Sie die Fragen auf Ihrer Liste ab".

Hinweise des Arztes, z. B. hinsichtlich möglicher Nebenwirkungen von Medikamenten oder Risiken von geplanten Untersuchungen, schreiben Sie besser auf, damit Sie zu Hause noch einmal darüber nachdenken und ggf. bestimmte Entscheidungen später treffen können. Fragen Sie nach nicht-medikamentösen Therapiemöglichkeiten, z. B. als Alternative oder als Ergänzung.

! Falls Sie etwas nicht gut verstanden haben, fragen Sie nach, etwa so: „Habe ich Sie richtig verstanden, dass ...?" oder „Können Sie mir das bitte nochmals erklären, da ich es noch nicht gut verstanden habe." Haben Sie keine Scheu, nachzufragen!

Sie geben Ihrem Arzt damit Gelegenheit, Unsicherheiten auszuräumen. Die Medizin hat längst verstanden, dass die sog. „Therapie-Treue" des Patienten entscheidend davon abhängt, dass der Patient versteht, warum er diese oder jene Therapie von seinem Arzt verordnet bekommen hat, und auch über mögliche Risiken und Nebenwirkungen ausreichend informiert wurde.

Nach dem Gespräch

Es kann vorkommen, dass Sie erst auf dem Heimweg oder zu Hause merken, dass Sie die eine oder andere Antwort auf Ihre Frage oder Hinweise des Arztes zur Verordnung eines Medikaments doch nicht richtig verstanden haben (z. B. den Zeitpunkt der Einnahme, Dosierung, Zeichen und notwendige Maßnahmen bei Unverträglichkeit usw.). Vielleicht sind Sie sich auch auf einmal unsicher bzgl. einer geplanten Untersuchung. In so einem Fall gilt:

! Rufen Sie nochmals beim Arzt bzw. in seinem Sekretariat an oder schreiben Sie ihm mit der Bitte um eine baldige Antwort. Lassen Sie Fragen nicht ungeklärt im Raum stehen, weil es Ihnen unangenehm ist, nachzufragen.

Denken Sie daran: Auch Ihr Arzt hat ein großes Interesse, dass Sie die von ihm vorgeschlagene Diagnostik durchführen lassen und die vorgeschlagene Therapie einhalten.

Wenn Sie mit dem Gespräch zufrieden waren, erinnert ein „Danke" ggf. den Arzt daran, wie wichtig eine gute Kommunikation mit seinen Patienten ist, und er wird bestrebt sein, dieses Niveau zu halten und ggf. noch zu steigern. Natürlich dürfen Sie ihm auch ein negatives Feedback geben, wenn Ihnen das eine oder andere am Gespräch mit ihm nicht gefallen hat. Auch das kann zur Verbesserung zukünftiger Gespräche beitragen.

AUF EINEN BLICK

- Je besser das Gespräch auf beiden Seiten vorbereitet ist, umso effektiver wird es sein.
- Welche zentralen Fragen, die in dieser Sprechstunde beantwortet werden sollten, sind für Sie wichtig?
- Behalten Sie den Zettel mit Ihren wichtigen Fragen in den Händen oder vor Augen und „arbeiten Sie die Fragen auf Ihrer Liste ab".
- Falls Sie etwas nicht gut verstanden haben, fragen Sie nach.
- Bringen Sie alle Packungen der Medikamente, die Sie zurzeit einnehmen, zum Gespräch mit.
- Bringen Sie ältere und aktuelle Arztbriefe, Laborergebnisse und Untersuchungsbefunde mit.
- Wie wurden oder werden Ihre Beschwerden und Einschränkungen aktuell therapiert (mit Medikamenten, mit Physiotherapie, mit Eigenanstrengungen)? Was hat geholfen und was nicht?

KAPITEL 4

KAPITEL 4: Die Sklerodermie aus ärztlicher Sicht

Aus zahlreichen Untersuchungen von Betroffenen mit chronischer Erkrankung ist bekannt, dass das Wissen der Betroffenen um die verschiedenen Aspekte ihrer Krankheit die individuelle Prognose günstig beeinflussen kann. Zu wissen, was es zu beachten gilt, welche Untersuchungen notwendig und sinnvoll sind, welche Therapien helfen können sowie Fragen des Managements und Selbstmanagements der chronischen Krankheit sind dabei von entscheidender Bedeutung.
Hilfreiche Informationen über die Systemische Sklerodermie zu geben, um mit dieser Krankheit besser leben zu können, ist ein Kernanliegen dieses Buches. Ziel ist eine bessere Lebensqualität trotz Sklerodermie. Dazu gehört auch, sich mit den 3 grundlegenden Störungen der Krankheit (Abbildung 8) zu befassen. Diese Grundstörungen der Sklerodermie werden im Folgenden in möglichst verständlicher Form beschrieben.

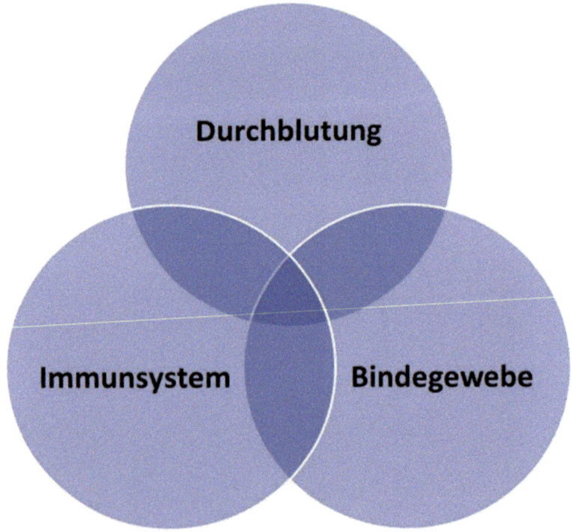

Abb. [8] Grundlegende Störungen bei Systemischer Sklerodermie

Durchblutung

Bei vielen Patienten beginnt die Sklerodermie mit plötzlichen Durchblutungsstörungen eines Fingers oder mehrerer Finger, manchmal auch der

Zehen (sog. Raynaud-Phänomen). Selten können auch Nase, Zungen und Ohren betroffen sein. Die Finger werden für Minuten ganz oder teilweise weiß, später blau und schließlich rot. Erstbeschreiber war der Pariser Arzt Murice Raynaud (1862). Nach ihm wird diese Art der Durchblutungsstörung als „Raynaud-Phänomen", „Raynaud-Anfall" oder „Raynaud-Syndrom" bezeichnet (Abbildung 9). Ein einziger Raynaud-Anfall kann bis zu 20 Minuten und länger dauern. Manche Betroffene erleiden über 10 und mehr Anfälle pro Tag.

Das Weißwerden der Finger ist Ausdruck der Durchblutungseinschränkung mit der Folge, dass den Zellen nur noch wenig Sauerstoff und Nährstoffe zur Verfügung stehen. Löst sich der Gefäßkrampf langsam wieder und fließt erneut etwas Blut durch die Finger, verfärbt sich die Haut blau. Erst durch die vollständige Lösung des Gefäßkrampfes kann wieder genügend sauerstoffreiches Blut in die Finger einschießen. Dies führt zur hellroten Verfärbung. Nicht immer steht ein kompletter Stopp der Durchblutung am Anfang, sodass die Weißverfärbung fehlen kann und nur blaue und rote Hauttöne erkennbar sind.

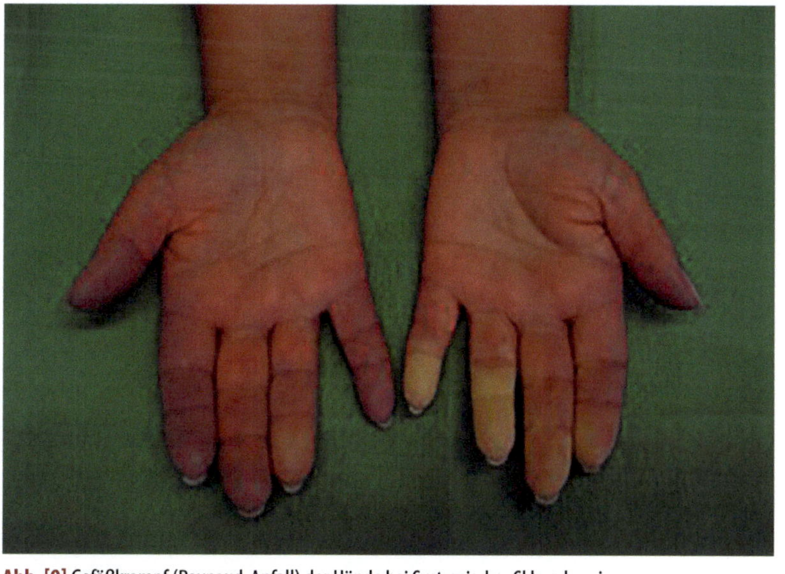

Abb. [9] Gefäßkrampf (Raynaud-Anfall) der Hände bei Systemischer Sklerodermie. Typische Verfärbung der Haut mit weißen, blauen und roten Farbtönen

Auslöser eines Anfalls sind vor allem Kältebelastung und psychischer Stress. Nicht immer müssen es frostige Temperaturen sein. Raynaud-Anfälle können auch im Sommer auftreten. Oft ist schon eine relative Kältebelastung der Haut (z. B. Kühle unmittelbar nach dem Duschen oder Kühle bei Windbelastung) für die Auslösung eines Anfalls ausreichend. Weitere Auslöser können kalte Getränke und Speisen sein, der Aufenthalt in klimatisierten Räumen oder das Hineinfassen in Kühlschränke oder Tiefkühltruhen. Nicht selten wird der Raynaud-Anfall von einem Kribbeln der Finger als Ausdruck einer vorübergehenden Nervenreizung der Haut begleitet.

Sauerstoffarmut des Gewebes, die sog. *Hypoxie*, bedeutet für die mit Sauerstoff unterversorgten Zellen Stress. Bei der Sklerodermie führt dieser Stress zu Entzündungsreaktionen, die wiederum die Bindegewebsbildung anregen und damit die Fibrose fördern. Folge ist die Verhärtung der Haut und/oder innerer Organe. Aus diesem Grund sollte bei Betroffenen mit Sklerodermie alles versucht werden, Raynaud-Anfälle durch geeignete medikamentöse und nicht-medikamentöse Strategien zu verhindern. Dies wird bei vielen Patienten häufig leider nicht konsequent genug versucht.

Es ist unklar, ob es bei Sklerodermie auch ein sog. „inneres Raynaud-Phänomen" gibt, also eine anfallsweise Engstellung kleiner Gefäße an inneren Organen. Manche Patienten berichten über Herzschmerzen zeitgleich mit dem Raynaud-Anfall der Hände. Es gibt Untersucher, die in diesen Fällen eine vorübergehende Verengung kleiner Gefäße (der Herzkranzgefäße) am Herzen dokumentieren konnten.

Schreitet die Sklerodermie fort, finden sich in der Haut, der Lunge und den Nieren dauerhafte Gefäßverengungen, die den Blutfluss behindern. Die Verengungen sind Folge einer krankhaften Zellvermehrung an der Gefäßhaut. Von vielen Fachleuten wird deshalb die Systemische Sklerodermie heute in erster Linie als Gefäßkrankheit eingeordnet. Noch ist unklar, ob primär Autoimmunreaktionen zu den Gefäßveränderungen führen und/oder Veränderungen an den Gefäßen das Immunsystem aktivieren und in der Folge eine krank machende Immunreaktion auslösen.

Darüber hinaus wird diskutiert, ob zahlreiche weitere Organbeteiligungen und Komplikationen der Sklerodermie Folgen einer Durchblutungsstörung sind. Eine verminderte Durchblutung von Nervenzellen, die die Muskulatur der Speiseröhre stimulieren, können Störungen der Muskelkontraktion hervorrufen. Schluckstörungen sind eine mögliche Folge. Ist der Muskel, der den Weitertransport des Speisebreis bewirkt, betroffen, können Blähungen, Durchfall oder Verstopfung auftreten.

Es gibt Hinweise, dass bei Sklerodermie krankhafte Veränderungen der kleinsten Gefäße der Haut, der sog. *Hautkapillaren,* mit krankhaften Gefäßveränderungen im Bereich der Lunge zusammenhängen. Möglicherweise gilt dies auch für Gefäßveränderungen an anderen inneren Organen. Wegen dieser Veränderungen werden regelmäßige z. B. jährliche Untersuchungen der Hautkapillaren mit einem speziellen Mikroskop empfohlen. Diese Untersuchung wird an der Haut am Rand der Fingernägel durchgeführt, ist schnell, schmerzlos und von hoher Aussagekraft (Abbildung 10 und 11).

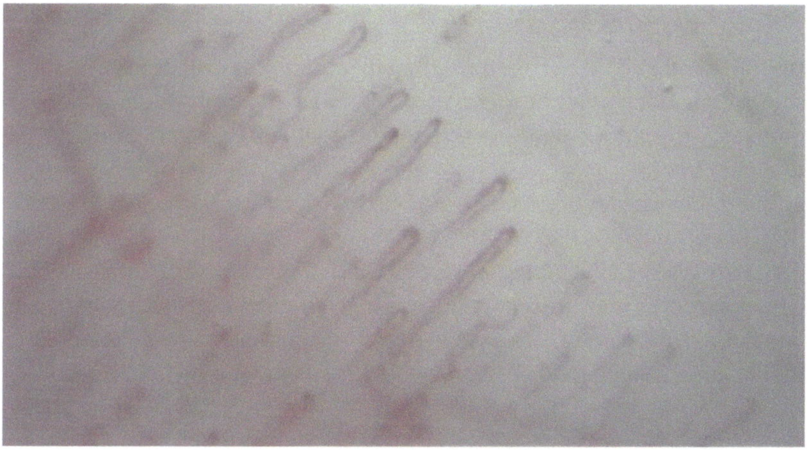

Abb. [10] Mikroskopisches Bild von Hautkapillaren bei Gesunden: Dünne, lang gestreckte Gefäße

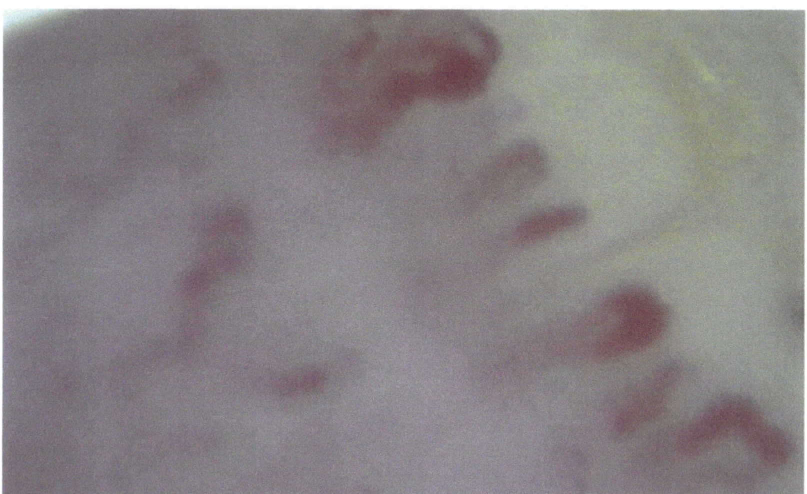

Abb. [11] Mikroskopisches Bild von Hautkapillaren bei Sklerodermie: Plumpe dicke Gefäße

Neben den kleinen Gefäßen können bei Sklerodermie auch krankhafte Störungen an größeren Gefäßen vorkommen. Für einen solchen Zusammenhang könnte sprechen, dass bei Sklerodermiebetroffenen ein erhöhtes Risiko für Herzinfarkt und Schlaganfall besteht.

! Aus dem Gesagten wird deutlich, dass die Förderung und Aufrechterhaltung einer guten Durchblutung für Sklerodermiepatienten wesentlich ist.

Nur die Hände warm zu halten reicht nicht aus, da das Gefäßsystem insgesamt in Mitleidenschaft gezogen wird. Hierbei geht es neben der Haut auch um die Durchblutung der inneren Organe sowie des Bewegungsapparates und der Nerven.
Es gibt zahlreiche Möglichkeiten, die Durchblutung bei Sklerodermie zu fördern (medikamentös und nicht-medikamentös). Unterstützend spielen auch häusliche Wärmeanwendungen eine große Rolle. Sind bereits Komplikationen eingetreten, z. B. die Entwicklung schmerzhafter Geschwüre (*Ulzera*) an den Fingern (Abbildung 12), so stehen ärztliche Maßnahmen und Medikamente, die die Abheilung der Geschwüre beschleunigen, im Vordergrund.

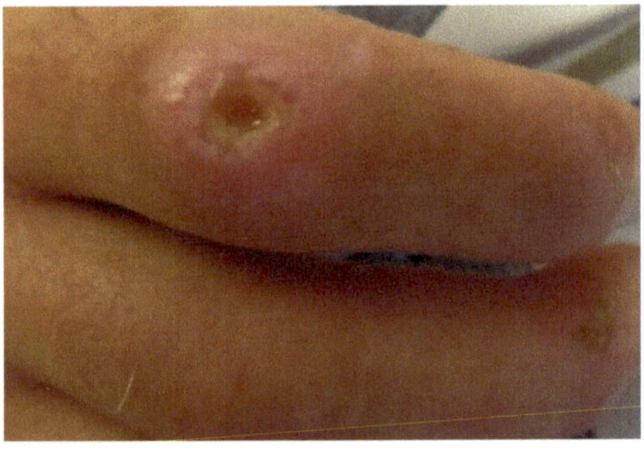

Abb. [12] Schmerzhafte Fingergeschwüre bei Systemischer Sklerodermie sog. Digitale Ulzerationen (kurz: DU)

Medikamente zur Behandlung des Raynaud-Phänomens

1. Nifedipin oder Amlodipin
2. Sildenafil oder Tadalafil
3. Iloprost (in schweren Fällen)

Medikamente zur Behandlung digitaler Geschwüre (Ulzera)

1. Sildenafil oder Tadalafil
2. Iloprost

Medikamente zur Verhinderung neuer Geschwüre (Ulzera)

1. Bosentan
2. Sildenafil oder Tadalafil

AUF EINEN BLICK

- Bei vielen Patienten beginnt die Sklerodermie mit plötzlichen Durchblutungsstörungen eines Fingers oder mehrerer Finger, manchmal auch der Zehen (sog. Raynaud-Phänomen).
- Auslöser für die Raynaud-Anfälle sind Kälte und psychischer Stress.
- Noch ist unklar, ob es bei Sklerodermie auch ein sog. inneres Raynaud-Phänomen gibt, also eine anfallsweise Engstellung kleiner Gefäße an inneren Organen.
- Neben den kleinen Gefäßen werden bei Sklerodermie auch krankhafte Störungen an größeren Gefäßen diskutiert.
- Es ist bekannt, dass Sauerstoffarmut des Gewebes, die sog. Hypoxie, zum Beispiel nach einem Stopp der Durchblutung zu Beginn eines Raynaud-Anfalls für die mit Sauerstoff unterversorgten Zellen Stress bedeutet. Bei Sklerodermie führt dieser Stress zu Entzündungsreaktionen, die wiederum die Bindegewebsbildung anregen und damit die Fibrose fördern. Folge ist die Verhärtung der Haut und/oder innerer Organe.
- Aus diesem Grund sollte bei Betroffenen mit Sklerodermie versucht werden, Raynaud-Anfälle durch geeignete medikamentöse und nicht-medikamentöse Strategien zu verhindern.
- Nur die Hände warm zu halten reicht nicht aus, da das Gefäßsystem des Körpers insgesamt in Mitleidenschaft gezogen ist.

Immunsystem

Die Sklerodermie wird oft als *Autoimmunkrankheit* verstanden. Zahlreiche Medikamente, die zur Behandlung der Sklerodermie eingesetzt werden, zielen auf die Unterdrückung des Immunsystems ab – man sagt, sie wirken *immunsuppressiv.* Bei der *Stammzelltransplantation*, die seit kurzer Zeit zur Therapie der Sklerodermie eingesetzt wird, will man nach Ausschaltung des „kranken" Immunsystems ein neues „gesundes" Immunsystem im Körper der Betroffenen aufbauen. Um diese Zusammenhänge besser zu verstehen, wird im Folgenden die Funktionsweise des Immunsystems näher beleuchtet.

Das Immunsystem ist das Abwehrsystem unseres Körpers. Es besteht aus einem angeborenen und einem erworbenen Teil. Ein gutes Funktionieren beider Abwehrstrategien ist für den Körper lebenswichtig. Zum **angeborenen** Immunsystem gehören vor allem sog. Fresszellen (Makophagen), die eine erste Abwehr bilden, sich aber nur begrenzt vermehren und nur grob zwischen *selbst* und *fremd* unterscheiden können. Das angeborene Immunsystem richtet sich besonders gegen Eindringlinge wie Bakterien, Viren und Pilze.

Zum **erworbenen** Immunsystem gehören vor allem T- und B-Lymphozyten. B-Lymphozyten können sich bei Kontakt mit Fremdstoffen verändern und sog. Abwehreiweiße (Antikörper) bilden. Das erworbene Immunsystem ist sehr effektiv und lernfähig, d. h. es „merkt" sich beim ersten Eindringen bestimmte Angreifer und Fremdsubstanzen genau. Kommt es zu einem erneuten Kontakt, können sich die jetzt auf den jeweiligen Angreifer spezialisierten Lymphozyten rasch vermehren und gezielt Antikörper bilden, die den Eindringling bzw. den Fremdstoff unschädlich machen. Leider sind es aber auch genau diese T- und B-Lymphozyten, die sich im Falle einer Fehlregulation des Immunsystems gegen körpereigene Substanzen und Strukturen richten können und so in der Lage sind, Autoimmunkrankheiten auszulösen.

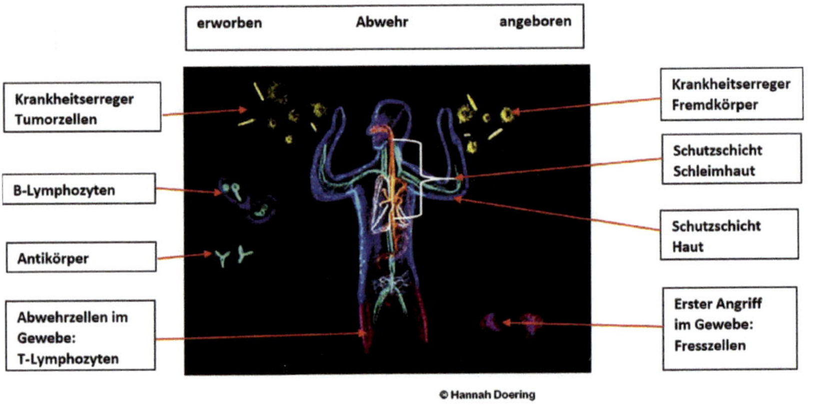

Abb. [13] Das angeborene und das erworbene Immunsystem des Menschen

Grundlegende Störungen des Immunsystems

Immundefekt	**Das Immunsystem arbeitet zu schwach,** d. h. es bleiben notwendige Abwehrreaktionen z. B. gegen krank machende Keime oder gegen Tumorzellen aus oder die Abwehrstärke ist ungenügend.
Allergie	**Das Immunsystem arbeitet zu stark,** d. h. es kommt zu krank machenden Überreaktionen gegen Stoffe aus der Umwelt, z. B. gegen Pollen, Nahrungsbestandteile oder Medikamente, die normalerweise vertragen werden.
Autoimmunkrankheit	**Das Immunsystem arbeitet fehlerhaft,** d. h. körpereigene Strukturen werden fälschlicherweise als fremd erkannt. Der Immunangriff erfolgt gegen körpereigene Strukturen mit der Folge von Entzündungen.

Das Immunsystem arbeitet bei Sklerodermie fehlerhaft, weswegen Experten auch eine Autoimmunerkrankung vermuten. Der Arzt sucht bei Verdacht auf Systemische Sklerodermie immer nach bestimmten Autoantikörpern im Blut, den sog. ANAs. Autoantikörper richten sich bei der Sklerodermie häufig gegen Bestandteile der Zellkerne. Jede Zelle (mit Ausnahme der roten Blutkörperchen) hat einen Zellkern und einen Zellleib. Der Zellkern heißt auf lateinisch: *Nukleus*. Antikörper gegen den Zellkern werden deshalb als *antinukleär (also gegen den Zellkern gerichtet)* bezeichnet (Abbildung 14). Dies wird mit ANA abgekürzt (ANA=Anti-Nukleäre Antikörper). Bei der Sklerodermie sind die ANAs im Blut meist stark erhöht. Zu den ANA (die wir zum besseren Verständnis vereinfachend als „Familienname" bezeichnen wollen) gehören verschiedene „Familienmitglieder", z. B. die Antizentromer-Antikörper (kurz ACA) (Abbildung 15) und die Scl70-Antikörper. Bekannt sind weitere verschiedene Autoantikörper der Gruppe ANA, die sich jeweils gegen verschiedene Bestandteile der Zellen richten. Der Arzt untersucht, wenn er eine Sklerodermie vermutet, ob sich ANAs im Blut vermehrt nachweisen lassen. Ist dies der Fall, werden auch die „Familienmitglieder" der ANAs untersucht und nach Antikörpern gefahndet, die speziell bei Sklerodermie gefunden werden.

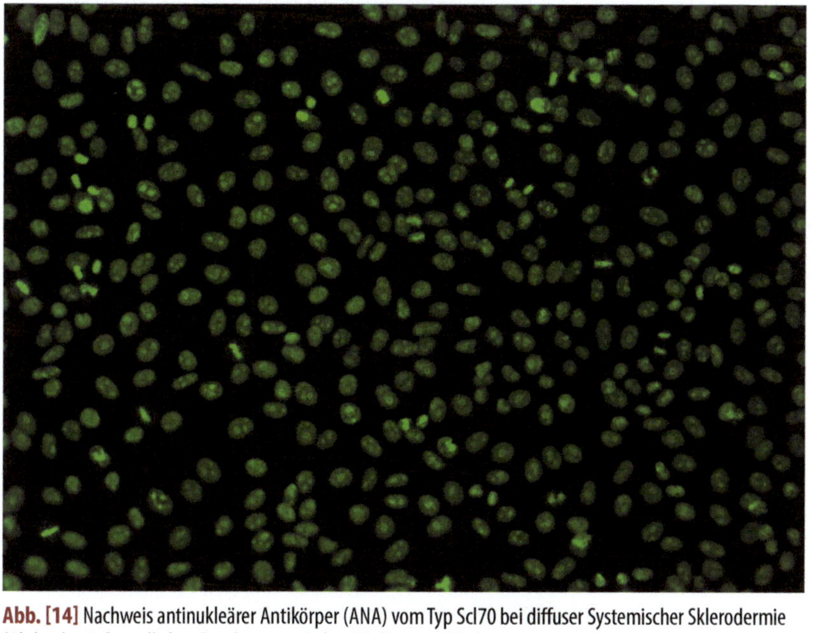

Abb. [14] Nachweis antinukleärer Antikörper (ANA) vom Typ Scl70 bei diffuser Systemischer Sklerodermie (Abdruck mit freundlicher Genehmigung Labor Vilollier AG, Allschwil, Schweiz)

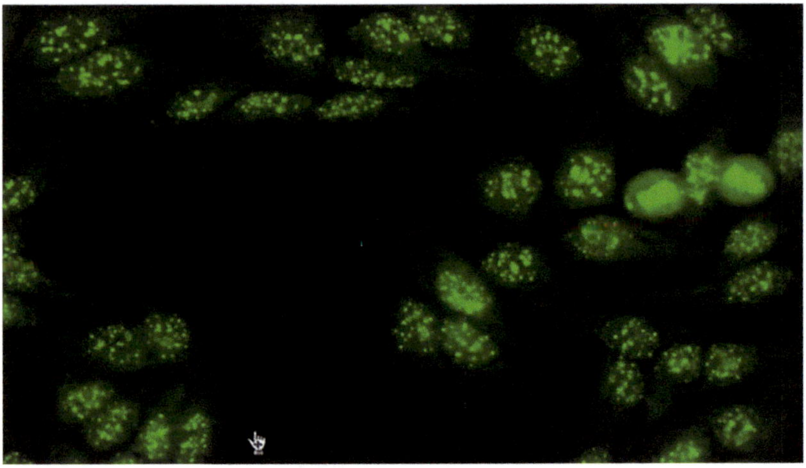

Abb. [15] Nachweis antinukleärer Antikörper (ANA) vom Typ ACA bei limitierter Systemischer Sklerodermie (Abdruck mit freundlicher Genehmigung Labor Dr. Risch, Schaffhausen, Schweiz)

Gelegentlich wird von Sklerodermiebetroffenen die Frage gestellt, ob sie etwas unternehmen können, um ihr Immunsystem zu stärken. Die Antwort auf diese Frage ist nicht einfach, denn das Autoimmunsystem arbeitet bei Sklerodermie falsch. Es ist nicht zu schwach, sondern eher überaktiv. Es muss in dieser Überaktivität nicht gestärkt werden, es wird im Gegenteil versucht, die Sklerodermie mit bestimmten Medikamenten, die das Immunsystem dämpfen (*supprimieren*), zu behandeln. Bis heute gibt es keine Behandlung, die die Fehlfunktionen des Immunsystems bei Sklerodermie dauerhaft korrigieren kann, trotz mancher Fortschritte in Bezug auf die Besserung von Organkomplikationen. Ein neuer Therapieansatz, durch den versucht wird, das falsch arbeitende Immunsystem gegen ein neues, „richtig arbeitendes" Immunsystem auszutauschen, ist die *autologe hämatopoetische Stammzelltransplantation (SCT)*. So kompliziert wie der Name dieser Therapie ist auch das Verfahren selbst. Und da diese Therapie noch immer mit Gefahren verbunden ist, wird sie nur in bestimmten Zentren mit genügend Erfahrung auf diesem Gebiet durchgeführt und nur bei Patienten, bei denen die Sklerodermie sehr rasch fortschreitet (was zum Glück nicht häufig der Fall ist).

Immerhin konnte man in großen internationalen Studien zeigen, dass es mit dieser neuen Therapie gelingt, das Leben der Betroffenen zu verlängern und die durch Bindegewebsvermehrung verursachten Verhärtungen der Haut und Lunge wesentlich und lang anhaltend zu verringern. Trotz aller Euphorie: Bei einem Teil der Patienten kehrte die Sklerodermie nach zunächst erfolgreicher Stammzelltransplantation wieder zurück. Und ein weiterer Teil der Patienten entwickelte unter dieser Therapie neue Autoimmunkrankheiten. Es ist also (noch) nicht die „Wunderwaffe" gegen die komplizierte Krankheit Sklerodermie.

AUF EINEN BLICK

- Das Immunsystem ist das Abwehrsystem unseres Körpers. Es besteht aus einem angeborenen und einem erworbenen Teil.
- Zum angeborenen Immunsystem gehören vor allem sog. Fresszellen (Makophagen), die schnell zur Stelle sind, aber sich nur relativ langsam vermehren können und grob zwischen selbst und fremd unterscheiden können.
- Das erworbene Immunsystem ist sehr effektiv und lernfähig, d. h. es „merkt" sich beim ersten Eindringen bestimmte Angreifer und Fremdsubstanzen ganz genau. Kommt es zu einem erneuten Kontakt, können sich die jetzt auf den jeweiligen Angreifer spezialisierten Lymphozyten rasch vermehren und gezielt Antikörper bilden, die den Eindringling bzw. den Fremdstoff unschädlich machen.
- Richten sich diese Antikörper gegen eigene Zellen, werden sie als Autoantikörper bezeichnet.
- Autoantikörper richten sich bei der Sklerodermie häufig gegen Bestandteile der Zellkerne.
- Das Immunsystem arbeitet bei der Sklerodermie fehlerhaft. Aus diesem Grund wird die Sklerodermie von vielen Experten als Autoimmunkrankheit verstanden.
- Zahlreiche Medikamente, die zur Behandlung der Sklerodermie eingesetzt werden, zielen auf die Unterdrückung bzw. Korrektur des Immunsystems.

Bindegewebe

Überall im Körper finden wir Bindegewebe, wobei das Hautorgan besonders reich an kollagenem Bindegewebe ist. Aus diesem Grund befassen sich, neben Rheumatologen, besonders Hautspezialisten (Dermatologen) mit der Sklerodermie. Bindegewebe verleiht den Zellen Struktur und Zusammenhalt, es ermöglicht Verformbarkeit und Elastizität der Organe (was man an der Haut leicht überprüfen kann). Auch die Bewegungen des Körpers werden erst durch die Gleitschichten aus Bindegewebe z. B. zwischen Muskeln, Sehnen und Knochen möglich. Kurzum: Bindegewebe hält unseren Körper zusammen und verleiht ihm die notwendige Stabilität und Dynamik.

Die Zellen, die im Körper das Bindegewebe bilden, heißen *Fribroblasten.* Es ist wenig erforscht, woher die Fibroblasten „wissen", wann sie genug

Bindegewebe gebildet haben, wie etwa im Rahmen der normalen Wundheilung. Und doch: Ist der Wunddefekt, z. B. nachdem wir uns in den Finger geschnitten haben, mit einer Narbe verschlossen, so hören die Fibroblasten normalerweise auf, weiteres Bindegebe im Narbenbereich anzuhäufen. Die natürliche Regulation der Bindegewebsbildung ist bei Sklerodermie gestört. Es wird zu viel Bindegewebe gebildet, das sich anhäuft und die Organe verhärtet und starr macht, gut sichtbar an der Verhärtung der Haut, die der Krankheit ihren Namen gegeben hat: „Sklerodermie" bedeutet wie schon beschrieben „harte Haut". Der Grad der Sklerodermie kann zum Beispiel mit einem Gerät, das die Haut in Abhängigkeit vom Grad ihrer Verhärtung über eine spezielle Feder unterschiedlich tief eindrückt (sog. Durometer®, Abbildung 16), gemessen werden. Mit dem Hautultraschall (Abbildung 17) kann man die Hautdicke bei Sklerodermie direkt ablesen.

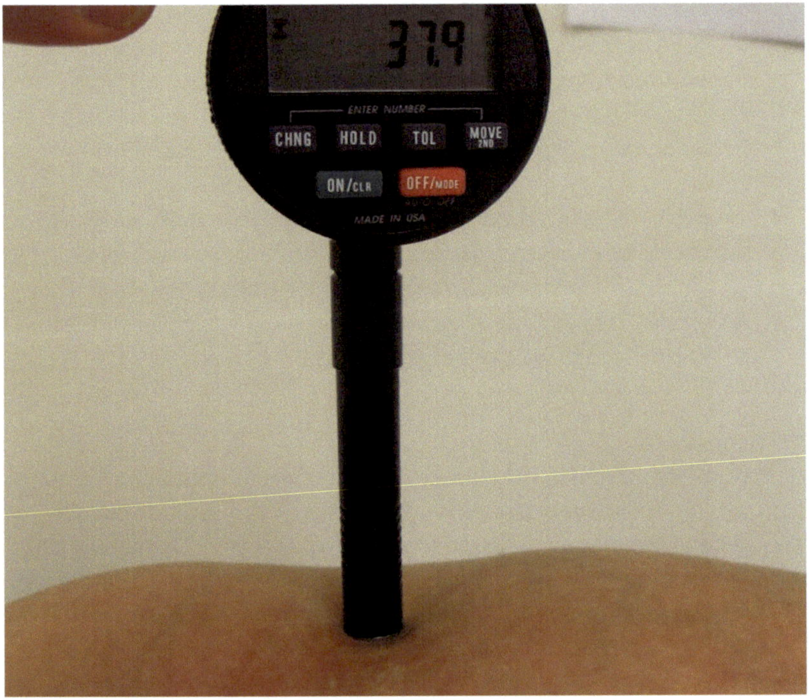

Abb. [16] Messung der Hautverhärtung bei Sklerodermie mit dem Durometer®

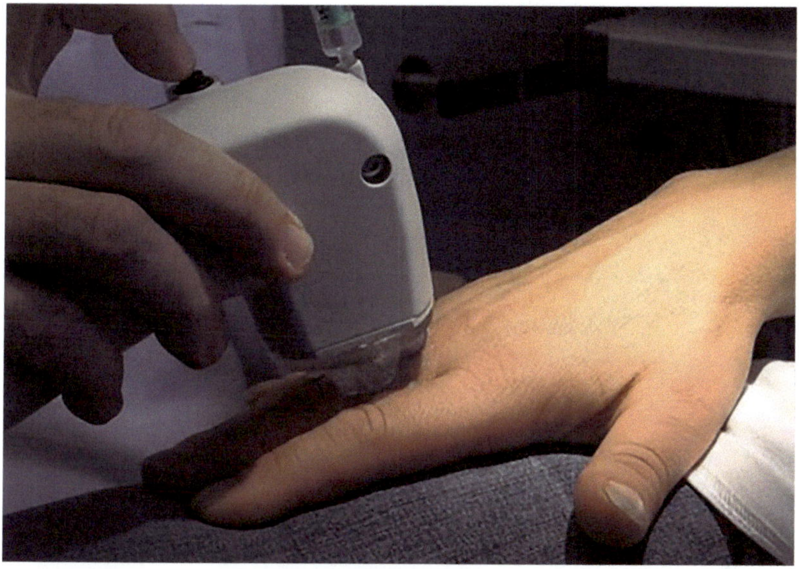

Abb. [17] Messung der Hautdicke bei Systemischer Sklerodermie mit dem Hautultraschall

Ein vermehrtes und verhärtetes Bindegewebe beeinträchtigt die Funktion der Organe.
Die **Haut** wird hart (Abbildung 18). Das Bindegewebe drückt die Schweiß- und Talgdrüsen zusammen, was ihre Funktion beeinträchtigt: Wir können nicht mehr richtig schwitzen, unsere Haut wird trocken und fängt an zu jucken. Durch die Vermehrung von Bindegewebe in der **Lunge** verdickt sich die Membran zwischen den Lungenbläschen und den sie umhüllenden Blutgefäßen (Kapillaren). Wird der Gasaustausch zwischen Lunge und Blut eingeschränkt, gelangt weniger Sauerstoff in den Körper, körperliche Belastung sorgt schneller für erschwertes Atem. Durch die Vermehrung von Bindegewebe im Herzmuskel lässt die Beweglichkeit des Herzens nach und damit die Herzleistung – eine Herzinsuffizienz droht. Funktionseinschränkungen durch Bindegewebsvermehrung können auch andere Organe betreffen, z. B. die Nieren, den Verdauungstrakt (Mund, Speiseröhre, Magen und Darm), den Bewegungsapparat (Muskeln, Sehnen und Gelenke), die Nervenbahnen.

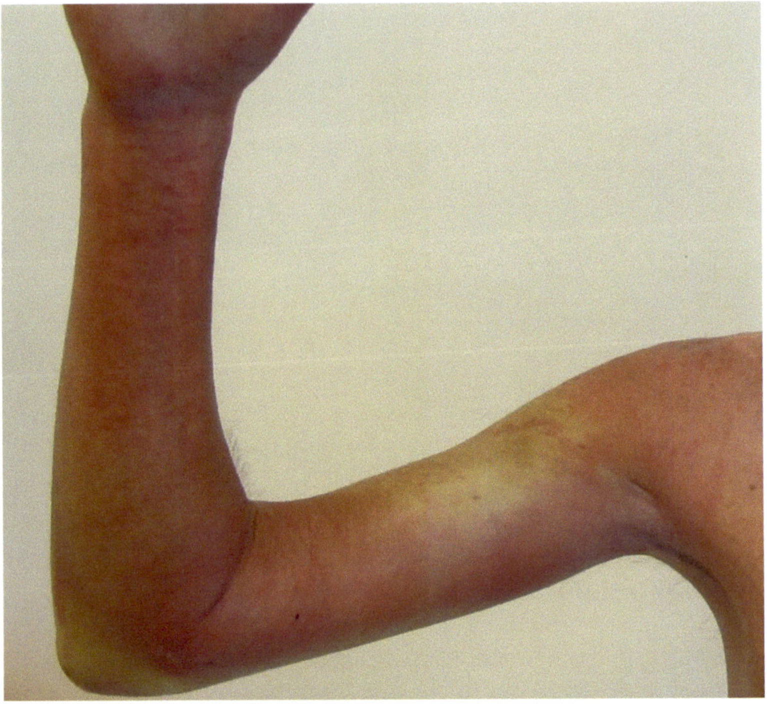

Abb. [18] Hautverhärtung und Sehnenverkürzung bei diffuser Systemischer Sklerodermie schränken die Beweglichkeit des Armes im Ellenbogen- und Schultergelenk stark ein

Mediziner gehen heute davon aus, dass ein schädigendes Ereignis, z. B. ein entzündlicher Reiz oder bestimmte Antikörper, auf unsere kleinen Gefäße einwirken. Dieser Reiz auf die Gefäße führt zur Aktivierung (Stimulation) der Bindegewebszellen (Fibroblasten). Die dann einsetzende Überproduktion von Bindegewebe führt zur *Fibrose*, die anschließende Verhärtung der Organe zur Organstarre (*Sklerose*). Andere sehen die Störung primär im Bindegewebsstoffwechsel.
Dieser Prozess ist nicht unumkehrbar. Daher ist es nicht ungewöhnlich, dass die Verhärtung der Haut an manchen Körperstellen spontan wieder nachlässt, die Haut wieder weicher wird. Sie kann zum Teil auch durch eine Bestrahlung mit UVA-Licht (Abbildung 19) oder mit Infrarotlicht wieder weicher werden (Abbildung 20). Beide Strahlenarten sind Teil des natürlichen Sonnenlichts, die den Abbau von Bindegewebe in der Haut fördern.

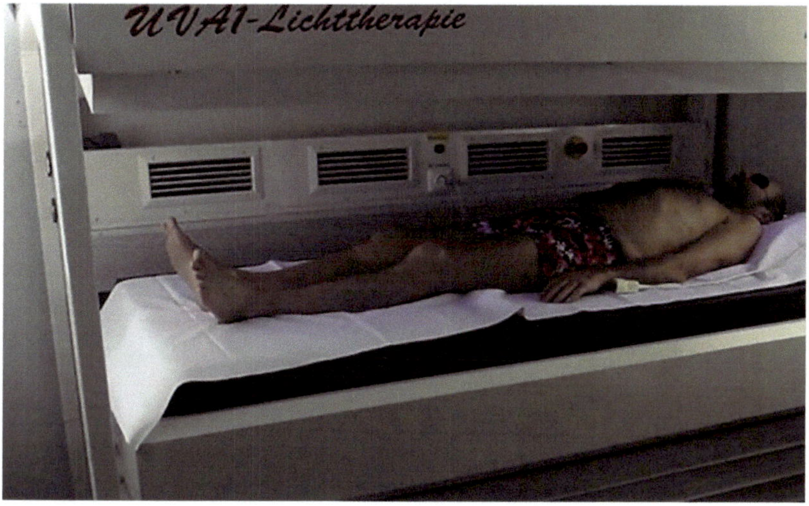

Abb. [19] UVA1-Liege zur Behandlung der harten Haut bei Sklerodermie

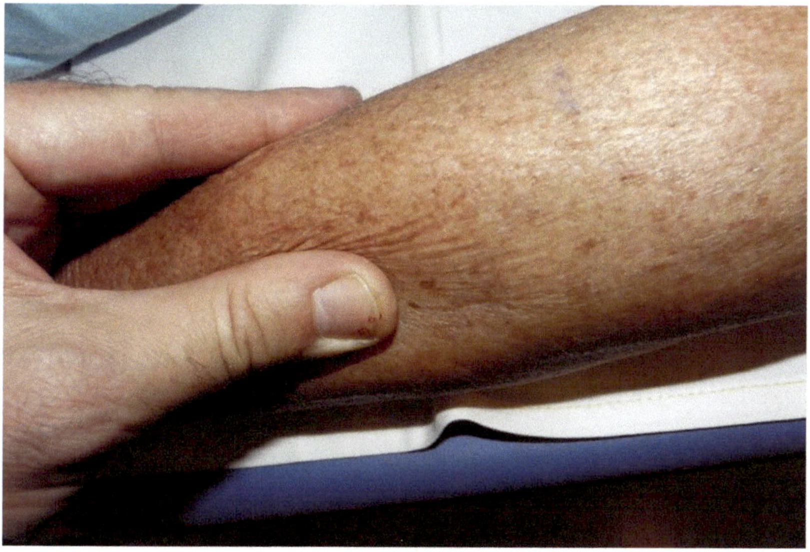

Abb. [20] Weichere Haut bei Sklerodermie nach UVA1-Bestrahlung. Faltenbildung ist wieder möglich

AUF EINEN BLICK

- Die natürliche Regulation der Bindegewebsbildung ist bei Sklerodermie gestört. Es wird zu viel Bindegewebe gebildet, das sich anhäuft und die Organe verhärtet und starr macht.
- Vermehrtes Bindegewebe beeinträchtigt die Funktion der Organe. Beispiel Haut:
- Durch die Vermehrung von Bindegewebe in der Haut verhärtet sich die Haut und behindert die Beweglichkeit. Die Haut verliert ihre Elastizität, sie wird trocken und fängt nicht selten an zu jucken.
- Die Haut kann, neben bestimmten immunsuppressiven Medikamenten, auch durch eine Lichtbestrahlung mit UVA oder Infrarot wieder weicher werden. Beide Strahlenarten sind Teil des natürlichen Sonnenlichts, die den Abbau von Bindegewebe in der Haut fördern.

KAPITEL 5

KAPITEL 5: Schwerpunkte der ärztlichen Betreuung

Haut

Veränderungen der Haut und der hautnahen Gefäße stehen, neben Veränderungen der Lunge, des Herzens, der Nieren und des Verdauungstraktes, im Zentrum des ärztlichen Interesses, wenn es um das Thema Systemische Sklerodermie geht. Zum besseren Verständnis der Hautveränderungen bei Sklerodermie sollen deshalb kurz der **Aufbau** und die **Funktionen der Haut** besprochen werden

Die Haut ist unsere lebenswichtige, nur wenige Millimeter dicke Schutzhülle nach Innen und Außen. Sie besteht aus 3 Schichten (siehe Abbildung unten):

- der gefäßlosen Oberhaut (*Epidermis*),
- der darunter liegenden Lederhaut (*Dermis*), die neben dichtem Bindegewebe auch Blutgefäße, Talg- und Schweißdrüsen, Nerven und Haarwurzeln enthält, und
- der Unterhaut aus Fettgebewebe (*Subcutis*).

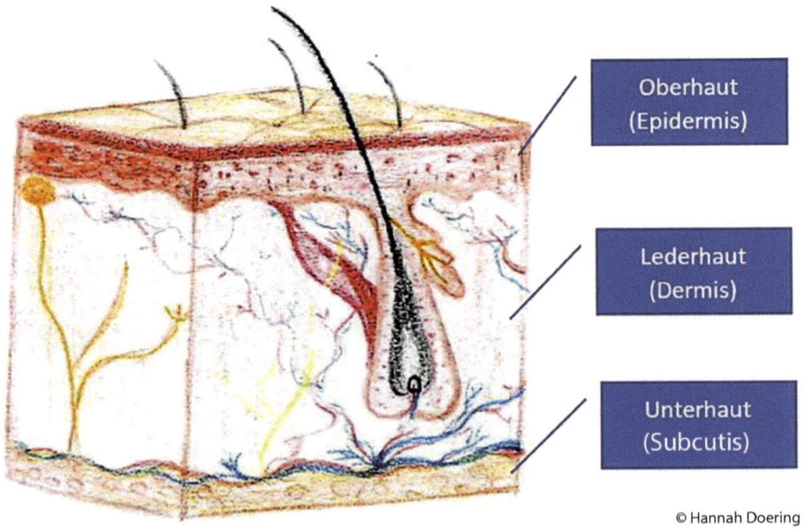

Abb. [21] Die 3 Schichten der Haut

Die Haut schützt den Körper vor gefährlichem Wärme- und Wasserverlust, vor schädlichen Keimen (Bakterien, Viren, Pilze) aus unserer Umwelt sowie vor chemischen und physikalischen Verletzungen (Druckbelastungen, Hitze, Kälte, schädliche Lichtstrahlen). Durch Weit- und Engstellungen der Hautgefäße verändert die Haut die Wärmeabgabe des Körpers an die Umgebung und hat eine zentrale Rolle bei der Temperaturregulation des Körpers. Diesem Ziel dienen auch die Abgabe von Schweiß über die Haut bei Hitzebelastung und die Aufstellung der Körperhaare beim Frieren. Die Aufrechterhaltung einer in engen Grenzen konstanten Temperatur im Inneren des Körpers ist für einen geordneten Ablauf der Stoffwechselvorgänge von zentraler Bedeutung. Die Haut ist außerdem Teil des Immun- und Hormonsystems (Bildung von Vitamin D). Darüber hinaus ist sie ein wichtiges Sinnesorgan für Berührungs- und Schmerzreize. Nicht zuletzt hat die Haut große Bedeutung als zwischenmenschliches Kontaktorgan und damit auch für das seelische Wohlbefinden.

Veränderungen der Haut, Haare und Nägel

Hautveränderungen bei Systemischer Sklerodermie	**Diese Begriffe verwenden Mediziner**
Verhärtungen	Sklerose
Schwellungen	Ödeme
Trockenheit	Xerodermie
Juckreiz	Pruritus
Kalkablagerungen	Calcinosis cutis
Gefäßerweiterungen	Teleangiektasien
Farbänderungen (braun) Farbänderungen (weiß)	Hyperpigmentierungen Depigmentierungen
Geschwüre	Ulzera
Verkleinerung der Mundöffnung	Mikrostomie
Um den Mund herum verstärkte Faltenbildung	Periorale Fältelung
Verschmälerung der Lippen	
Haarveränderungen bei Systemischer Sklerodermie	
Haarausdünnung, Haarverlust	Effluvium, Alopezie

Nagelveränderungen bei Systemischer Sklerodermie

Längsrillen der Nagelplatte	
Verhärtungen des Nagelhäutchens	Nagelfalz-Sklerose
Erhöhte Nagelbrüchigkeit	Onychoschisis
Einblutungen in den Nagel	Splitterhämorrhagie

Die Systemische Sklerodermie der Haut betrifft besonders die mittlere Hautschicht (Lederhaut oder Dermis) mit ihrem dichten kollagenen Bindegewebe. Am Anfang steht häufig eine Schwellung der Finger (siehe Abbildung unten, „Die Ringe passen nicht mehr"). Ursache ist ein Lymphödem mit Abflussstörung der Lymphflüssigkeit in die Venen. Die chronische Schwellung kann dazu führen, dass ein vollständiger Faustschluss nicht mehr möglich ist. Durch eine spezielle Massagetechnik, der sog. manuellen Lymphdrainage, kann der gestörte Abfluss teilweise beseitigt werden, sodass der Faustschluss dann wieder gelingt (Abbildung 22).

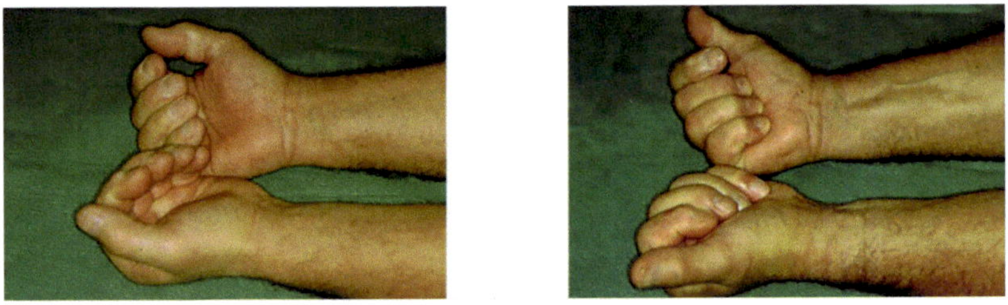

Abb. [22] Schwellungen der Hände bei Systemischer Sklerodermie: Kein Faustschluss möglich. Nach manueller Lymphdrainage: Faustschluss ist wieder möglich

Durch die Beseitigung des Lymphödems bessert sich auch die Durchblutung der Haut: Bei Sklerodermie sind die kleinsten Gefäße (Kapillaren) der Haut geschädigt, wodurch der Blutfluss in den Kapillaren gestört ist (was im Extremfall zu Hautgeschwüren führen kann). Beim Lymphödem drückt Flüssigkeit in der Haut auf die vorgeschädigten Kapillaren. Dadurch wird der Blutfluss zusätzlich behindert. Mit Behandlung des Lymphödems verbessert sich auch die Durchblutung, da weniger Flüssigkeit auf die Kapillaren drückt. Die Behandlung muss deshalb regelmäßig z. B. 1 bis 2 Mal pro Woche und so lange durchgeführt werden, solange das Ödem besteht bzw. wieder auftritt.

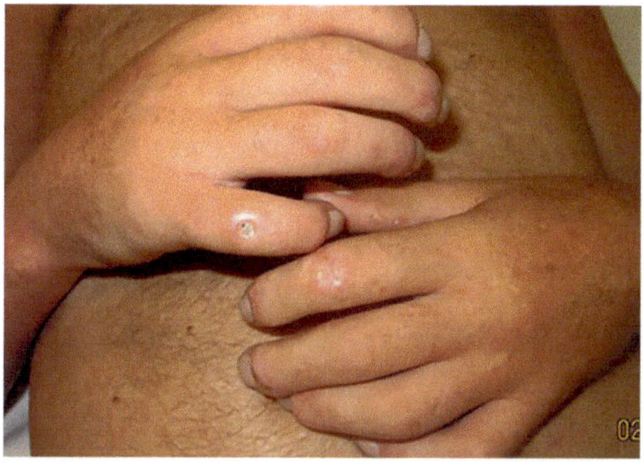

Abb. [23] Straffe Haut im Bereich der Hände bei Systemischer Sklerodermie. Über den Fingerrücken kleine Geschwüre.

Die gestraffte Haut über dem Brustkorb kann die Ein- und Ausatmung behindern und auch die Talg- und Schweißdrüsen in der Haut können eingeengt sein, was zur Trockenheit der Haut mit Juckreiz führen kann. Im Gesicht kann es zu Einschränkungen der Mundöffnung kommen. Im weiteren Verlauf können kleine Falten um den Mund und eine Verschmälerung der Lippen auftreten. Nicht selten kommt es zu dauerhaften Erweiterungen kleinster Hautgefäße (Abbildung 24), die im Gesicht kosmetisch störend sein können. Sie lassen sich gut mit dem Laser behandeln. Es lohnt sich, bei der zuständigen Krankenkasse wegen dieser Behandlung nachzufragen, damit die Kosten für die Laserbehandlung übernommen werden.

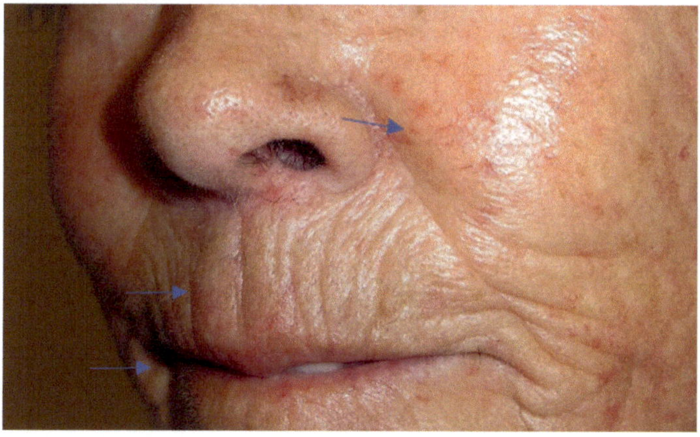

Abb. [24] Hautveränderungen im Gesicht bei Systemischer Sklerodermie: Erweiterung kleiner Äderchen und Faltenbildung um den Mund herum

Wahrscheinlich als Folge von Entzündungen der Haut können Farbänderungen, sog. Pigmentstörungen (Abbildung 25), auftreten, die als Bräunung der Haut oder als kleine weiße Flecken in Erscheinung treten.

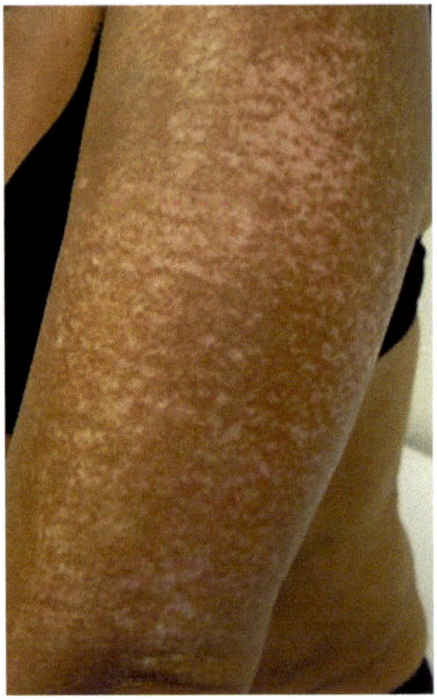

Abb. [25] Pigmentstörungen der Haut bei Systemischer Sklerodermie mit hellen und dunklen Flecken

Je nach Ausmaß des Hautverhärtung unterscheidet man eine sog. „**limitierte** Systemische Sklerodermie" und eine „**diffuse** Systemische Sklerodermie". Bei der limitierten Systemischen Sklerodermie sind die Hautverhärtungen auf die Hände, Unterarme bzw. Füße und Unterschenkel begrenzt, außerdem kann sich die Haut von Gesicht und Dekolleté verhärten. Bei der diffusen Systemischen Sklerodermie erfasst die Hautverhärtung auch die Oberarme, Oberschenkel sowie die Bauch- und Brustregion (Abbildung 26).

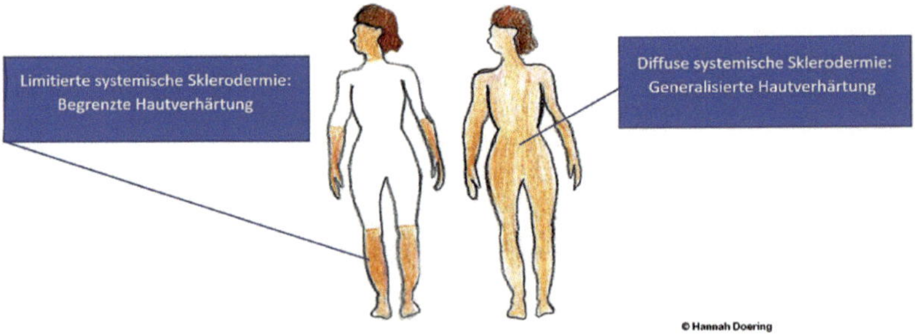

Abb. [26] Unterschiedliche Ausdehnung der Hautverhärtung bei Systemischer Sklerodermie

Bei der limitierten Systemischen Sklerodermie findet man oft den *Anticentromer-Antikörper* (ACA) im Blut, bei der diffusen Systemische Sklerodermie den *Scl70-Antikörper*. Bei beiden Varianten kommt es zu einem Befall innerer Organe, wobei die Geschwindigkeit des Befalls in Bezug dazu steht, wie rasch sich die Haut verhärtet und wie ausgedehnt die Hautsklerose ist.
In der Regel verläuft der Befall innerer Organe bei diffuser Systemischer Sklerodermie rascher als bei der limitierten Systemischen Sklerodermie.

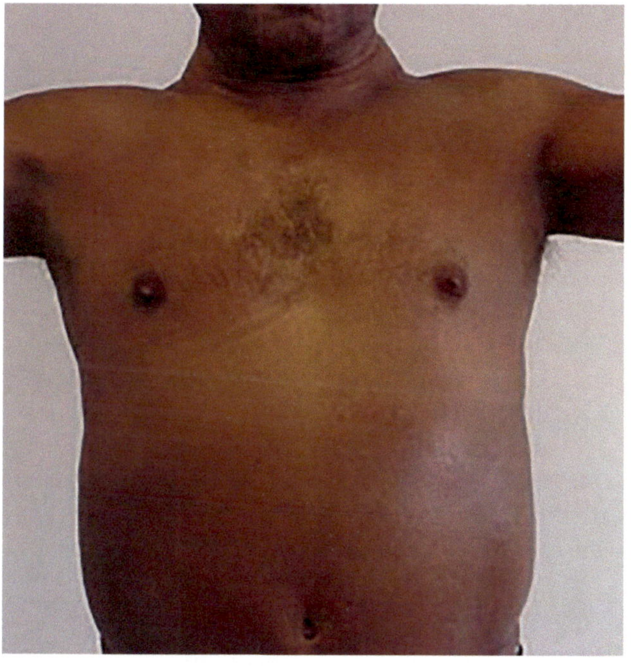

Abb. [27] Patient mit diffuser Systemischer Sklerodermie. Ausgedehnte Verhärtung der Haut im Bereich von Brust und Bauch

Eine weitere Variante der limitierten Systemischen Sklerodermie ist das sogenannte „CREST-Syndrom". Die Abkürzung CREST steht für das gemeinsame Auftreten von Kalkablagerungen der Haut (**C**alcinosis cutis), dem **R**aynaud-Phänomen, einer Speiseröhrenbeteiligung (engl. **E**sophagus), einer Verhärtungen der Fingerhaut (**S**klerodaktylie) und Erweiterungen kleiner Blutgefäße der Haut (**T**eleangiektasien). Die Veränderungen des CREST-Syndroms sind nahezu deckungsgleich mit den Veränderungen, die bei der limitierten Systemischen Sklerodermie auftreten. Deswegen wird unter Sklerodermiefachleuten auf den Begriff des CREST-Syndroms zuneh-

mend verzichtet, zumal er die Diagnose Sklerodermie unnötig verschleiert: Nach eigener Erfahrung verzichten Patienten manchmal auf notwendige regelmäßige Kontrolluntersuchungen, da sie der Meinung sind, sie hätten gar keine Systemische Sklerodermie, sondern ein CREST-Syndrom.
Die seltenen Fälle, in denen die Hautverhärtung bei Sklerodermie fehlt, werden als „Systemische Sklerodermie sine scleroderma" (sine = ohne, scleroderma = Hautverhärtung) bezeichnet. Verlauf und Prognose sind ansonsten vergleichbar mit dem Verlauf der limitierten Systemischen Sklerodermie.

Kalkablagerungen in der Haut

Sowohl bei der limitierten als auch bei der diffusen Systemischen Sklerodermie kann sich Kalk in der Haut ablagern (Abbildung 28). Das Risiko für solche Ablagerungen scheint mit der Krankheitsdauer der Sklerodermie anzusteigen. Sie finden sich besonders im Bereich von Druckstellen und Knochenvorsprüngen, sind häufig schmerzhaft und können, wenn Kalkpartikel nach außen gelangen, zu schlecht heilenden Geschwüren führen (mit der Gefahr akuter und chronischer Infektionen). In diesen Fällen sind Antibiotika und Schmerzmittel sowie eine professionelle Wundbehandlung notwendig. Die Ursache der Kalkablagerungen ist nicht bekannt. Möglicherweise sind chronische Durchblutungsstörungen sowie wiederkehrende Mikroverletzungen und Druckbelastungen der Haut von Bedeutung. Neue Daten weisen darauf hin, dass oxidativer Stress an der Bildung beteiligt ist.
Kalk in der Haut (siehe Abbildung unten) kann gut auf Röntgenbildern erkannt werden.

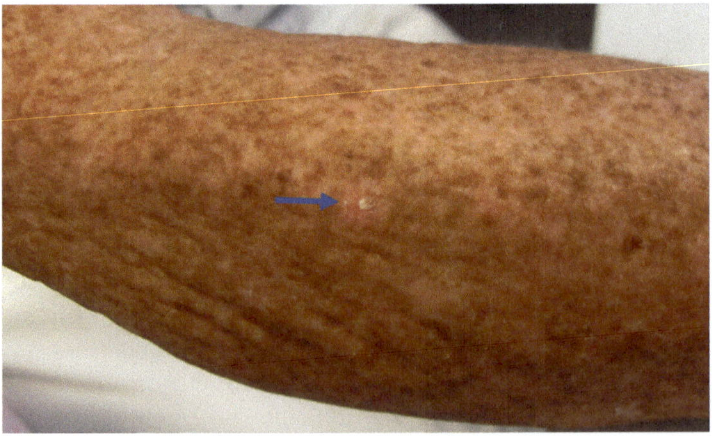

Abb. [28] Systemische Sklerodermie: Ablagerungen von Kalk in der Haut

Leider gibt es bis heute keine medikamentöse Behandlungsmöglichkeit. Bei störenden und schmerzhaften Kalkablagerungen wird die chirurgische Entfernung empfohlen. Trotz sorgfältiger Operationstechnik sind Rückfälle dennoch möglich. Aktuell wird zudem über eine erfolgreiche Entfernung von Kalkdepots in der Haut mit dem CO_2-Laser berichtet.
Es macht vorbeugend Sinn, Druckbelastungen der Haut wo immer möglich zu vermeiden und die Durchblutung zu verbessern. Aus theoretischen Überlegungen heraus kann eine antioxidative Behandlung z. B. mit Selen, Vitamin C und E unterstützend sinnvoll sein. Hierüber gibt es aber derzeit keine Studien.
Aktuell wurde über die erfolgreiche Rückbildung (Abheilung oder Besserung) kleiner Verkalkungen im Bereich der Fingerspitzen nach Auftragen einer Natriumthiosulfat-Creme berichtet. Das Rezept für diese Creme lautet:
Rp Hydrophile Natrumthiosulfat Creme 10 %

- Natriumthiosulfat-Pentahydrat 2 g
- Gereinigtes Wasser 2 g
- Propylenglycol 0,4 g
- Basiscreme DAC ad 20 g

Anwendung: Auftragen der Creme auf die Verkalkungen 1 x täglich

Hautprobleme und ihre Therapie

Hautprobleme	Medikamentöse Therapie	Nicht-medikamentöse Therapie	Eigenbehandlung
Verhärtungen	Rituximab, Methotrexat, Mycophenolat mofetil (MMF), eventuell Tocilizumab, eventuell Stammzelltransplantation	Bestrahlungen der Haut mit UVA1 und wIRA, Bindegewebsmassagen, Physiotherapie, Ergotherapie, Osteopathie	Dehnübungen
Schwellungen	–	Manuelle Lymphdrainage	–
Trockenheit	–	–	Pflegesalben oder rückfettende Lotion mit Harnstoff und/oder Eucerin
Juckreiz	Antihistaminika, Naltrexon	–	Rückfettende Lotion mit Polidocanol

Hautprobleme	Medikamentöse Therapie	Nicht-medikamentöse Therapie	Eigenbehandlung
Kalkablagerungen	Natriumthiosulfat Creme Diltiazem? Biphosphonate?	Chirurgische Entfernung, CO_2-Laser	Druckbelastungen vermeiden
Gefäßerweiterungen	–	Lasertherapie, IPL-Bestrahlung (Blitzlampe)	Tönungscreme
Verschmälerung des Lippenrots	–	Permanent-Make-up	Training mit dem FaceFormer®
Geschwüre	*Durchblutungs-Verbesserung mit Tabletten*: Sildenafil, Tadalafil, Bosentan *mit Infusionen*: Iloprost, Alprostadil Ggf. Antibiotika	wIRA-Bestrahlungen der Haut. Stadiengerechtes Wundmanagement	Ausreichende Ernährung mit Eiweiß, Vitaminen und Spurenelementen

Offene Wunden

Offene Wunden der Haut (sog. Hautulzera) treten bei Sklerodermie besonders oft im Bereich der Finger auf und werden dann, im Sprachgebrauch des Mediziners, *Digitale Ulzerationen* oder kurz *DU* genannt. Offene Wunden können prinzipiell auch an jeder anderen Stelle der Haut auftreten, besonders häufig geschieht das an Armen und Beinen. Ein Hauptproblem, warum diese Wunden entstehen können, sind die Sklerodermie-typischen chronischen Durchblutungsstörungen im Bereich der Haut. Hierbei kann es auch zu kleinsten Gefäßverschlüssen in der Haut kommen, sog. Mikroinfarkte (Abbildung 29). Weitere Gründe für offene Hautwunden sind Kalkablagerungen in der Haut (siehe oben), Spannungen der Haut oder Hautverletzungen.

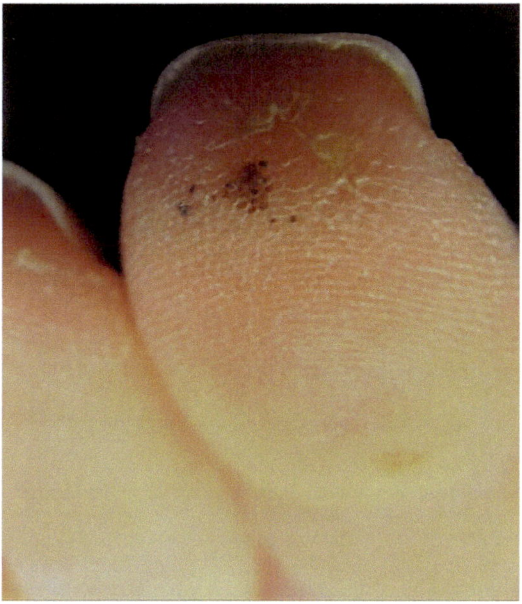

Abb. [29] Mikroinfarkte der Haut im Randbereich eines älteren, bereits abgeheilten Fingergeschwürs bei Sklerodermie

Neben den Schmerzen, die diese Hautgeschwüre verursachen können, drohen Infektionen mit der Gefahr der Ausbreitung bis zum Knochen oder über die Blutbahnen (Sepsis).

! Hautgeschwüre bei Sklerodermie sind immer ein Alarmzeichen!

Die Behandlung muss immer ärztlich geleitet und überwacht werden. Da Hautgeschwüre bei Sklerodermie auch für den weiteren Verlauf Bedeutung haben, muss der/die für die Behandlung zuständige Ärztin/Arzt von Anfang an in die Behandlung miteinbezogen werden.

Wie bereits beschrieben, ist ein Hauptproblem der Systemischen Sklerodermie die gestörte Durchblutung besonders in den kleinsten Blutgefäßen. Sauerstoffmangel und Mangel an Nährstoffen, die für die Wundheilung essenziell sind (besonders Eiweißbausteine, Vitamine und Spurenelemente), behindern die normale Wundheilung.

Maßnahmen der Wundheilung

1. Verbesserung der Durchblutung
   - Sildenafil, Tadalafil, Alprostadil, Iloprost
   - Wassergefilterte Infrarot-A-Bestrahlung der Haut
2. Ausgleich vom Mangelzuständen
   - Albumin, Arginin
   - Zink, Jod, Mangan, Selen, Folsäure, Eisen, Kupfer
   - Vitamine C, A, D, E, K, B6, B12
3. Schmerztherapie
4. Stadiengerechte Wundbehandlung

Prinzipien der Behandlung chronischer Wunden

Wundreinigung und Schmerzbehandlung	Wunddesinfektion	Anregung der Wundheilung	Wundauflagen
Vorsichtig mit NaCl-getränkten sterilen Mullkompressen oder mit sterilen Instrumenten oder mit Hydrogelen oder mit Enzymen oder biochirurgisch (Pflegekraft oder Arzt) Schmerzbehandlung (auch vorbeugend) Auf die Wunde z. B. EMLA©-Creme Morphin-Hydrogel *Tabletten, z. B.* Paracetamol, Metamizol, Ibuprofen *Tropfen, z. B.* Metamizol, Tramadol	Desinfizierende Lösungen, Cremes oder Salben, z. B. Octenisept-Lösung©, Braunol-Lösung© Ialugen-Plus©-Creme Braunovidon-Sabe© Bei stark infizierten Wunden ggf. Antibiotika	Bestrahlungen der Wunde mit Infrarotlicht oder SoftLaser Ultraschallbehandlung Medizinischer Honig (L-Mesitran©) Unterdruck-Therapie Sauerstoff-Überdruck-Therapie (HBO)	*Bei nässenden Wunden:* Wundauflagen mit Alginat oder Silberalginat *Bei trockenen Wunden:* Wundauflagen mit Hydrogelen *Äußere Wundabdeckung* mit Schaumstoffverbänden, z. B. Allevyn adhesive©, oder mit Pflaster, z. B. Opsite postop© (wasserdicht)

Stadiengerechte Behandlung chronischer Wunden

Wundzustand	Wundauflage	Ergänzende Maßnahmen
Wunde mit Fibrinbelag und trockener Nekrose	Trockene Kompresse	Chirurgische oder biochirurgische Wundreinigung, Hautpflege
Wunde mit Fibrinbelag und feuchter Nekrose	Hydrogel, Wundhonig	Chirurgische oder biochirurgische Wundreinigung. Unterdruck-Therapie
Infizierte Wunde	Antiseptische Wundspülung, silberhaltige Wundauflagen, Aktivkohle-Kompressen	Chirurgische oder biochirurgische Wundreinigung. Unterdruck-Therapie
Stark nässende Wunde	Hydrofaser, Polyurethanschaum, Polyacrylat-Superabsorber	Manuelle Lymphdrainage, Unterdruck-Therapie

Wundzustand	Wundauflage	Ergänzende Maßnahmen
Granulierende Wunde	Polyurethanschaum, Hydrofaser, Hydrogel	Debridement, Unterdruck-Therapie
Epithelisierende Wunde	Hydrokolloid, dünner Polyurethanschaum, Silikongaze	Hautpflege

In Einzelfällen von Systemischer Sklerodermie konnten wir ausgedehnte schmerzhafte Geschwüre der Haut, mit und ohne zugrunde liegende Verkalkungen, mit Unterstützung durch eine Sauerstoff-Überdrucktherapie (Abbildung 30) zur Abheilung bringen, nachdem die Patientinnen auf andere Therapien nicht ausreichend angesprochen hatten. Die Patienten sitzen dabei in einer sogenannten Überdruckkammer und atmen reinen Sauerstoff über eine Maske ein. Die Sauerstoff-Überdrucktherapie ist ein aus der Tauchmedizin stammendes Verfahren, das auch zur Behandlung von Problemwunden eingesetzt werden kann. Mit ihr gelingt es (in Abhängigkeit vom erhöhten Druck in der Kammer), mehr Sauerstoff über die Lungen aufzunehmen und damit im Blut physikalisch zu lösen, als dies unter normalem Umgebungsdruck möglich wäre. Auf diese Weise wird der Körper zeitweise mit reinem Sauerstoff „überflutet". Der so im Körper in erhöhter Konzentration gelöste Sauerstoff kann auch dann noch Zellen erreichen, wenn die Kapillarversorgung unterbrochen ist. Sauerstoff wird in diesem Fall wie ein Medikament eingesetzt und darf nur durch einen mit dieser Therapie erfahrenen Arzt angewendet werden – nach gründlicher medizinischer Voruntersuchung und nach Ausschluss von Kontraindikationen (z. B. Probleme mit dem Druckausgleich, Entzündungen im Bereich der Nasennebenhöhlen, Trommelfellschäden). Ferner muss während der Therapie kontinuierlich Sicht- und Sprechkontakt zum Patienten gehalten werden.

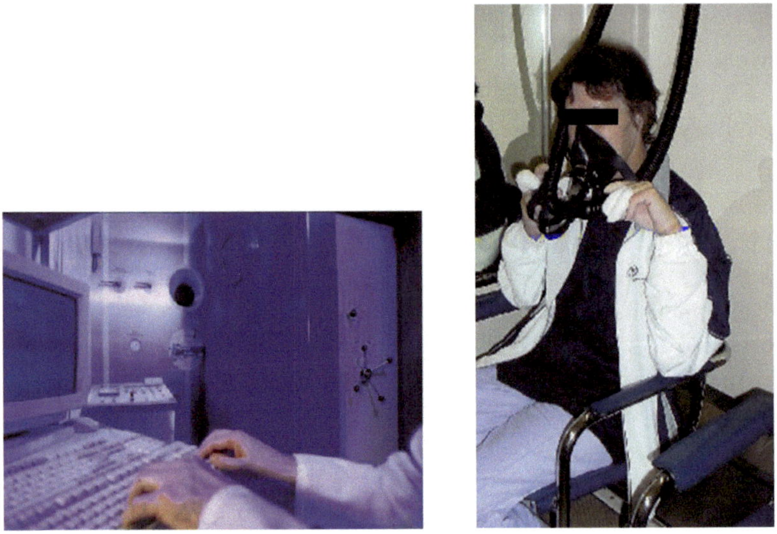

Abb. [30] Sauerstoff-Überdrucktherapie von Ulzerationen der Haut bei einer Patientin mit Systemischer Sklerodermie

AUF EINEN BLICK

- Hautprobleme bei Systemischer Sklerodermie sind vor allem Verhärtungen, Schwellungen, Trockenheit, Juckreiz, Kalkablagerungen, Gefäßerweiterungen, Verschmälerung des Lippenrots, Farbänderungen, Geschwüre.
- Je nach Ausmaß des Hautverhärtung unterscheidet man eine sog. „Limitierte Systemische Sklerodermie" und eine „Diffuse Systemische Sklerodermie"
- Wie rasch sich die Haut verhärtet und wie ausgedehnt die Hautsklerose ist, hat Bedeutung für die Geschwindigkeit, mit der bei Systemischer Sklerodermie innere Organe befallen werden können.
- Die straffe Haut über dem Brustkorb kann die Ein- und Ausatmung behindern. Die straffe Haut im Gesicht kann zur Einschränkung der Mundöffnung führen.
- Kalkablagerungen der Haut können gut auf Röntgenbildern erkannt werden.
- Bei störenden und schmerzhaften Kalkablagerungen wird die chirurgische Entfernung der Kalkdepots empfohlen. Es gibt erste positive Berichte zur Reduktion von Hautverkalkungen mit einer Natrium-Thiosulfat-Creme und durch Behandlung mit dem CO_2-Laser .
- Hautgeschwüre bei Sklerodermie sind immer ein Alarmzeichen (Amputationsgefahr, Sepsisgefahr).

- Die Therapie der Hautsklerose ist schwierig. In erster Linie helfen eine Kombination aus Medikamenten (z. B. Methotrexat) und nicht-medikamentösen Verfahren (z. B. UVA1-Bestrahlungen der Haut) sowie Bindegewebsmassagen.
- Als Heimtherapie werden regelmäßige Wärme- und Dehnbehandlungen der Haut empfohlen.
- Zur Behandlung von Ödemen eignet sich die manuelle Lymphdrainage.

Lunge

Über Mund und Nase gelangt die Atemluft und damit der von den Körperzellen benötigte Sauerstoff mit jedem Atemzug über die großen und kleinen Atemwege (Bronchien) in das Lungengewebe (Abbildung 31). Von dort tritt er über die Lungenbläschen (Alveolen) in das Blut. Der Mensch verfügt über ca. 300 Millionen Lungenbläschen, über die der Sauerstoff, nachdem er eine ultradünne bindegewebige Trennwand (die Blut-Luft-Schranke) überwunden hat, in die kleinsten Lungengefäße (Lungenkapillaren) gelangt (Abbildung 32). Die Lungenkapillaren überziehen jedes Lungenbläschen wie ein dichtes Netz. Über die Lungenvenen gelangt der Sauerstoff mit dem Blut zum linken Herzen und von dort in den Körperkreislauf (siehe Kapitel Herz) zu den Körperzellen.

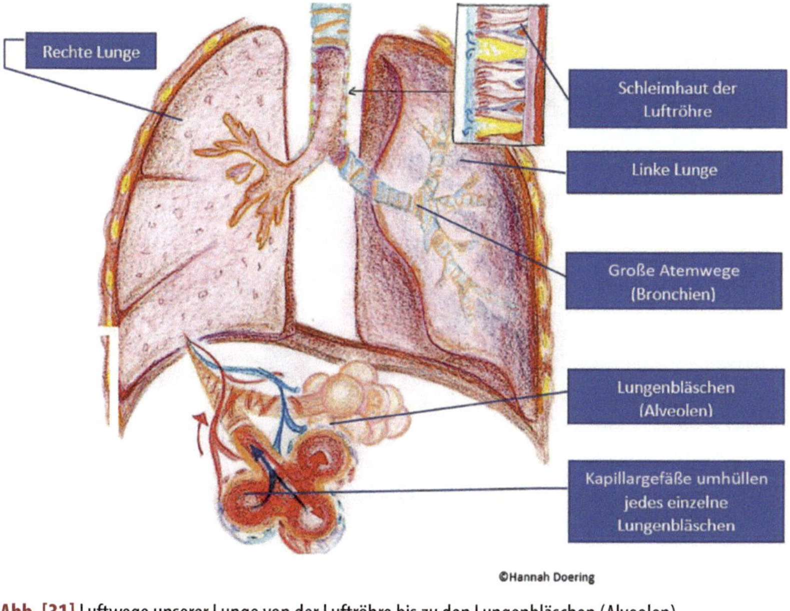

Abb. [31] Luftwege unserer Lunge von der Luftröhre bis zu den Lungenbläschen (Alveolen)

Normalerweise braucht der Körper für seine täglichen „Routine"-Aufgaben nur einen Teil der zur Verfügung stehenden Lungenbläschen, um genügend Sauerstoff zu erhalten. Nur bei Zusatzaufgaben (z. B. bei körperlicher Anstrengung, bei sportlicher Belastung usw.) werden mehr Alveolen „freigeschaltet"/belüftet, um den erhöhten Sauerstoffbedarf zu bedienen. Der Mensch verfügt also über eine beträchtliche Reserve an Lungenbläschen, die er auch dann einsetzen kann, wenn krankheitsbedingt Lungenbläschen durch Bindegewebsvermehrung zugrunde gehen.
Da der Mensch den Sauerstoff nicht speichern kann, müssen wir Tag und Nacht atmen. Dieser Vorgang wird vom Gehirn gesteuert und geschieht automatisch, bei Erwachsenen ca. 12 bis 15 Mal in der Minute. Auf diese Weise gelangen ca. 9000 Liter Atemluft jeden Tag in die Lungen.
Für die Ein- und Ausatmung brauchen wir Atemmuskeln. Dazu zählen zum einen die Zwischenrippenmuskeln des Brustkorbs, zum anderen das Zwerchfell, ein starker kuppelförmiger Muskel, der im Inneren des Körpers den Bauchraum vom Brustkorb trennt.

BLUT-LUFT-SCHRANKE DER LUNGE

Eine feine Bindegewebsmembran bildet zusammen mit der Hülle der Alveole und der sie umgebenden Kapillaren die sog. Blut-Luft-Schranke, durch die der Sauerstoff aus dem Lungenbläschen in die Blutbahn und das CO_2 aus der Blutbahn in die Lunge übertreten.

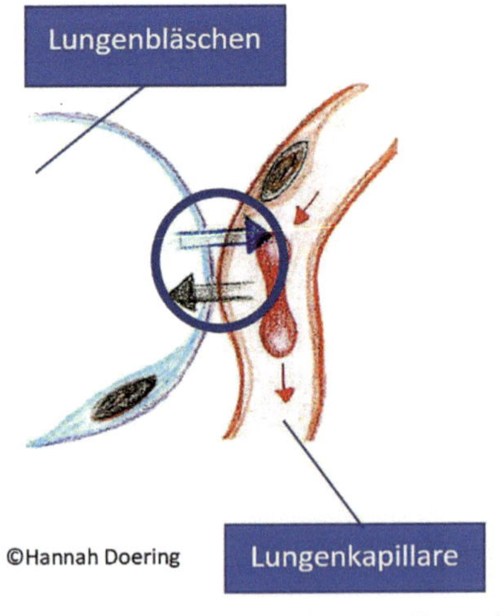

Abb. [32] Gasaustausch zwischen Lungenbläschen und Lungenkapillare

Die 2 wichtigsten Formen der Lungenbeteiligung bei Systemischer Sklerodermie sind:

- Die Lungenfibrose durch Bindegebevermehrung in der Lunge
- Der Lungenhochdruck als Folge einer Verengung von Lungenarterien

Lungenfibrose und Lungenhochdruck

Bei der Lungenfibrose kommt es zu einer vermehrten Ablagerung von Bindegewebe in der Lunge. Bereits eine geringe bindegewebige Verdickung der Membran der Blut-Luft-Schranke kann den Gasaustausch zwischen den Lungenbläschen (Alveolen) und Lungenkapillaren behindern. Der gestörte Gasaustausch gilt deswegen als Frühzeichen der Lungenbeteiligung bei Sklerodermie.

Schreitet die Bindegewebsablagerung in der Lunge fort, wird die dünne Hülle der Lungenbläschen mehr und mehr zusammengedrängt, sodass sie nicht mehr am Gasaustausch teilnehmen kann. Die Lunge verliert zunehmend ihre Elastizität und Beweglichkeit.

Der fehlende Sauerstoff kann die Funktion der verschiedenen Körperorgane beeinträchtigen, z. B. im Bereich der Muskeln: Die muskuläre Leistungsfähigkeit nimmt ab, verbunden mit schnellerer Müdigkeit und Abgeschlagenheit. Betroffene kommen bei körperlicher Belastung schneller „außer Atem".

Methoden zur Frühdiagnose der Lungenbeteiligung bei Systemischer Sklerodermie

- Lungenfunktion mit Messung der CO-Diffusion
- Hochauflösendes Computertomogramm (CT) der Lunge

Im **Lungenfunktionstest** (Abbildung 33) wird gemessen, wie viel und wie schnell Luft von den Betroffenen ein- und ausgeatmet werden kann und wie gut der Gasübertritt durch die Blut-Luft-Schranke funktioniert. Auch die **Dehnbarkeit** der Lunge kann indirekt bestimmt werden. Dieser Test sollte bei Sklerodermie in den ersten Jahren der Erkrankung halbjährlich durchgeführt werden (später jährlich), um eine Verschlechterung der Lungenfunktion z. B. bei Lungenfibrose rechtzeitig zu erkennen.

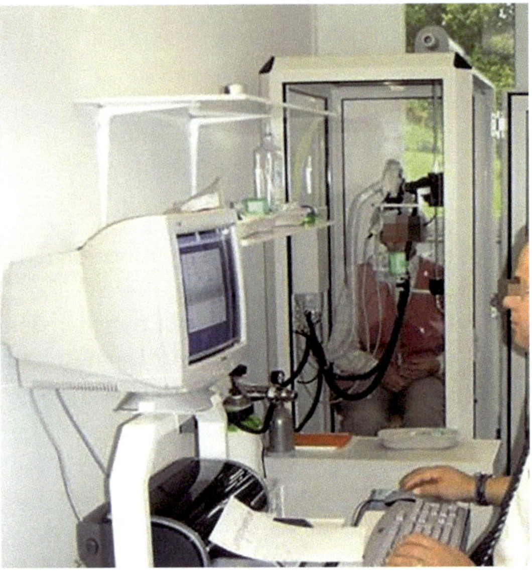

Abb. [33] Kabine zur Messung der Lungenfunktion

In mehr als der Hälfte der Fälle mit normalen Lungenfunktionswerten können bei Betroffenen mit Sklerodermie im CT der Lunge dennoch Hinweise für eine beginnende Lungenfibrose gefunden werden. Der Lungenfunktionstest allein eignet sich daher nicht für die Frühdiagnose, sondern hat seinen Stellenwert für die Verlaufsbeurteilung der Lungenfibrose.
Mit dem hochauflösenden **Computertomogramm** der Lunge, dem HR-CT, kann die Bindegewebsvermehrung in der Lunge schon sehr früh nachgewiesen werden (Abbildung 34). Hingegen ist das normale **Röntgenbild** der Lunge nicht für eine frühe Diagnose der Lungenbeteiligung bei Sklerodermie geeignet.

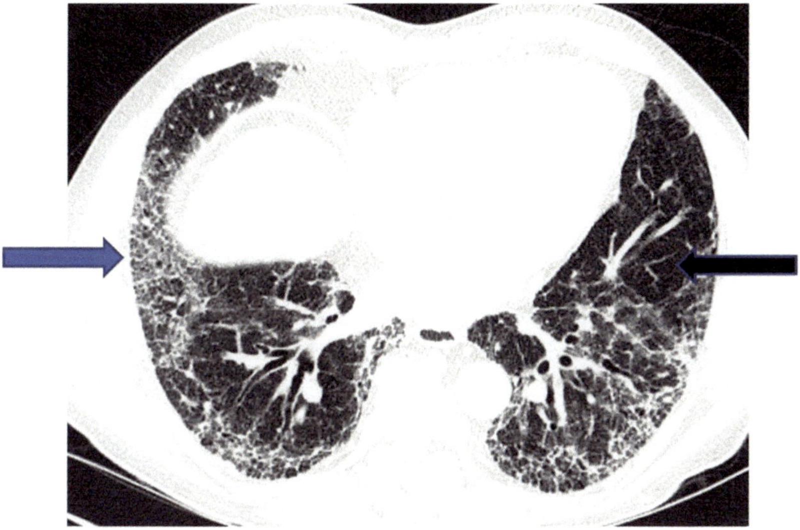

Abb. [34] Lungenfibrose bei Systemischer Sklerodermie: Ersatz von lufthaltigem Lungengewebe (schwarz) durch Bindegewebe (weiß) (CT-Befund)

> **!** Der fortschreitende Lungenbefall ist heute neben der Herzbeteiligung die gefährlichste Komplikation der Systemischen Sklerodermie. Eine frühe Erkennung und Therapie sind mitentscheidend für eine bessere Prognose.

Der Lungenhochdruck (Bluthochdruck im Lungenkreislauf) hat nichts mit einem erhöhten Blutdruck im Körperkreislauf zu tun, der üblicherweise über eine Manschette am Oberarm gemessen wird. (Zum Unterschied zwischen Lungenkreislauf und Körperkreislauf siehe Kapitel „Sklerodermie und Herz").

> **!** Entstehung des Lungenhochdrucks bei systemischer Sklerodermie
> - Als Folge des Untergangs von Lungengewebe
> - Als Folge einer Verengung der Lungenarterien

Der Lungenhochdruck kann auf verschiedene Weise zustande kommen. Für die Systemische Sklerodermie stehen 2 Mechanismen im Vordergrund:

1. zum einen der Lungenhochdruck als **Folge der Lungenfibrose**,
2. zum anderen der Lungenhochdruck als Folge der **Verengung der Lungenarterien** (Pulmonal-arterielle Hypertonie = PAH).

Wenn bei Lungenfibrose durch die vermehrte Bindegewebsablagerung zwischen den Lungenbläschen viel intaktes Lungengewebe zugrunde gegangen ist, muss das rechte Herz mit jedem Herzschlag das aus dem Körperkreislauf zurückfließende sauerstoffarme Blut mit einem höheren Druck durch das verbleibende intakte Lungengewebe pumpen, damit anschließend wieder ausreichend sauerstoffreiches Blut für das linke Herz und damit für den Körperkreislauf zur Verfügung steht.
Ein weiterer Grund für einen erhöhten Blutdruck sind Verengungen in den Lungenarterien selbst. Dann muss das rechte Herz gegen einen erhöhten Gefäßwiderstand anpumpen, damit das sauerstoffarme Blut in der Lunge zeitgerecht wieder mit Sauerstoff angereichert werden kann. Der Mediziner spricht in diesem Fall von einer „Pulmonal arteriellen Hypertonie" oder kurz „PAH".
In beiden Fällen führt die Druckerhöhung zur gefährlichen Überlastung des rechten Herzens. Durch die Größenzunahme des rechten Herzens kann das linke Herz eingeengt werden, was seine Auswurfleistung herabsetzt.

> **!** Steigt der Druck im Lungenkreislauf weiter an, droht ein Herzversagen. Es ist daher wichtig, nicht nur die zunehmende Lungenfibrose, sondern auch den sich oft zunächst schleichend entwickelnden Lungenhochdruck rechtzeitig zu erkennen und zu behandeln.

Diagnostik

Die überwiegend als Screening-Methode und zur Verlaufskontrolle empfohlene jährliche **Herzultraschall**-Untersuchung kann in den meisten Fällen Anhaltspunkte für einen Lungenhochdruck geben. In ca. 10 % der Fälle wird aber ein bestehender Lungenhochdruck durch diese Untersuchungsmethode nicht entdeckt.
Eine zunehmende, anders nicht erklärbare Atemnot, eine isolierte Verschlechterung des Gasaustauschs zwischen Lunge und Blut und ein zunehmender Anstieg des NT-proBNP im Serum (Marker eines Hormons, das im Herz freigesetzt wird) lenken den Verdacht auf einen Lungenhochdruck. Dieser Verdacht sollte mittels **Rechtsherzkatheter** (dabei schiebt man unter Röntgenkontrolle einen Katheter über ein venöses Gefäß in der Leiste oder am Hals bis in die rechte Herzkammer und weiter bis in die Lungenschlagader, um bestimmte Werte zu messen) ausgeräumt werden, auch wenn der Herzultraschall unauffällig ist.

! Um einen Lungenhochdruck bei Sklerodermie sicher zu diagnostizieren, bedarf es einer direkten Druckmessung im Lungenkreislauf mittels eines Rechtsherzkatheters.

SYMPTOME, DIE AUF EINE LUNGENBETEILIGUNG BEI SKLERODERMIE HINWEISEN KÖNNEN

- Atemnot schon bei leichter Belastung, z. B. schnelleres Gehen, Treppensteigen
- Müdigkeit auch am Tage
- Trockener Husten
- Gefühl von Schwindel
- Atemabhängige Schmerzen im Brustkorb
- Druckgefühl im Brustkorb
- Geschwollene Beine

Schweregrade des Lungenhochdrucks

Grad 1	Patiaenten mit pulmonaler Hypertonie ohne Einschränkung der körperlichen Aktivität. Typische Symptome wie Müdigkeit, Kurzatmigkeit, Schmerzen in der Brust oder Schwächeanfälle sind bei normaler körperlicher Belastung nicht vorhanden.
Grad 2	Patienten mit leichten Einschränkungen der körperlichen Aktivität. Symptome treten bei normalen, alltäglichen Aktivitäten auf. Keine Symptome in Ruhe.
Grad 3	Patienten mit deutlichen Einschränkungen der körperlichen Aktivität. Bereits geringfügige Tätigkeiten rufen Symptome wie Müdigkeit oder Atemnot hervor. Keine Symptome in Ruhe. In diesem Stadium besteht dringender Therapiebedarf.
Grad 4	Patienten mit Insuffizienz des rechten Herzens. Es können keine körperlichen Aktivitäten ohne Atemnot unternommen werden. Atemnot oder Müdigkeit bereits im Ruhezustand. Es droht ein Rechtsherzversagen.

THERAPIE DER LUNGENBETEILIGUNG BEI SKLERODERMIE

Was kann ich selbst tun?

- Nikotinverzicht
- Atemtraining
- Training der Atemmuskulatur
- Aerobes Ausdauertraining

Nicht-medikamentöse Verfahren durch Therapeuten

- Atemschulung
- Reflektorische Atemtherapie

Auch ohne Anzeichen einer Verschlechterung der Lungenwerte ist ein vorbeugendes tägliches häusliches Atemtraining sinnvoll.
Ziel ist es, die nicht von Sklerodermie befallenen gesunden Abschnitte der Lunge zu kräftigen, damit sie die krankheitsbedingt geschwächten oder ausgefallenen Lungenteile kompensieren können.
Durch eine Pilotstudie konnte gezeigt werden, dass ein 3-monatiges intensives häusliches Training der Atemmuskulatur bei systemischer Sklerodermie geeignet ist, die CO(Kohlenstoffmonoxid)-Diffusion und damit den Gasaustausch zwischen Lunge und Blut deutlich zu verbessern. Das Training führte außerdem zu einer messbaren Zunahme der Vitalkapazität der Lunge.

MEDIKAMENTE GEGEN DIE LUNGENFIBROSE BEI SYSTEMISCHER SKLERODERMIE (BEISPIELE)

- Rituximab
- Cyclophosphamid
- Mycophenolat mofetil
- Nintedanib ggf. in Kombination mit Mycophenolat mofetil
- Tocilizumab

UNTERSTÜTZENDE NICHT-MEDIKAMENTÖSE THERAPIEN BEI LUNGENFIBROSE (AUSWAHL)

- Atemmuskeltraining
- Reflektorische Atemtherapie
- Individuell angepasstes, medizinisch überwachtes Ausdauertraining

Therapie der Lungenfibrose

Welche Therapie der Lungenfibrose infrage kommt, richtet sich nach dem Ausmaß der Bindegewebsablagerung im Lungen-CT und nach dem Grad der Verschlechterung der Lungenfunktionswerte. Zeigen sich nur geringe Fibrosierungen, die auch bei Kontrolluntersuchungen nicht fortschreiten, und sind die Lungenfunktionswerte nur leicht reduziert bzw. stabil, wird zunächst nur engmaschig kontrolliert. **Immunsuppressiva** (die alle mehr oder weniger gravierende Nebenwirkungen haben können) und **Nintedanib**, das die fortschreitende Lungenfibrose bremst, würden erst in späteren Entwicklungsstadien zum Einsatz kommen.

Durch die monatliche Gabe von **Cyclophosphamid** i. v. kann eine Verschlechterung der Lungenfibrose bei Sklerodermie verlangsamt werden. Dieser Effekt hält aber nur begrenzt an, zudem kann Cyclophosphamid aufgrund seiner Toxizität nur ein Jahr verabreicht werden. Im Anschluss muss daher mit einer weniger toxischen Immunsuppression weiter therapiert werden. Hier hat sich besonders die Gabe von **Mycophenolat mofetil (MMF)** bewährt, das als Erhaltungstherapie im Anschluss an Cyclophosphamid für weitere 3 bis 5 Jahre gegeben wird, wegen seiner besseren Verträglichkeit zunehmend auch Cyclophosphamid ganz ersetzt.
2020 wurde nach umfangreichen Studien Nintedanib für die Behandlung der Lungenfibrose bei Sklerodermie zugelassen. Nintedanib hemmt in der Lunge Bindegewebs- und Gefäßzellen und dadurch die Bindegewebsneubildung. Damit gelingt es – ohne eine Hemmung des Immunsystems, die Zunahme der Lungenfibrose bei Sklerodermie zu verlangsamen. Auch eine Kombination von Nintedanib mit Immunsuppressiva ist möglich und brachte in Untersuchungen zum Teil noch bessere Ergebnisse hervor als die Therapie mit Nintedanib allein.

MEDIKAMENTE GEGEN DEN LUNGENHOCHDRUCK BEI SYSTEMISCHER SKLERODERMIE (BEISPIELE)

- Bosentan, Macitentan, Ambrisentan in Kombination mit
- Sildenafil, Tadalafi l
- Epoprostenol
- Riociguat

UNTERSTÜTZENDE, NICHT-MEDIKAMENTÖSE THERAPIEN BEI LUNGENHOCHDRUCK (AUSWAHL)

- Atemmuskeltraining
- Reflektorische Atemtherapie
- Individuell angepasstes, medizinisch überwachtes Ausdauertraining

Therapie des Lungenhochdrucks

Liegt ein Lungenhochdruck vor, erfolgt eine spezielle Therapie. Ziel dieser Therapie ist die Erweiterung der arteriellen Gefäße der Lunge, um den Druck in ihnen zu senken. Hierfür stehen heute mehrere Medikamente zur Verfügung, die einzeln oder in Kombination eingesetzt werden. Je früher der Lungenhochdruck bei Sklerodermie erkannt wird und je konsequenter er behandelt wird, desto besser ist die Prognose dieser Komplikation.

! Betroffene Patienten mit Lungenhochdruck müssen in einem auf diese Krankheit spezialisierten Zentrum behandelt werden.

Während man früher den Lungenhochdruck zunächst nur mit einem Medikament behandelt hat, wird heute von Anfang an eine Kombinationstherapie, z. B. mit Ambrisentan und Tadalafil, bevorzugt, die auf unterschiedliche Weise gegen die Gefäßverengung der Lungenarterien wirken.

! In besonders kritischen Situationen der Lungenbeteiligung bei Sklerodermie kommt eventuell auch eine Lungentransplantation infrage.

AUF EINEN BLICK

Die 2 wichtigsten Formen der Lungenbeteiligung bei Systemischer Sklerodermie sind:

- Lungenfibrose (als Folge einer Bindegebsvermehrung in der Lunge)
- Lungenhochdruck (als Folge einer Verengung der Lungenarterien oder als Folge einer Lungenfibrose)

Symptome, die auf eine Lungenbeteiligung bei Sklerodermie hinweisen können: Atemnot bei leichter bis mäßiger Belastung, z. B. schnelleres Gehen, Treppensteigen, Müdigkeit auch am Tage, trockener Husten, Gefühl von Schwindel, atemabhängige Schmerzen im Brustkorb, Druckgefühl im Brustkorb, geschwollene Beine

Methoden zur Frühdiagnose der Lungenfibrose:

- Lungenfunktion mit Messung der CO-Diffusion plus
- Hochauflösendes Computertomogramm (CT) der Lunge

Methoden zur Frühdiagnose des Lungenhochdrucks:

- Herzultraschall-Untersuchung
- Rechtsherzkatheter

Sowohl für die Lungenfibrose als auch für den Lungenhochdruck stehen heute wirksame Medikamente zur Verfügung, die auch miteinander kombiniert werden können.

Medikamente gegen die Lungenfibrose:

- Mycophenolat mofetil, Nintedanib, beide auch als Kombination
- Cyclophosphamid
- Rituximab

Medikamente gegen den Lungenhochdruck

- Bosentan, Macitentan, Ambrisentan
- Sildenafil, Tadalafil
- Iloprost, Selexipag
- Riociguat

Unterstützende nicht-medikamentöse Therapien bei Lungenfibrose und Lungenhochdruck:

- Atemmuskeltraining
- Reflektorische Atemtherapie
- Individuell angepasstes, medizinisch überwachtes Ausdauertraining

Eine frühe Erkennung und frühe Therapie sind mitentscheidend für eine bessere Prognose der Krankheit.

Auch ohne Anzeichen einer Verschlechterung der Lungenwerte sind ein tägliches häusliches Atemtraining und eine reflektorische Atemtherapie bei speziell geschulten Atemtherapeuten sowohl prophylaktisch als auch zur Unterstützung der Therapie hilfreich.

Herz

Das Herz ist – neben der Lunge – bei der Systemischen Sklerodermie häufig mitbetroffen. Sowohl die Überlastung des Herzens als Folge eines Lungenhochdrucks oder einer vermehrten Bindegewebsablagerung in der Lunge als auch die Überlastung des Herzens als Folge einer Bindegewebsvermehrung des Herzens selbst stehen dabei im Fokus. Daher ist eine regelmäßige kardiologische Untersuchung wichtig.

Das Herz ist ein ca. faustgroßer Muskel, der in eine linke und rechte Hälfte sowie in 4 Hohlräume (linke und rechte Kammer/linker und rechter Vorhof) unterteilt wird. Außen wird der Herzmuskel von einer bindegewebigen Hülle bedeckt, dem Herzbeutel. Er schützt das Herz und gibt ihm Halt. Mit jedem Herzschlag zieht sich der Herzmuskel zusammen und presst über die linke Herzkammer sauerstoffreiches Blut in die Hauptschlagader und sauerstoffarmes Blut über die rechte Herzkammer in die Lungenschlagader.

Dies geschieht 60 bis 80 Mal in der Minute, während eines Menschenlebens also ca. 300 Milliarden Mal.
Der Herzmuskel wird oft auch mit einer Pumpe verglichen. Damit sich der Muskel zusammenziehen („kontrahieren") kann, besitzt diese Pumpe einen kleinen, unermüdlich arbeitenden „Elektromotor" aus speziellen „Taktgeberzellen", die im rechten Herzen sitzen. Der von diesen Zellen produzierte elektrische Strom wird rhythmisch über den gesamten Herzmuskel verteilt und treibt die einzelnen Muskelzellen zur Arbeit an. Die Zellen werden ihrerseits durch Nervenimpulse beeinflusst, die – je nach Situation oder Bedarf – das Herz schneller oder langsamer schlagen lassen.
Es schlägt zum Beispiel schneller, wenn der Körper pro Minute mehr sauerstoffhaltiges Blut zur Verfügung stellen muss (z. B. bei erhöhter körperlicher Belastung). Es schlägt aber auch schneller in Gefahrensituationen oder bei seelischer Anspannung. Umgekehrt wird unser Herzschlag langsamer in Zeiten körperlicher Ruhe und Entspannung.
Vom linken Herz gehen Adern ab (Arterien), in denen das sauerstoffreiche Blut fließt. Die Arterien verzweigen sich auf ihrem Weg durch den Körper immer weiter bis zu den kleinsten Gefäßen (Kapillaren), die dünner als ein Haar sind. Im Bereich der Kapillaren werden der lebenswichtige Sauerstoff und die im Blut transportierten Nährstoffe an die Körperzellen abgegeben. Gleichzeitig werden Reste des Zellstoffwechsels und Kohlenstoffdioxid (CO_2) von den Kapillaren aufgenommen und über immer dicker werdende Gefäße (Venen) zurück in das rechte Herz transportiert.
Vom rechten Herz gehen Arterien ab, in denen das sauerstoffarme Blut zur Lunge transportiert wird. Sie verzweigen sich auf ihrem Weg zur Lunge auch immer mehr und werden dünner bis zu den Lungenkapillaren, die jedes der Millionen Atembläschen der Lunge wie einen Kokon umschließen. Dort tritt CO_2 aus den Lungenkapillaren über eine dünne Bindegewebsmembran in die Atembläschen über und kann abgeatmet werden.
Mit der Einatmung wird sauerstoffhaltige Luft in die Lunge aufgenommen. Im Bereich der Lungenbläschen wird der Sauerstoff an die Lungenkapillaren und damit ins Blut abgegeben. Das sauerstoffhaltige Blut fließt von den Lungenkapillaren über die Lungenvenen zurück in das linke Herz, wo es mit dem nächsten Herzschlag den Körperzellen erneut zur Verfügung gestellt wird (Abbildung 35).

DER BLUTKREISLAUF

Das linke Herz pumpt mit jedem Herzschlag sauerstoffreiches Blut über die Arterien zu den Körperzellen, die den Sauerstoff für ihren Stoffwechsel benötigen. Das sauerstoffarme Blut fließt über die Venen zum rechten Herz zurück.
Das rechte Herz pumpt das sauerstoffarme Blut über die Lungenarterien in die Lungen, wo es mit jedem Atemzug wieder mit Sauerstoff angereichert wird. Von dort geht es über die Lungenvenen zurück zum linken Herz und der Blutkreislauf beginnt erneut.

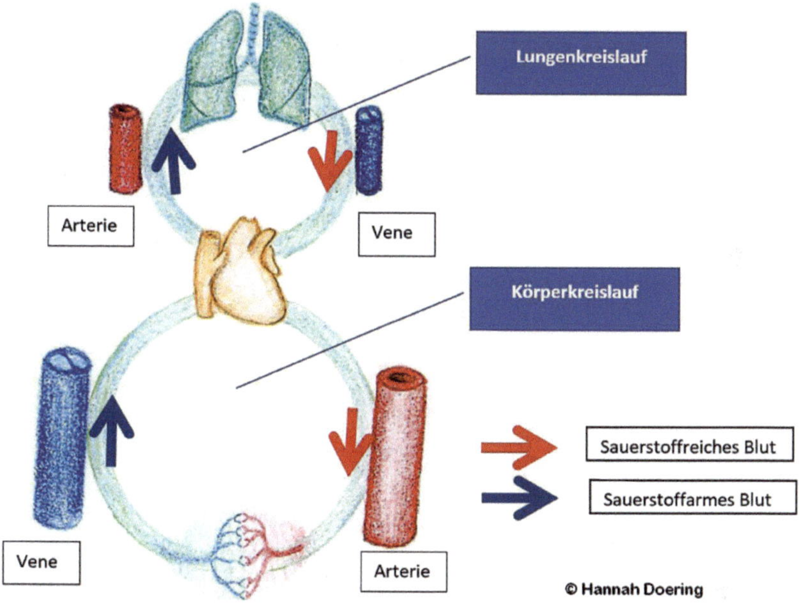

Abb. [35] Blutfluss im Körper- und Lungenkreislauf

Damit das Blut immer nur in eine Richtung fließen kann, haben beide Herzhälften bindegewebige Herzklappen, die nur eine Fließrichtung zulassen. Der Befall des Herzens bei Systemischer Sklerodermie kann verschiedene Probleme verursachen.

Herzprobleme bei Systemischer Sklerodermie	Diese Begriffe verwenden Mediziner
Entzündung des Herzmuskels	Myokarditis
Bindegewebsablagerung im Herzmuskel	Myokardfibrose
Entzündung des Herzbeutels	Perikarditis

Verdickung des Herzbeutels	Perikardfibrose
Überlastung des rechten Herzens	Rechtsherzinsuffizienz
Überlastung des linken Herzens	Linksherzinsuffizienz
Durchblutungsstörungen des Herzmuskels	„Raynaud Phänomen des Herzens“
Unregelmäßiger Herzschlag	Herzrhythmusstörungen
Verdickung der Herzklappen	Klappenfibrose

! Die Herzbeteiligung bei Sklerodermie kann verschiedene Ursachen haben, die zur Einschränkung der Herzleistung (Herzinsuffizienz) und im Extremfall zum Herzversagen führen können. Deshalb müssen Sklerodermiepatienten mit Herzbeteiligung regelmäßig und engmaschig durch Herzspezialisten überwacht werden.

Muskelzellen können durch Bindegewebe verdrängt werden, was eine Fibrosierung des Muskels zur Folge hat. Dadurch stehen weniger Muskelzellen zur Verfügung, die die Herzarbeit leisten. Durch eine Verhärtung (Fibrose) des Herzbeutels wird seine Pumpleistung vermindert. Sind die Herzklappen betroffen, kann sich der Blutfluss zum Teil umkehren, sodass mit jedem Herzschlag weniger Blut in der Lunge mit Sauerstoff angereichert wird oder weniger sauerstoffreiches Blut für den Körperkreislauf zur Verfügung steht. Ist das Herzreizleitungssystem in Mitleidenschaft gezogen, z. B. durch bindegewebigen Ersatz der Leitungsbahnen oder der Taktgeberzellen, drohen Herzrhythmusstörungen. Darüber hinaus kann das Herz durch einen Sklerodermie-bedingten Lungenbefall, besonders durch einen erhöhten Druck im Lungenkreislauf (s. o.) oder durch einen bindegewebigen Umbau der Lunge im Rahmen der Lungenfibrose, in Mitleidenschaft gezogen werden.

BESCHWERDEN, DIE AUF EINE HERZBETEILIGUNG BEI SYSTEMISCHER SKLERODERMIE HINDEUTEN KÖNNEN

- Leistungsschwäche
- Kurzatmigkeit
- Geringe körperliche Belastbarkeit
- Brustschmerzen
- Wasseransammlung in den Beinen
- Unregelmäßiger Puls
- Schwindel, Benommenheit
- Ohnmacht

Für die Herzschäden bei Sklerodermie werden heute vor allem Durchblutungsstörungen in den kleinsten Gefäßen des Herzmuskels verantwortlich gemacht, wie diese auch beim Raynaud-Phänomen der Hände und Füße vorkommen. Man spricht deshalb auch von einem „Raynaud-Phänomen des Herzens". Diese Durchblutungsstörungen führen zu Entzündungsreaktionen und in der weiteren Folge zu einem bindegewebigen Umbau des Herzmuskels (Myokardfibrose). Es kommt es zu einer Verdickung des Herzmuskels. Die Elastizität des Herzens nimmt ab, sodass sich die Herzkammern weniger gut mit Blut füllen können. Dadurch gelangt pro Herzschlag weniger Blut in den Kreislauf. Dies erklärt die Luftnot, unter der viele Patienten leiden, wenn sie sich körperlich belasten.

! Eine Herzbeteiligung bei Sklerodermie ist besonders kritisch, wenn sich die Hautverhärtung innerhalb der ersten 3 Jahre rasch ausbreitet und zusätzlich Scl70-Antikörper im Blut nachweisbar sind.

Die Sklerodermie kann auch die Blutgefäße der Lunge betreffen. Diese werden immer enger. Der Blutdruck in den Gefäßen der Lunge steigt an, es entwickelt sich ein Lungenhochdruck (**P**ulmonale **A**rterielle **H**ypertonie – **PAH**, s. o.).

! Ein Lungenhochdruck bei Sklerodermie ist immer eine ernste Komplikation, die eine rasche Behandlung erfordert. Es wird daher empfohlen, Sklerodermiepatienten einmal pro Jahr mit dem Herzultraschall zu untersuchen.
Mit dem Herzultraschall können die Herzgröße, die Dicke der Herzwände, die Bewegung der Herzklappen gemessen und die Druckverhältnisse im Herzen abgeschätzt werden.
Bei Verdacht auf Lungenhochdruck ist eine Spezialuntersuchung (ein sog. Rechtsherzkatheter) notwendig, mit dem der Druck in den Blutgefäßen der Lunge genau gemessen werden kann.

Diagnostik

Mit dem **EKG** beurteilt der Arzt den Herzrhythmus und wie gut das Herz schlägt. Hierzu werden Elektroden am Oberkörper angebracht, die das elektrische Signal vom Herzen messen. Manchmal kann es notwendig sein, das elektrische Signal über 24 Stunden aufzuzeichnen (sogenanntes Langzeit-EKG) – gerade dann, wenn eine Störung nur ab und zu, eventuell auch nur während der Nacht auftritt. Mit dem **Herzultraschall** erkennt der

Arzt die Form des Herzens und wie gut es das Blut pumpen kann. Indirekt lassen sich Rückschlüsse auf einen Lungenhochdruck gewinnen. Patienten mit raschem Verlauf oder Scl70-Antikörpern müssen in kurzen Abständen überwacht werden. Zur Klärung, ob eine beginnende Myokardfibrose vorliegt, eignen sich Spezialuntersuchungen wie die „**Myokard-Perfusionsszintigrafie**" und die „**Magnetresonanztomografie (MRT)**" des Herzens.

Therapie

Ist das Herz beteiligt, werden – je nach Diagnose – entzündungshemmende oder das Herz entlastende Medikamente verordnet. Entzündungen des Herzmuskels oder des Herzbeutels werden mit **Nicht-steroidalen Antirheumatika (NSAR)** behandelt (sofern die Nierenfunktion dies erlaubt), alternativ mit **Kortikosteroiden** („Kortison"). Bei Zeichen einer Herzschwäche oder bei unvollständigem Schluss der Herzklappen kann sich Wasser in der Haut oder in der Lunge ansammeln. Dann werden harntreibende Medikamente, sog. **Diuretika**, eingesetzt. Bei einer Herzbeteiligung als Folge einer Sklerodermie-bedingten Lungenerkrankung wird zunächst gezielt die Lunge behandelt, um das Herz zu entlasten.

Schweregrade der Herzschwäche

Klasse I	Keine Einschränkung der körperlichen Aktivität; typische Symptome wie Müdigkeit, Kurzatmigkeit, Schmerzen in der Brust oder Schwächeanfälle sind bei normaler körperlicher Belastung nicht vorhanden.
Klasse II	Leichte Einschränkung der körperlichen Belastbarkeit. Beschwerdefreiheit in Ruhe und bei leichter Anstrengung, Auftreten von Symptomen bei stärkerer Belastung.
Klasse III	Keine Symptome in Ruhe, aber bereits bei leichter körperlicher Belastung. Auftreten von Symptomen. Deutliche Einschränkungen der körperlichen Aktivität.
Klasse IV	Dauerhafte Symptomatik bereits im Ruhezustand. Es können keine körperlichen Aktivitäten ohne Symptome unternommen werden.

HERZBETEILIGUNG BEI SYSTEMISCHER SKLERODERMIE:

Laboruntersuchungen

- Bestimmung von Natrium, Kalium, Kalzium, Harnstoff, Kreatinin sowie bestimmten Leberenzymen
- Untersuchung des Herzinsuffizienz-Markers NT pro-BNP (N-terminales pro-BNP)
- Untersuchung des hochsensitiven Troponins im Serum

Technische Untersuchungen

- EKG und Herzultraschall
- Computertomogramm des Herzens (Herz-MRI)
- Herzszintigrafie

Therapie der Herzinsuffizienz bei Sklerodermie

Was kann ich selbst tun?
Meiden von Nikotin
Stressreduktion, Entspannungstraining
Übergewicht vermeiden
Gesunde Ernährung (mediterrane salzarme Kost)
Angepasstes körperliches Training
Nicht-medikamentöse Verfahren
Entspannungskurse
Bewegungstherapie (unter kardiologischer Kontrolle)
Gruppengespräche zur Verbesserung der Krankheitsbewältigung
Gruppengespräche zur Gewichtsreduktion und Nikotinentwöhnung
Medikamente
Blutdrucksenker: ACE-Hemmer, AT1-Blocker
Entwässernde Medikamente (Diuretika)
Entzündungshemmer: NSAR, Colchicin, Kortikosteroide
Antiarrhythmika: Amiodaron

AUF EINEN BLICK

Das Herz ist bei Systemischer Sklerodermie häufig überlastet als Folge

- eines Lungenhochdrucks,
- einer vermehrten Bindegewebsablagerung in der Lunge,
- einer Bindegewebsvermehrung des Herzens selbst.

Mögliche Folgen: Entzündung des Herzmuskels, Bindegewebsablagerung im Herzmuskel, Entzündung des Herzbeutels, Verdickung des Herzbeutels, Überlastung des rechten Herzens, Überlastung des linken Herzens, Durchblutungsstörungen des Herzmuskels, unregelmäßiger Herzschlag, Verdickung der Herzklappen.

Eine Herzbeteiligung bei Sklerodermie scheint besonders kritisch, wenn sich die Hautverhärtung innerhalb der ersten 3 Jahre rasch ausbreitet und zusätzlich Scl70-Antikörper im Blut nachweisbar sind.
Klinische Beschwerden: Leistungsschwäche, Kurzatmigkeit, geringe körperliche Belastbarkeit, Brustschmerzen,
Wasseransammlung in den Beinen, unregelmäßiger Puls, Schwindel, Benommenheit, Ohnmacht.

Laboruntersuchungen (alle 6 Monate)

- Bestimmung von Natrium, Kalium, Kalzium, Harnstoff, Kreatinin sowie bestimmten Leberenzymen
- Untersuchung des Herzinsuffizienz-Markers NT pro-BNP (N-terminales pro-BNP)
- Untersuchung des sensitiven Troponins im Serum

Technische Untersuchungen

- EKG und Herzultraschall (jährlich)
- Computertomogramm des Herzens (Herz-MRI) (bei Bedarf)
- Herzszintigrafie (bei Bedarf)

Therapie der Herzbeteiligung bei Sklerodermie

- Entzündungshemmende, entwässernde, blutdrucksenkende sowie den Herzrhythmus regulierende Medikamente
- An nicht-medikamentösen Therapien wird ein angepasstes und medizinisch überwachtes körperliches Ausdauertraining empfohlen

Verdauungstrakt

Abgesehen vom Sauerstoff, den wir mit der Luft einatmen, beziehen wir unsere Energie ausschließlich über unsere Nahrung. Diese Energie steht uns aber nur dann zur Verfügung, wenn die Nahrung in geeignete Bruchstücke zerlegt wird, bevor diese über die Darmwand in die Gefäße aufgenommen und von den Zellen weiterverarbeitet werden kann. Schauplatz der Verdauung ist unser Verdauungstrakt (Abbildung 36).

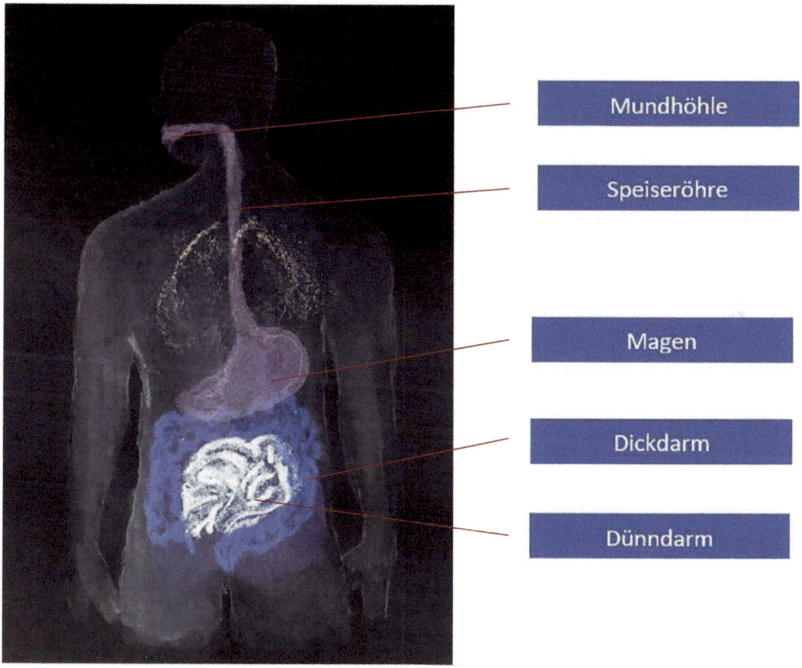

©Hannah Doering

Abb. [36] Verdauungssystem des Menschen: Weg der Nahrung von der Mundhöhle zum Darm

Der Verdauungstrakt dient der Vorbereitung der zu verdauenden Speisen: Zerkleinern der Nahrungsmittel mit den Zähnen, Durchmischen der Nahrung im Mund mit Speichel, enzymatische Vorverdauung, Schlucken und Transport der Nahrung über die Speiseröhre in den Magen und in den Dünndarm, weitere Aufspaltung der Nahrung in kleinste Eiweißbausteine, Kohlenhydrate und Fette, die durch die Wand des Dünndarms in das Blut und die Lymphflüssigkeit gelangen, um sie den Zellen der verschiedenen Organe im Körper zur Energiegewinnung zur Verfügung zu stellen.

Die nicht verdaubaren Nahrungsreste gelangen in den Dickdarm, wo ihnen Wasser und Vitamine entzogen werden, die in den Körper zurückgelangen. Der so eingedickte Nahrungsrest wird dann mit dem Stuhl ausgeschieden. Der gesamte Verdauungsvorgang, angefangen vom Schlucken der Speise bis zur Ausscheidung über den Enddarm, dauert knapp ein bis 2 Tage. Für den Weitertransport (Abbildung 37) der Nahrung zieht sich der Verdauungskanal abschnittsweise wellenförmig zusammen, um sich kurze Zeit später wieder zu entspannen.

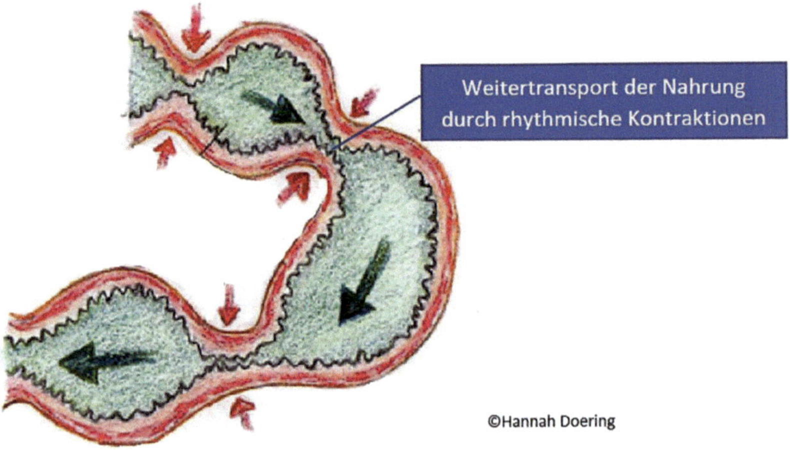

Abb. [37] Weitertransport der Speisen durch rhythmische Kontraktionen des Muskelschlauches des Verdauungstraktes

Die Steuerung dieses rhythmischen Vorgangs wird durch ein kompliziertes Nervengeflecht, das zwischen den Schichten des Muskelschlauches des Verdauungskanals liegt, gesteuert und geschieht für uns unbewusst (sog. Autonomes Nervensystem). Unsere Psyche beeinflusst die Kontraktion der Muskulatur des Verdauungstrakts und hat damit Einfluss auf die Geschwindigkeit der Verdauung.

Verdauungsstörungen

Betroffene mit Systemischer Sklerodermie leiden sehr häufig unter Sklerodermie-bedingten Störungen ihrer Verdauung. Wahrscheinlich sind eine schlechtere Blutversorgung der Muskulatur und Nerven des Verdauungstrakts sowie eine Verhärtung der Muskulatur des Verdauungskanals durch vermehrtes Bindegewebe für die genannten Verdauungsprobleme bei Sklerodermie verantwortlich. Hinzu kommt bei einem Teil der Betroffenen

eine mehr oder weniger starke Beeinträchtigung der Speicheldrüsenfunktion, die zur Mundtrockenheit führt.
Die Verdauungsstörungen können bereits im Mund mit Schwierigkeiten bei der Zerkleinerung der Nahrung und mangelnden Durchmischung mit Speichel beginnen und sich dann über Probleme beim Weitertransport der Nahrung in die Speiseröhre, den Magen und den Darm fortsetzen. Auch die Aufspaltung der Nahrung im Dünndarm und ihre Aufnahme über die Dünndarmschleimhaut in das Blut kann bei Sklerodermie beeinträchtigt sein.
Durch eine mangelnde Einspeichelung der Nahrung und eine in ihrer Beweglichkeit und Elastizität nachlassende Speiseröhre können besonders härtere Nahrungsbestandteile schlechter in den Magen transportiert werden. Betroffene berichten nicht selten von Schwierigkeiten beim Schlucken, zum Beispiel von Fleischstückchen oder Brot. Hier kann helfen, die Nahrung vor dem Schlucken möglichst immer gut durchzukauen, grundsätzlich kleinere Bissen bzw. weichere Speisen zu wählen, zum Essen immer genügend zu trinken und sich immer ausreichend Zeit zum Essen zu nehmen. Darüber hinaus können Fachleute für das Schlucken (Logopäden) Hilfestellung anbieten, um den Schluckvorgang zu optimieren (sog. Schlucktraining).
Falls, was nur sehr selten vorkommt, Nahrung in der Speiseröhre „stecken bleibt", ist dringende ärztliche Hilfe notwendig, um die Nahrung wieder zu entfernen und die Passage durch die Speiseröhre wieder frei zu machen. Das Risiko für einen solchen Notfall steigt an, wenn sich die Speiseröhre über die Jahre hinweg entzündungsbedingt verengt hat. Dies ist ein weiteres Argument dafür, die Speiseröhre bei Sklerodermie in größeren Abständen zu kontrollieren, am besten unter Sicht mit dem Endoskop.
Eine weitere Komplikation ist die durch ein **versehentliches Verschlucken** von Nahrung in die Lunge ausgelöste Lungenentzündung, die sog. **Aspirationspneumonie**.
Bei Sklerodermie kann es zum **Rückfluss von Magensäure** in die Speiseröhre kommen. Schuld ist ein Muskelabschnitt am Übergang der Speiseröhre zum Magen, der normalerweise diese Verbindung blockiert, wenn keine Nahrung aufgenommen wird. Die zurückfließende Magensäure kann die Schleimhaut der Speiseröhre schädigen, was im schlimmsten (aber seltenen) Fall zur bösartigen Veränderung führen kann. Beschwerden und Symptome dieses Säurerückflusses reichen von saurem Aufstoßen und Magenbrennen bis zur Heiserkeit. Der Rückfluss von Magensäure kann außerdem den Zahnschmelz schädigen, was zur Entkalkung der Zähne führen

kann. Hiervon sind insbesondere die Kauflächen der hinteren Ober- und Unterkieferzähne betroffen, ferner die Schneidezähne des Oberkiefers. Man schätzt, dass ca. jeder Vierte, der von Säurerückfluss in die Speiseröhre betroffen ist, derartige Zahnschäden entwickelt. Um weitergehende Zahnschäden zu vermeiden, die bis zu einem vorzeitigen Zahnverlust reichen können, ist die Früherkennung dieser Zahnschäden wichtig, weswegen vorbeugend ein regelmäßiger Besuch des Zahnarztes dringend empfohlen wird.
Ein weiteres Problem des Säurerückflusses betrifft die Lunge. Wenn Betroffene mit Sklerodermie unter wiederkehrenden oder anhaltenden Husten leiden, sollte auch an einen solchen möglichen Zusammenhang gedacht werden. Mögliche Komplikationen reichen von Entzündungen der Atemwege (Bronchitis) bis zu Lungenentzündung (Pneumonie). Nicht immer macht der Säurerückfluss Symptome, was die Erkennung von Folgeschäden an anderen Organen verzögern kann.

! Jeder 2. Sklerodermiebetroffene bemerkt seinen Säurerückfluss nicht. Deshalb ist die Untersuchung der Schleimhaut der Speiseröhre wichtig, um mögliche Folgeschäden frühzeitig zu erkennen.

Eine Speiseröhren- und Magenspiegelung (**Ösophagus-Gastroskopie**) ist im Rahmen der Erstdiagnose einer Sklerodermie und dann regelmäßig alle 3 Jahre empfehlenswert. Während dieser endoskopischen Untersuchung wird auch untersucht, ob eine bakterielle Infektion der Magenschleimhaut mit dem Erreger „Helicobacter pylori" vorliegt. Dies ist wichtig, da eine „Helicobacter-pylori-Infektion" Schäden der Magenschleimhaut bis hin zum Magengeschwür verursachen kann.
Hilfreich gegen nächtlichen Säurerückfluss in die Speiseröhre ist ein Anheben des Kopfendes des Bettes z. B. durch Unterlegen von Holzkeilen. Empfehlenswert ist auch, die letzte Mahlzeit weit vor dem Schlafengehen einzunehmen (Abstand mindestens 3 Stunden). Die Unterdrückung der Magensäureproduktion durch Medikamente (sogenannte Säureblocker, med.: *Protonenpumpenhemmer* oder kurz: *PPI*) oder Antihistaminika (H2-Blocker) ist eine wichtige und sehr erfolgreiche Therapie bei Sklerodermie. In der Regel sind diese Medikamente auch bei Langzeiteinnahme gut verträglich. Ergänzend oder alternativ kommt die Einnahme von die Magensäure neutralisierenden Medikamenten infrage, die nach den Mahlzeiten und vor dem Zubettgehen eingenommen werden.

> **!** Bei längerer Einnahme von Säureblockern kann die verminderte Säurebildung im Magen die Aufnahme von Vitamin B12, Folsäure, Magnesium und Kalzium aus der Nahrung erschweren. Ein eventueller Mangel muss durch regelmäßige Blutuntersuchungen ausgeschlossen werden.

Bei einem nachgewiesenen Mangel an diesen Stoffen müssen sie ersetzt werden, entweder durch Anpassung der Ernährung oder durch Nahrungsergänzungsmittel bzw. Medikamente.
Eine verzögerte Magenentleerung ist bei Sklerodermie nicht selten. Häufig klagen Betroffene dann über ein rasches Sättigungsgefühl, über Blähungen, Übelkeit oder Schmerzen im Oberbauch. Gelegentlich kommt es zum Erbrechen. Eine Anpassung der Ernährung mit häufigeren kleinen Mahlzeiten ist sinnvoll, ebenso der Verzicht auf stark faserhaltige Kost oder auf allzu fettreiche Nahrung. Auch sollten mehrerer Stunden zwischen der Abendmahlzeit und dem Zubettgehen liegen. Medikamente, die den Magen zu einer verstärkten Muskelaktivität anregen und damit zu einer schnelleren Magenentleerung führen, sind *Metoclopramid*, *Domperidon* und *Erythromycin*.
Ein weiteres mögliches Problem sind kleine Gefäßerweiterungen (Teleangiektasien) der Magenschleimhaut, aus denen kleinste Mengen Blut austreten können. Folgen dieses zumeist schleichenden Blutverlusts sind ein Mangel an rotem Blutfarbstoff (Hämoglobin) und Eisen, der durch eine Blutuntersuchung festgestellt werden kann. Bei stärkeren Blutverlusten kann auch eine Stuhluntersuchung auf Blut Aufschluss geben. Eine vermehrte Müdigkeit der Betroffenen sollte immer auch Anlass für solche Untersuchungen sein. Gefäßerweiterungen im Magen können mit dem Laser behandelt werden.
Wenn es zu Bewegungsstörungen des Dünndarms kommt und damit auch zu Verzögerungen des Weitertransports der Speisen, können – wie beim Magen – Blähungen, Schmerzen, Übelkeit und Erbrechen auftreten. Als Folge dieser Transportstörungen kann sich das Absetzen von Stuhl verzögern oder ganz ausbleiben. Bestimmte Medikamente (sog. Prokinetika), z. B. *Octreotid*, können die Darmtätigkeit anregen. Wird kein Stuhl mehr produziert, (sog. Pseudoobstruktion, eine seltene Komplikation), müssen die Betroffenen in die Klinik, damit die Darmtätigkeit wieder in Gang kommt. Der nicht oder nur verzögert fortgeleitetet Speisebrei kann zur Überwucherung mit Darmbakterien und zum Durchfall führen. Die Bakterien verwenden Teile der Nahrung für ihren eigenen Stoffwechsel mit dem Risiko einer

Mangelernährung der Patienten. Bei Verdacht auf eine bakterielle Überwucherung steht als einfache diagnostische Maßnahme der H2-Atemtest zur Verfügung. Gegen die bakterielle Überwucherung helfen unterschiedliche Antibiotika, die abwechselnd gegeben werden. Ist es zu Mangelernährungen gekommen, müssen diese erkannt und ausgeglichen werden. Nur in seltenen Fällen braucht es hierzu vorübergehend eine Ernährungssonde.
Ein häufiges Symptom bei Sklerodermie ist die Verstopfung (med. *Obstipation*). Diese ist zumeist Folge der Trägheit des Dickdarms bedingt durch Bewegungsstörungen der Darmwand. Auch bestimmte Medikamente, z. B. die bei Sklerodermie wegen des Raynaud-Syndroms häufig verschriebenen Kalziumantagonisten (z. B. *Nifedipin, Amlodipin*) oder Medikamente gegen starke Schmerzen vom Typ der Opiate (Morphine), können als Nebenwirkung die Darmtätigkeit herabsetzen. Die Beschwerden sind ähnlich wie bei der Trägheit des Dünndarms: Blähungen, aufgetriebener Bauch, Abgang von Winden. Vorbeugend und hilfreich gegen die Verstopfung ist eine ballaststoffreiche Nahrung in Verbindung mit genügend Flüssigkeitszufuhr und regemäßiger körperlicher Bewegung. Therapeutisch können darüber hinaus sog. Laxantien (*Senna, Bisacodyl*) oder „Stuhl-Weichmacher" (*Polyethylenglycol, Lactulose*) eingesetzt werden bzw. die Kombination beider Strategien. Bewährt hat sich bei Verstopfung im Rahmen der Sklerodermie außerdem *Prucaloprid*.
Ein „Tabu-Thema" bei Sklerodermie ist leider immer noch die Stuhlinkontinenz, unter der nicht wenige Betroffene körperlich und psychisch enorm leiden und die in vielen Fällen erfolgreich behandelt werden könnte. Die Schambesetzung der Betroffenen, über dieses Thema mit ihren Ärzten zu besprechen, trifft sich mit der Zurückhaltung der Ärzte, ihre Sklerodermiepatienten danach zu fragen.
Nach Ausschluss möglicher anderer Erkrankungen des Dickdarms, die zur Stuhlinkontinenz führen können, und meist nach Durchführung einer Dickdarmspiegelung wird eine Druckmessung des äußeren Schließmuskels des Darmausgangs empfohlen (Manometrie), um die Funktion des Nervs zu testen, der für die korrekte Funktion des Schließmuskels verantwortlich ist (N. pudendus).
Therapeutisch werden u. a. Quellmittel wie Flohsamen empfohlen, Medikamente wie *Loperamid oder Amitriptylin*, ferner ein Beckenbodentraining sowie eine Stimulation des Schließmuskels mittels Biofeedback ggf. mit Elektrostimulation. Die Kombination dieser Therapiemaßnahmen ist in vielen Fällen von Stuhlinkontinenz bei Sklerodermie erfolgreich.

BESCHWERDEN, DIE AUF EINE BETEILIGUNG DES VERDAUUNGS-TRAKTES BEI SYSTEMISCHER SKLERODERMIE HINDEUTEN KÖNNEN

- Mundtrockenheit
- Schluckstörungen
- Saures Aufstoßen, Sodbrennen
- Chronischer Husten
- Heiserkeit
- Rasches Sättigungsgefühl
- Blähungen
- Übelkeit, Erbrechen
- Bauchschmerzen
- Gespannter Bauch
- Harter Stuhl, Verstopfung
- Dünner Stuhl, Durchfall
- Ungewollter Stuhlabgang
- Gewichtsverlust
- Müdigkeit

AUF EINEN BLICK

Der Verdauungstrakt ist bei Sklerodermie häufig und früh betroffen. Im Vordergrund stehen folgende Beschwerden:

- Mundtrockenheit, Schluckstörungen, saures Aufstoßen, Sodbrennen, chronischer Husten, Heiserkeit, rasches Sättigungsgefühl, Blähungen, Übelkeit, Erbrechen, Bauchschmerzen, gespannter Bauch, harter Stuhl, Verstopfung, dünner Stuhl, Durchfall, ungewollter Stuhlabgang, Gewichtsverlust, Müdigkeit
- Säurerückfluss schädigt die Schleimhaut der Speiseröhre, die Zähne und bei Aspiration auch die Lunge. Medikamente, die die Säurebildung im Magen blockieren (sog. Säureblocker), wirken dem entgegen.
- Die Langzeiteinnahme von Säureblockern kann zur Minderaufnahme von Vitamin B12, Folsäure, Kalzium und Magnesium in den Körper führen. Deshalb müssen diese Werte in größeren Abständen kontrolliert werden.
- Wichtig ist: Nur jeder 2. Sklerodermiepatient merkt seinen Säurerückfluss vom Magen in die Speiseröhre als Sodbrennen oder saures Aufstoßen. Aus diesem Grund wird grundsätzlich eine Spiegelung der Speiseröhre und des Magens nach Diagnosestellung der Sklerodermie sowie nachfolgend alle 2 bis 3 Jahre empfohlen.

Möglich ist auch eine Minderaufnahme wichtiger Nahrungsbausteine (Eiweiß, Kohlenhydrate, Fette) über den Darm in den Körper. Dies kann sich durch einen schleichenden Gewichtsverlust ankündigen. Deshalb wird empfohlen, das eigene Körpergewicht mindestens ein Mal pro Woche zu messen und zu dokumentieren.

Durch Störungen der Muskeltätigkeit des Verdauungskanals wird die Nahrung nur verzögert weitertransportiert. Hier helfen verschiedene Medikamente, die den Weitertransport der Speisen im Darm beschleunigen.
Wenn der Stuhlgang nicht mehr ausreichend kontrolliert werden kann (sog. Stuhlinkontinenz), helfen Trainingsmaßnahmen, z. B. Beckenbodengymnastik und/oder apparative Stimulationsverfahren, den Schließmuskel wieder zu aktivieren.

Medikamente zur Therapie der gastrointestinalen Beteiligung bei Systemischer Sklerodermie

- Protonenpumpenhemmer (Säureblocker) z. B. Pantoprazol, Omeprazol, Esomeprazol bei Refluxösophagitis und zur Prävention von Ulzera und Verengungen der Speiseröhre
- Prokinetika zur Förderung des Weitertransports der Speisen im Verdauungstrakt z. B. Metoclopramid, Domperidon, Prucaloprid, Erythromycin
- Antibiotika bei bakterieller Fehlbesiedelung des Darms z. B. Rifaximin, Neomycin, Metronidazol

Niere

Der Mensch besitzt 2 Nieren (rechte und linke Niere), die jeweils seitlich zwischen Rücken und Bauchraum liegen. Sie bilden zusammen mit den ableitenden Harnwegen, der Blase und der Harnröhre das System des Harntrakts. Beide Nieren werden täglich von ca. 1700 Liter Blut durchströmt. Die Nieren filtern und reinigen das Blut, indem sie kontinuierlich überschüssiges Wasser, Salze und schädliche Abfallprodukte des Zellstoffwechsels des Körpers entfernen und mit dem Harn ausscheiden (Abbildung 38).
Der Reinigungsprozess der Niere ist hocheffektiv: Von den 1700 Litern Blut, die täglich die Nieren durchströmen, werden nach der Reinigungsprozedur nur 1,7 Liter, also gerade einmal 0,1 %, als Endharn ausgeschieden. Für diese extreme Leistung besitzt jede Niere ca. 1 Millionen winzige Filter- und harnbildende Einheiten, sog. Nephrone (Abbildung 38).

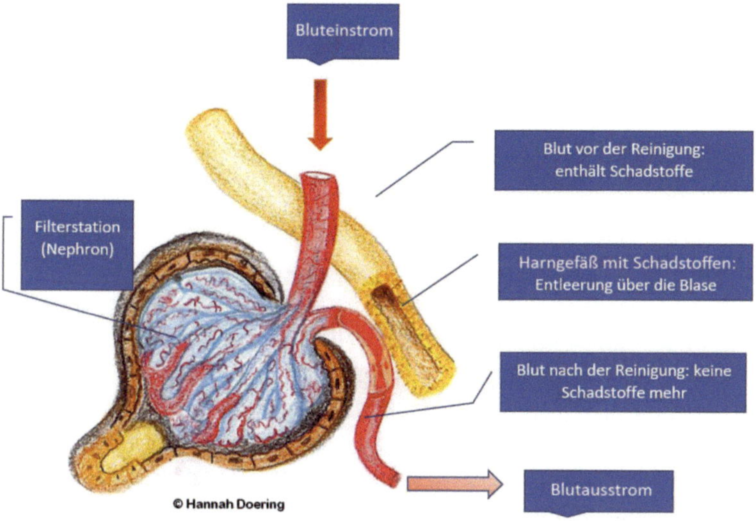

Abb. [38] Filterstation der Niere (Nephron)

> **!** Das Nephron – effektive Blutreinigung von Schadstoffen, die dann mit dem Harn ausgeschieden werden

Weitere wichtige Aufgaben der Nieren sind die Beteiligung an der Blutdruckregulation des Körperkreislaufs, die Unterstützung der Blutbildung im Knochenmark und die Aktivierung von Vitamin D, das durch die Einstrahlung von Sonnenlicht in der Haut entsteht.

NIERENBETEILIGUNG BEI SYSTEMISCHER SKLERODERMIE:

- Akute renale Krise
- Chronische Niereninsuffizienz

Eine Nierenbeteiligung bei Sklerodermie ist nicht selten und war bis zur Einführung der Therapie der akuten renalen Krise mit ACE-Hemmern früher die Haupttodesursache der Systemischen Sklerodermie. Seit der Einführung der ACE-Hemmer hat die Sterblichkeit (Letalität) am akuten Nierenversagen von 60 % auf unter 6 % abgenommen. Dialyse und Nierentransplantation sind weitere erfolgreiche Therapiemaßnahmen beim Sklerodermie-bedingtem Nierenversagen.

Ein erhöhtes Risiko für eine akute renale Krise besteht für Patienten mit diffuser Systemischer Sklerodermie, dem Nachweis von anti-RNA-Polymerase-III-Antikörpern im Serum oder bei vorausgegangener Kortisontherapie mit mehr als 15 mg Prednison pro Tag.

! Der rasche Blutdruckanstieg ist ein häufiges Warnzeichen für eine akute renale Krise bei Systemischer Sklerodermie.

Wenn früher der Blutdruck des Patienten eher niedrig war, so kann der Anstieg auf einen scheinbar normalen bis nur leicht erhöhten Blutdruckwert auf eine drohende Nierenkomplikation hinweisen. Beispiel: Der Blutdruck lag vor Beginn der Sklerodermie bei 100/75 mmHg, liegt jetzt aber bei 140/95 mmHg. Normalerweise würde man bei einem Blutdruck von 140/95 mmHg nicht besorgt sein, lange galt ein Wert von 140/90 als oberer Normalwert. Da aber der Ausgangswert deutlich niedriger lag, ist dieser Blutdruckanstieg bei Sklerodermie verdächtig und muss deshalb engmaschig kontrolliert werden!
Aus diesem Grund sind regelmäßige häusliche Kontrollen des Blutdrucks zur Registrierung eines Blutdruckanstiegs eine wichtige Früherkennungsmaßnahme für eine drohende akute Nierenkomplikation bei Sklerodermie.

! Regelmäßige Kontrollen des Blutdrucks sind eine wichtige Früherkennungsmaßnahme für eine drohende akute Nierenkomplikation bei Systemischer Sklerodermie.

Am besten ist, Sie messen mindestens einmal pro Woche morgens und abends Ihren Blutdruck und notieren diese Werte. Wenn Sie zur Risikogruppe für die Entwicklung einer akuten renalen Krise gehören, ist eine tägliche Blutdruckkontrolle empfehlenswert.
Bei Sklerodermie kann sich auch eine *chronische Niereninsuffizienz* entwickeln. Diese findet sich häufiger bei Patienten mit limitierter Systemischer Sklerodermie und längerem Krankheitsverlauf. Ein besonderes Risiko besteht bei einer gleichzeitigen Gefäßbeteiligung der Lunge mit Ausbildung eines Lungenhochdrucks (siehe Kapitel „Sklerodermie und Lunge").
Warnzeichen sind eine zunehmende Einschränkung der Nierenfunktion mit Nachweis von Eiweiß im Urin und leichtem Blutdruckanstieg.
Eine symptomlose Eiweißausscheidung im Urin findet sich gehäuft bei Patienten mit einer gleichzeitig vorliegenden Magen-Darm-Beteiligung. Bei einem Teil dieser Patienten kommt es zu einer anfallsweisen Minderdurchblutung der Niere, die durch Kältebelastung ausgelöst wird (sog. „Raynaud-Phänomen der Niere").

Neuere Befunde deuten darauf hin, dass eine frühzeitige und regelmäßige Behandlung des Raynaud-Phänomens der Hände und Füße mit Kalzium-Antagonisten (Kalziumkanal-Blocker vom Typ des Nifedipins) das Risiko für schwere Nierenkomplikationen möglicherweise herabsetzen kann.

SYMPTOME, DIE AUF EINE AKUTE NIERENINSUFFIZIENZ BEI SYSTEMISCHER SKLERODERMIE HINWEISEN KÖNNEN

- Rasche Ermüdbarkeit
- Konzentrationsstörungen und Übelkeit
- Rückgang der Harnausscheidung
- Wassereinlagerungen im Gewebe
- Luftnot

SYMPTOME, DIE AUF EINE CHRONISCHE NIERENINSUFFIZIENZ BEI SYSTEMISCHER SKLERODERMIE HINWEISEN KÖNNEN

- Leistungsschwäche und Müdigkeit
- Häufiges Wasserlassen, heller Urin
- Wassereinlagerungen im Gewebe
- Übelkeit, Erbrechen, Durchfall
- Juckreiz
- Muskelschmerzen

AUF EINEN BLICK

Eine Nierenbeteiligung bei Sklerodermie ist häufig, verläuft meist aber symptomarm oder symptomlos. Hingegen ist das plötzliche akute Nierenversagen bei Sklerodermie, die sog. akute renale Krise, immer noch gefürchtet. Diese Komplikation, früher eine der häufigsten Todesursachen der Systemischen Sklerodermie, hat aber heute, bei rascher Diagnose und hoch dosierter Gabe von ACE-Hemmern, viel von ihrem früheren Schrecken verloren.
Eine plötzliche starke Erhöhung des Blutdrucks gilt als Warnzeichen der akuten renalen Krise. Zur Früherkennung des Blutdruckanstiegs wird eine regelmäßige häusliche Blutdruckkontrolle mit Dokumentation des Blutdrucks empfohlen.
Risikofaktoren für die akute renale Krise sind die diffuse Systemische Sklerodermie, der Nachweis von RNA-Polymerase-III-Antikörpern im Serum und die Gabe höherer Kortisondosen (mehr als 15 mg Prednison pro Tag).

Symptome, die auf eine **akute** Niereninsuffizienz bei Systemischer Sklerodermie hinweisen können:
Rasche Ermüdbarkeit, Konzentrationsstörungen und Übelkeit, Rückgang der Harnausscheidung, Wassereinlagerungen im Gewebe, Luftnot.
Daneben existiert bei Sklerodermie ein Risiko zur Entwicklung einer chronischen Nierenschwäche (Niereninsuffizienz). Diese wird im Zusammenhang mit einem bindegewebigen Umbau und einer gestörten Durchblutung der Niere gesehen.
Symptome, die auf eine **chronische** Niereninsuffizienz bei Systemischer Sklerodermie hinweisen können: Leistungsschwäche und Müdigkeit, häufiges Wasserlassen, heller Urin, Wassereinlagerungen im Gewebe, Übelkeit, Erbrechen, Durchfall, Juckreiz, Muskelschmerzen
Die Nierenfunktion wird durch eine Bestimmung der Nierenfunktionswerte im Blut und im Urin kontrolliert. Besonders wichtig ist hierbei die Bestimmung der mengenmässigen Eiweißausscheidung im Urin.
Diese Kontrollen sollten bei Sklerodermie alle 6 Monate erfolgen.

Bewegungsapparat

Der Bewegungsapparat, das sind unter anderem rund 200 Knochen (davon die Hälfte in unseren Händen und Füßen), die uns Schutz und Struktur geben, ca. 400 Gelenke und ihre Bänder, die die Knochen miteinander verbinden, und mehr als 600 Skelettmuskeln, die mit ihren Sehnen an den Knochen ansetzen und die notwendige Energie für unsere Bewegungen auf den Knochen übertragen. Jede Bewegung des Körpers hängt von Muskeln ab und wird über Nervensignale gesteuert.

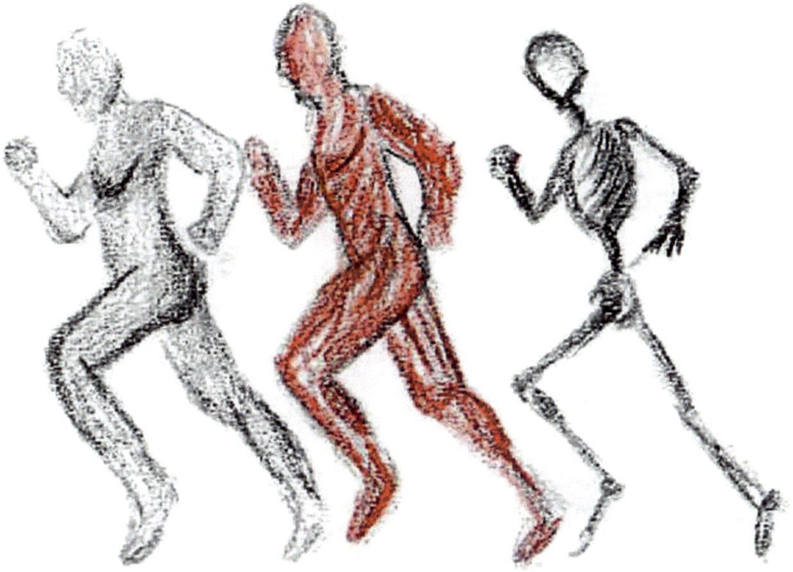

© Hannah Doering

Abb. [39] Unsere Bewegung: Haut, Muskulatur, Knochen und Gelenke wirken zusammen

Das feine Zusammenspiel von Knochen, Gelenken und Muskulatur fasziniert immer wieder, besonders bei sportlichen Höchstleistungen, z. B. in der Leichtathletik. Im Alltag, z. B. beim Greifen von Gegenständen, machen wir uns zumeist keine Gedanken über das komplexe Zusammenspiel unseres Bewegungsapparates. In den Händen befinden sich mehr als ein Viertel aller Knochen des Körpers. Ungefähr 30 Muskeln in jeder Hand bewegen Finger und Daumen, die meisten davon sitzen im Unterarm und sind mit den Handknochen über feste Sehnen verbunden. Die Muskeln auf der Oberseite des Unterarms strecken die Finger, die Muskeln auf der Unterseite des Unterarms beugen die Finger.
Bricht ein Knochen, entzündet sich ein Gelenk, krampft ein Muskel oder reißt eine Sehne, werden uns die Folgen der Bewegungseinschränkungen in der Regel schlagartig bewusst: Neben den Schmerzen resultieren oft ungewohnte körperliche Belastungen im Alltag, Hindernisse im Beruf und Einschränkungen unserer Lebensqualität.
Die Einschränkungen der Beweglichkeit bei Sklerodermie haben viel mit der Verhärtung der Haut zu tun (Abbildung 40 und 41). Daneben spielt auch die Beteiligung des Bewegungsapparates aus Gelenken, Muskeln und Sehnen eine wichtige Rolle. Besonders die entzündlich bedingten Verkle-

bungen der Sehnen, die als „Sehnenreiben" tastbar sein können, sind für die Beurteilung der Aktivität und Schwere des Verlaufs der Sklerodermie von Bedeutung.
Der Befall des Bewegungsapparates bei Systemischer Sklerodermie kann zahlreiche Probleme verursachen.

Probleme des Bewegungsapparates bei Systemischer Sklerodermie	**Diese Begriffe verwenden Mediziner**
Gelenkschmerzen	Arthralgien
Gelenkentzündungen	Arthritis
Muskelschmerzen	Myalgien
Muskelentzündungen	Myositis
Muskelabbau	Muskelatrophie
Entzündungen der Sehnen und Sehnenscheiden	Tendinitis und Tendovaginitis
Versteifungen, Einsteifungen	Kontrakturen
Kalkablagerungen	Calcinosis
Minderung der Knochendichte	Osteopenie und Osteoporose

Grundsätzlich können alle Strukturen des Bewegungsapparates bei Sklerodermie betroffen sein: Einzelne oder mehrere Gelenke können schmerzen oder sich entzünden. Das gilt auch für die Muskeln. Besonders die durch Hautverhärtung und Entzündung hervorgerufenen Bewegungseinschränkungen der Finger und Handgelenke (und, je nach Schwere der Hautsklerose, auch der Arme und Beine) spielen hierbei eine Rolle.

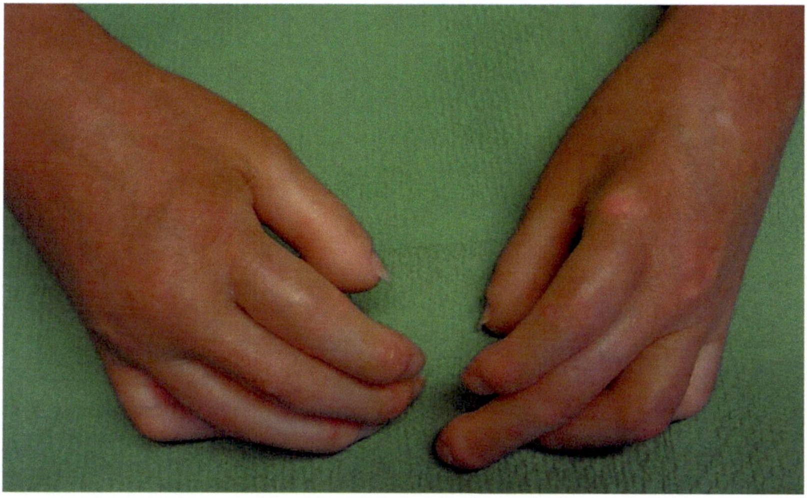

Abb. [40] Hautverhärtungen und Gelenkentzündungen bei Systemischer Sklerodermie als Ursache von Bewegungseinschränkungen der Hände

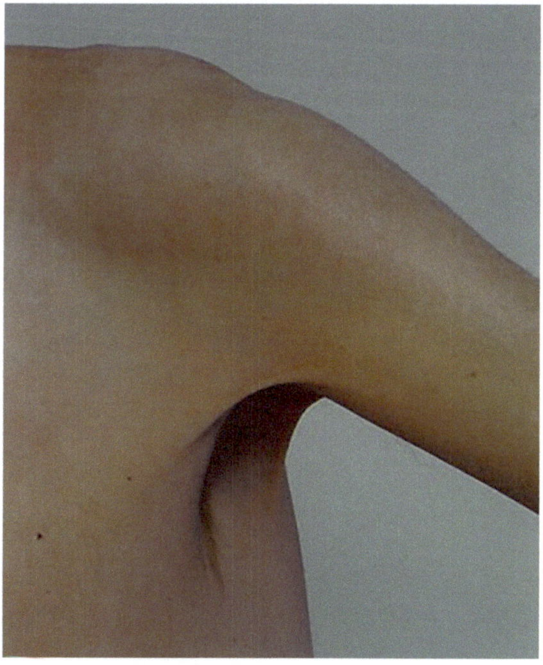

Abb. [41] Hautverhärtungen und Sehnenverkürzung bei Systemischer Sklerodermie als Ursache von Bewegungseinschränkungen der Arme

Aber nicht nur Beine und Arme, auch der Rumpf mit seiner Wirbelsäule und die Verbindung zwischen Wirbelsäule und Becken (sog. Iliosakralgelenke) sind für die Stabilität und Beweglichkeit wichtig.
Meist stehen Veränderungen der Hände bei Sklerodermie im Vordergrund. Bereits Raynaud-Anfälle können Schmerzen in den Händen und ein unangenehmes Kribbeln der Finger auslösen. Das Anschwellen der Haut der Hände durch Flüssigkeitsansammlung (*Ödeme*) kann zu Bewegungseinschränkungen führen, ist aber durch regelmäßige manuelle Lymphdrainage in der Regel gut behandelbar.
Bei schweren Durchblutungsstörungen der Hände, verstärkt durch eine straffe Sklerose der Fingerhaut, kann der unter der Haut liegende Knochen durch Druck und Mangelversorgung an Substanz verlieren, sodass sich die Fingerenden verkürzen und verdünnen können. Der für diese Komplikation in manchen Büchern und leider auch in manchen Arztberichten immer noch verwendete Begriff „Madonnenfinger" ist entbehrlich und sollte nicht mehr verwendet werden.
Bei teilweiser oder vollständiger Einsteifung von Gelenken durch degenerative und entzündliche Prozesse ist eine intensive Ergotherapie notwendig. Wichtig ist in diesem Zusammenhang, auch nach Gefäß- und Muskelbeteiligungen zu suchen und eine Lungenfibrose auszuschließen, da diese Störungen bei Sklerodermie-bedingten Kontrakturen häufiger gefunden werden.

! Das sog. Sehnenreiben kann bei Sklerodermie auf eine erhöhte Krankheitsaktivität und eine Beteiligung innerer Organe hinweisen.

Das Sehnenreiben fühlt man am besten zwischen Daumen und Zeigefinger, wenn der entsprechende Muskel angespannt wird. Während dieses Gleiten normalerweise ein „glattes" Tastgefühl hervorruft, ist es beim Sehnenreiben nicht glatt, sondern wird als „uneben" und „reibend" empfunden. Schuld sind kleinste Eiweißauflagerungen (Fibrinauflagerungen) als Folge der Entzündung der Sehnenscheide.

! Zu beachten ist: Ein taubes Gefühl und Kribbeln (Ameisenlaufen) oder auch Schmerzen im Bereich von Daumen, Zeige- und Mittelfinger sprechen oft für eine Beteiligung des sog. Mittelnervs (Nervus medianus) der Hand.

Die Symptome lassen den Mediziner zunächst an ein sog. Karpaltunnelsyndrom denken, das durch Starre eines Bandes, des sogenannten Karpalban-

des, ausgelöst wird. Dieses Band zieht im Bereich des Handgelenks über den Mittelnerven hinweg und kann ihn einengen (*komprimieren*). Beim „echten" Karpaltunnelsyndrom führt eine operative Durchtrennung dieses Karpalbandes zur Entlastung des Nervs und zur schlagartigen Besserung der Symptome. Diese Maßnahme bringt aber bei Sklerodermie meist nichts, da die Ursache nicht das starre Karpalband ist, sondern eine mangelnde Elastizität und Verhärtung der Nervenscheide des Mittelnervs.
Eine Unterscheidung beider Ursachen ist nur mithilfe spezieller Ultraschalluntersuchungen möglich. Grundsätzlich können bei Systemischer Sklerodermie auch andere Nerven von einer Starrheit ihrer Gleithüllen betroffenen sein und zu Nervenschmerzen (Polyneuropathie) und Funktionsstörungen der Nerven führen.
Fußprobleme werden bei Sklerodermie oft zunächst nicht genug beachtet. Diese reichen von Durchblutungsstörungen, Kalkablagerungen, Hautschwielen und Geschwürbildungen bis zu Fußfehlstellungen, verminderter Knochenfestigkeit sowie entzündlichen und degenerativen Veränderungen der Sehnen und Gelenke. Wichtig ist deshalb, bei Sklerodermie nach Schmerzen beim Gehen und nach Veränderungen der Füße zu fragen.

! 2 von 3 Sklerodermiepatienten leiden unter Fußproblemen. Deshalb sollten die Füße bei Sklerodermie regelmäßig fachmedizinisch untersucht werden. Nicht selten benötigen Sklerodermiebetroffene orthopädische Schuheinlagen.

Die Füße bei Sklerodermie müssen routinemäßig ärztlich (ggf. orthopädisch) und physiotherapeutisch angesehen werden, bei Bedarf auch von einem orthopädischen Schuhmacher. Sinnvoll ist auch eine Ganganalyse, in die Beschwerden und Fehlhaltungen der Wirbelsäule und des Beckens mit einfließen.
Physiotherapie ist bei Bewegungseinschränkungen eine gute Behandlungsoption. Im Bereich der Arme und Hände besonders die Ergotherapie sowie allgemein ein Faszientraining im Rahmen der Osteopathie. Bei chronischen Ödemen helfen manuelle Lymphdrainagen. Betroffene profitieren ferner von einer generalisierten Wärmebehandlung, z. B. warmen Bädern, wassergefilterter Infrarot-A-Bestrahlung sowie Paraffin-Hand- und Fußbädern. Bei Muskelschwäche, aber auch zur Stärkung der Sehnen, Bänder und Gelenke, ist eine regelmäßige Medizinische Trainingstherapie (MTT) sinnvoll.

Grundsätzlich gilt hier wie auch allgemein, dass:

> **!** Je früher mit der Behandlung und dem Training des Bewegungsapparates begonnen wird, desto besser ist die Chance eines Therapieerfolgs.

Daher ist ein regelmäßiges Bewegungsprogramm empfehlenswert – möglichst bevor sich ein drohender Schaden entwickelt hat!

> **!** Das Ziel bei Sklerodermie lautet: Immer beweglich bleiben!

Basisprogramm zum Erhalt der Beweglichkeit (Beispiel)	
Dehnübungen für Hände und Gesicht	täglich
Yoga	täglich
Faszientraining	2-3 x pro Woche
Ausdauertraining*	2-3 x pro Woche

*Joggen, Nordic Walking, Schwimmen oder Radfahren

Bei einer Entzündung der Gelenke helfen oft sog. Antirheumatika, z. B. *Ibuprofen* oder *Diclofenac*, bei ausgedehntem Gelenkbefall wird oft *Methotrexat (MTX)* empfohlen. MTX hat sich seit Jahrzehnten bei anderen rheumatischen Gelenksentzündungen, z. B. der rheumatoiden Arthritis oder der Arthritis bei Schuppenflechte, bewährt. Neu hinzugekommen ist die Therapie mit Tocilizumab, welches gezielt einen speziellen Botenstoff der Entzündung (das Interleukin 6, IL-6) hemmt und sich in der Rheumatologie bei der Therapie schwerer Gelenkentzündungen (Arthritis) zunehmend bewährt. Bei Entzündungen der Muskulatur (Myositis) kann Kortison helfen, das normalerweise in der Therapie der Sklerodermie heute aber nur noch selten angewendet wird (Gefahr der Nierenschädigung ab 15 mg Prednison pro Tag). Neu ist die Therapie der Myositis mit Rituximab, ein Medikament, das sich gegen die B-Lymphozyten richtet. Voraussetzung für eine gute Beweglichkeit ist auch ein stabiler Knochen. Bekannt ist, dass Sklerodermiebetroffene eine gegenüber Vergleichspersonen verminderte Knochendichte haben. Damit besteht ein erhöhtes Risiko für Knochenschwund (Osteoporose), Stürze und Knochenbrüche. In diesem Zusammenhang sind mehrere Faktoren von Bedeutung: Vitamin-D-Mangel, Kalziummangel, schlechtere Aufnahme und Verarbeitung von Nahrungsmitteln bei Beteiligung des Verdauungstraktes (siehe dort), Durchblutungsstörungen des Knochens, eine gestörte Nierenausscheidung und ein mangelndes körperliches Training.

Knochenschmerzen bei Sklerodermie können auch auf eine Knochennekrose hinweisen, die wiederum mit Durchblutungsstörungen des Knochens bei Sklerodermie im Zusammenhang steht. Wichtig ist, an diese Komplikation zu denken, um sie früh zu diagnostizieren und einen fortschreitenden Knochenschaden möglichst zu verhindern. Gerade in den Frühstadien der Knochennekrose sind ein konventionelles Röntgenbild des Knochens und oft auch ein Computertomogramm nicht verlässlich, um den Schaden zu erkennen. Hier hilft eine Magnetresonanztomografie (MRT) weiter, mit der das Ödem im Bereich des Knochens als Frühzeichen der beginnenden Knochennekrose sicher erfasst werden kann.

Probleme des Bewegungsapparates bei Systemischer Sklerodermie: Therapie

	Medikamentöse Therapie	**Nicht-medikamentöse Therapie**	**Was kann ich selber tun?**
Gelenkschmerzen	Schmerzmittel NSAR Methotrexat	wIRA-Bestrahlungen	ggf. warme Bäder
Gelenkentzündungen	NSAR Methotrexat Tocilizumab		Ggf. vorsichtige lokale Kühlung
Muskelschmerzen	Schmerzmittel	wIRA-Bestrahlungen	vorsichtige Bewegungstherapie
Muskelentzündungen	Kortikoide Methotrexat Rituximab	-	-
Muskelabbau	-	Medizinische Trainingstherapie	Eiweißreiche Kost, Bewegung, Krafttraining
Entzündungen der Sehnen und Sehnenscheiden	Antirheumatika	-	Ggf. vorsichtige lokale Kühlung
Versteifungen, Einsteifungen	-	Ergotherapie, Physiotherapie, Osteopathie, Wärmetherapie	Dehnübungen
Kalkablagerungen	Natriumthiosulfat	Operative Therapie, CO_2-Laser	Vermeiden von Druckbelastungen
Minderung der Knochendichte	Vitamin D, Kalzium, Biphosphonate, Schmerzmittel	Medizinische Trainingstherapie, UVB-Bestrahlung	Bewegung, Krafttraining, ausgewogene vitaminreiche Ernährung, Sonnenbäder

AUF EINEN BLICK

Bei Einschränkungen der Beweglichkeit bei Sklerodermie spielt die Beteiligung des Bewegungsapparates aus Gelenken, Muskeln und Sehnen eine zentrale Rolle. Darüber hinaus ist auch die Verhärtung der Haut von Bedeutung.
Probleme des Bewegungsapparates bei Systemischer Sklerodermie umfassen: Gelenkschmerzen, Gelenkentzündungen, Muskelschmerzen, Muskelentzündungen, Muskelabbau, Entzündungen der Sehnenscheiden, Einsteifungen von Gelenken, Kalkablagerungen.
Das sog. Sehnenreiben kann bei Sklerodermie auf eine erhöhte Krankheitsaktivität und eine Beteiligung innerer Organe hinweisen.
Bewegungseinschränkungen bei Sklerodermie machen eine regelmäßige Physiotherapie, im Bereich der Arme und Hände Ergotherapie sowie allgemein ein Faszientraining im Rahmen der Osteopathie notwendig. Bei chronischen Ödemen helfen manuelle Lymphdrainagen. Betroffene profitieren ferner von einer generalisierten Wärmebehandlung, z. B. warmen Bädern, wassergefilterter Infrarot-A-Bestrahlung sowie Paraffin-Hand- und Fußbädern.
Bei Muskelschwäche, aber auch zur Stärkung der Sehnen, Bänder und Gelenke ist eine regelmäßige Medizinische Trainingstherapie (MTT) unter Anleitung notwendig.
2 von 3 Sklerodermiepatienten leiden unter Fußproblemen. Deshalb sollten die Füße bei Sklerodermie regelmäßig fachmedizinisch untersucht werden. Nicht selten benötigen Sklerodermiebetroffene orthopädische Schuheinlagen.
Das häusliche Basisprogramm zum Erhalt der Beweglichkeit umfasst Dehnübungen für Hände und Gesicht, Yoga, Faszientraining und ein aerobes Ausdauertraining.

KAPITEL 6

KAPITEL 6: Untersuchungsprogramm und Check-ups

Seit Jahren ist bekannt, dass Betroffene mit Systemischer Sklerodermie, die regelmäßige Check-ups durchführen lassen, einen deutlich besseren Verlauf ihrer Krankheit haben als Betroffene ohne ein festes Untersuchungsprogramm.
Der Grund liegt vor allem darin, dass man bei Sklerodermie nicht darauf warten soll, bis Beschwerden auftreten (ein Vorgehen, das in früheren Zeiten, in denen man nur wenig von der Sklerodermie verstand und auch kaum Therapien zur Verfügung hatte, oft empfohlen wurde). Heute möchte man durch möglichst genaue („sensitive") Untersuchungsmethoden schon sehr früh Veränderungen im Körper aufspüren, noch bevor der oder die Betroffene davon etwas bemerkt, um entsprechend therapeutisch gegensteuern zu können, getreu dem Motto: Gefahr erkannt – Gefahr gebannt.
Grundsätzlich muss man ein sogenanntes „Basisprogramm" von regelmäßigen Verlaufsuntersuchungen unterscheiden.

! Das Basisprogramm dient einer umfassenden gesundheitlichen Bestandsaufnahme. Es werden alle Organe „unter die Lupe genommen", die im weiteren Verlauf bei Sklerodermie am meisten Probleme machen können.

Auch wenn Sie zum Beispiel am Anfang keine Atemwegs- oder Herzbeschwerden haben oder keine Schluckstörungen verspüren, dienen die Basisuntersuchungen dazu, den körperlichen Ausgangsbefund möglichst genau zu dokumentierten. Spätere Untersuchungsergebnisse werden dann mit diesem Ausgangsbefund verglichen. Nur so weiß man, wie stark spätere krankhafte Abweichungen vom Ausgangsbefund sind.
Andererseits ist man immer wieder überrascht, dass trotz völliger Beschwerdefreiheit einzelne Organe bereits in einem sehr frühen Stadium der Erkrankung in Mitleidenschaft gezogen werden.

! Nach neuesten Erkenntnissen können bereits bei der Hälfte der Sklerodermiepatienten 2 Jahre nach Beginn der ersten krampfartigen Durchblutungsstörungen der Hände (Raynaud-Anfälle) Schäden an inneren Organen nachgewiesen werden.

Und auch im weiteren Verlauf bemerkt zum Beispiel nur jeder 2. Sklerodermiebetroffene einen bereits eingetretenen krankhaften Säurerückfluss vom Magen in die Speiseröhre. Würde man sich mit den Untersuchungen nur nach den subjektiven Beschwerden der Betroffenen richten und zum Beispiel bei Beschwerdefreiheit keine Untersuchungen der Speiseröhre und des Magens veranlassen, so würde man bei diesen Sklerodermiebetroffenen den Säurerückfluss vom Magen in die Speiseröhre nicht rechtzeitig erkennen – mit eventuell schädlichen Folgen für die Speiseröhre, die Zähne und die Lunge der Betroffenen.
In der folgenden Tabelle sind die Sklerodermie-Basisuntersuchungen zusammengefasst, wie sie an der Reha Rheinfelden für die Sklerodermie empfohlen werden. Andere Kliniken haben möglicherweise einen davon abweichenden Untersuchungskatalog. Wichtig ist, überhaupt einen strukturierten Plan für die Überwachung der Systemischen Sklerodermie zu haben.

Basisuntersuchungen nach Diagnosestellung der Systemischen Sklerodermie

Haut und hautnahe Gefäße, Mundschleimhaut	Hautstatus und Beurteilung der Mundschleimhaut, Hauttrockenheit und Trockenheit der Schleimhäute? Juckreiz? Zahl und Schwere der Raynaud-Anfälle? Dokumentation von Hautgeschwüren und Kalkablagerungen in der Haut, kapillarmikroskopischer Befund
Lunge	Klinische Untersuchung, Atemnot? Lungenfunktion mit Messung des Gasaustausches (CO-Diffusion), hochauflösendes Computertomogramm (HRCT) der Lunge, 6-Minuten Gehtest
Herz	Klinische Untersuchung, Atemnot? Unruhiger Herzschlag? Blutdruck- und Pulsmessung, EKG, Belastungs-EKG, Herzultraschall, spezielles Labor
Verdauungstrakt	Klinische Untersuchung, Körpergewicht und Körperlänge, Schluckstörungen? Saures Aufstoßen und Verdauungsstörungen? Magenspiegelung (Ösophagus-Gastroskopie), spezielles Labor
Nieren	Klinische Untersuchung, Blutdruckmessung, spezielles Labor
Bewegungsapparat	Gelenkstatus und Messung der Muskelkraft, Beurteilung der Sehnen, Hand- und Fuß-Status, spezielles Labor
Zähne	Beurteilung der Mundschleimhaut. Beurteilung des Zahnstatus und des Zahnhalteapparates
Labor	Entzündungswerte, Blutbild, Leber- und Nierenwerte, Blutfette, Eisen, relevante Vitamine und Spurenelemente Sklerodermie-relevante Antikörper

Zur Verlaufsbeurteilung der Sklerodermie wird das Vorgehen vorgestellt, das sich an der Reha Rheinfelden seit mehr als 10 Jahren bewährt hat.

> **!** Fragen Sie Ihren Arzt/Ihre Ärztin nach einem konkreten Plan für ein regelmäßiges Check-up und bitten Sie um einen Ausdruck dieses Plans für Ihre eigenen Unterlagen.

Optimal wäre es, wenn Sie einen ärztlichen Koordinator für solche Untersuchungen haben, jemand, der Sie – bildlich gesprochen – an die Hand nimmt und Sie durch das „Dickicht" der Medizin führt, damit alles Notwendige zeitgerecht getan wird, den Krankheitsverlauf zu kontrollieren und etwaige gesundheitliche Störungen rechtzeitig zu erkennen.

Erläuterungen zum regelmäßigen Check-up bei Systemischer Sklerodermie

Patient	3 x pro Woche Blutdruckmessung 1 x pro Woche Gewichtskontrolle

Wichtige Untersuchungen, die Sie selbst vornehmen können, sind die regelmäßige Blutdruck- und Gewichtskontrolle.
Ihr Blutdruck wird in der Regel über eine Manschette am Oberarm gemessen. Bestimmt werden ein oberer Wert (systolischer Blutdruck, Normwert 120 mmHg) und ein unterer Wert (diastolischer Blutdruck, Normwert 80 mmHg). Die Messung sollte möglichst immer im gleichen Zeitraum erfolgen, z. B. morgens oder abends in Ruhe.

> **!** Sie sollten ca. 5 Minuten ruhig und entspannt sitzen, bevor Sie den Blutdruck messen.

Zeigt der obere Messwert z. B. 130 , der untere 85, sagt man: „Der Blutdruck beträgt 130 zu 85". Gemessen wird der Blutdruck in „Millimeter Quecksilbersäule", abgekürzt „mmHg". Im oberen Beispiel ist also gemeint: Der systolische Blutdruck liegt bei 130 mmHg, der diastolische Blutdruck bei 85 mmHg. Diese beiden Messwerte definieren heute den Bereich eines normalen Blutdrucks. Werte über 130 mmHg systolisch und/oder über 85 mmHg diastolisch sind zu hoch.
Am besten protokollieren Sie Ihre Blutdruckwerte auf Papier, in Ihrem PC oder heute zunehmend moderner: Sie übertragen den Wert vom Blutdruck-Messgerät auf die App Ihres Smartphones. Dann haben Sie diese Werte bei Ihrem nächsten Arztbesuch gleich zur Hand.

> **!** Messen Sie den Blutdruck immer 3 Mal hintereinander in Ruhe und mit einer kurzen Pause zwischen den Messungen. Die Werte der ersten und 2. Messung beachten Sie nicht. Erst das Ergebnis der 3. Messung wird protokolliert.

Ein plötzlicher starker Anstieg des Blutdrucks kann Hinweis auf eine beginnende Nierenkomplikation sein, z. B. einer „akuten renalen Krise", und muss notfallmäßig weiter abgeklärt werden.
Ein Abfall des Blutdrucks kann die Folge einer Einnahme von Medikamenten sein, z. B. von Medikamenten, die die Durchblutung im Rahmen des Raynaud-Syndroms verbessern sollen, oder zur Abheilung von Fingergeschwüren. Eventuell muss dann die Dosis der Medikamente reduziert oder das Medikament ganz abgesetzt werden.
Die regelmäßige Gewichtskontrolle z. B. ein Mal pro Woche ist wichtig, um eine ungewollte schleichende Gewichtsabnahme frühzeitig zu erfassen und weitere Untersuchungen zum Ausschluss einer eventuellen Funktionsstörung des Verdauungssystems einzuleiten.
Gemessen wird das Gewicht möglichst morgens nach dem Toilettengang vor dem Ankleiden. Eine schleichende, ungewollte Gewichtsabnahme kann Hinweis auf eine beginnende Sklerodermie-bedingte Störung der Nahrungsaufnahme oder Nahrungsverwertung sein. Auch hier gibt es bereits Körperwaagen, die die Messwerte direkt auf Ihren PC oder in die App Ihres Smartphones übertragen. Natürlich können Sie die Werte auch mit Papier und Stift protokollieren. Eine ungewollte Gewichtsabnahme bei Sklerodermie muss durch weitere Untersuchungen weiter abgeklärt werden. Hierzu sind neben Blutuntersuchungen oft auch Untersuchungen beim Magen-Darm-Spezialisten (Gastroenterologen) notwendig.

Hausarzt	Alle 3 Monate Klinische Untersuchung + Basislabor

Alle 3 Monate sollte Ihr Hausarzt Sie sehen, nach Beschwerden fragen, ein „Routinelabor" bestimmen (Erfassung von Entzündungswerten, Blutbild, Nieren- und Leberwerten und eine Standard-Urinuntersuchung). Auch er wird Ihren Blutdruck messen, wobei Werte in der Arztpraxis meist höher liegen als zu Hause (der sog. „Arzt- oder Praxishochdruck" bzw. „Weißkittelhochdruck").

Sklerodermie-Spezialist (Rheumatologe oder Dermatologe)	Alle 6 Monate Klinische Untersuchung + erweitertes Labor Alle 12 Monate Kapillarmikroskopie

Alle 6 Monate sollten Sie von einem Sklerodermie-Spezialisten gesehen werden. Dies sind meistens Rheumatologen oder Dermatologen, die sich auf die Sklerodermie spezialisiert haben (also nicht jeder Rheumatologe und nicht jeder Dermatologe). Fragen Sie danach, wie viele Patienten mit Sklerodermie der Arzt oder die Ärztin pro Jahr sieht.

Der Spezialist wird sich nach Ihren aktuellen Beschwerden erkundigen und gezielt nach Zahl und Schwere der Raynaud-Anfälle, neu aufgetretenen Geschwüren an der Haut, nach eventueller Luftnot bei körperlicher Belastung, nach Hautverhärtungen, nach Schluck- und Verdauungsstörungen wie z. B. Völlegefühl, Verstopfung oder Durchfall fragen und ob Sie den Stuhl immer halten können.

Er/sie wird Sie klinisch untersuchen und eine erweiterte Laboruntersuchung veranlassen. Es werden außerdem notwendige oder empfehlenswerte Änderungen der medikamentösen und nicht-medikamentösen Therapie mit Ihnen besprochen.

Spezialist für Herzkrankheiten	Alle 12 Monate EKG, Herzultraschall Bei Verdacht auf Fibrose des Herzens: MRI des Herzens
Spezialist für Lungenkrankheiten	Alle 12 Monate Lungenfunktion mit CO-Diffusionsmessung Bei Verdacht auf Lungenfibrose: CT der Lunge Bei Verdacht auf Lungenhochdruck: Rechtsherzkatheter
Spezialist für Magen-Darm-Krankheiten	Alle 3 Jahre Magenspiegelung Bei Verdacht auf Magen-Darm-Beteiligung: Magenspiegelung, Darmspiegelung, ggf. Druckmessung des äußeren Schließmuskels

Zusätzlich werden einmal im Jahr Ihre kleinsten Blutgefäße (Kapillaren) am Rand der Fingernägel mit dem Kapillarmikroskop untersucht (Abbildung 42).

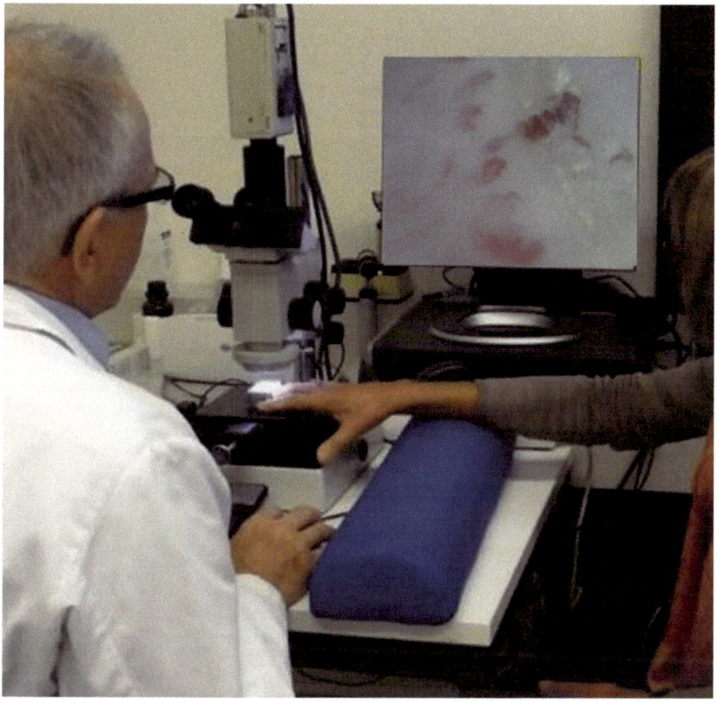

Abb. [42] Kapillarmikroskopische Untersuchung vom Fingernagelrand bei Systemischer Sklerodermie

Im Rahmen der jährlichen großen Untersuchung erfolgen ferner die Vorstellung beim Herz- und beim Lungenspezialisten mit EKG und Herzultraschall sowie mit Lungenfunktion und Beurteilung des Gasaustausches zwischen Lunge und Blut im Rahmen der CO-Diffusionsmessung.
Ich empfehle ferner alle 3 Jahre eine Spiegelung der Speiseröhre und des Magens zur Verlaufsbeurteilung eines Refluxschadens der Speiseröhre und zum Ausschluss einer behandlungsbedürftigen Magenschleimhautentzündung (Gastritis). Falls es Hinweise auf eine Stuhlinkontinenz gibt, ist auch eine Druckmessung des äußeren Schließmuskels des Enddarms sinnvoll. Bei Verdacht auf einen Lungenhochdruck wird Ihr Sklerodermiespezialist eine Rechtsherzkatheter-Untersuchung veranlassen, bei Verdacht auf eine Fibrosierung des Herzens eine Magnetresonanztomografie (MRI) des Herzens.

Zahnarzt	Alle 6 Monate Zahnstatus

Sie sollten mindestens halbjährlich zum Zahnarzt gehen, um den Zustand Ihrer Zähne und Ihrer Mundschleimhaut überprüfen zu lassen. Die Sklerodermie greift nicht selten den Halteapparat Ihrer Zähne an (der besteht auch aus Bindegewebsfasern), was zur Zahnlockerung und zum Zahnverlust führen kann. Durch Säurerückfluss aus dem Magen, der bei Sklerodermie oft unbemerkt geschieht, und durch die Mundtrockenheit bei ungenügender Speichelproduktion besteht ein erhöhtes Risiko für Karies und Parodontitis.

! Bei allen neuen oder bei Verschlimmerung bereits bestehender Beschwerden sollten Sie immer auch Ihren Sklerodermie-Spezialisten kontaktieren, unabhängig von den zeitlichen Intervallen der genannten Routineuntersuchungen!

EMPFEHLUNGEN FÜR REGELMÄSSIGE KONTROLLUNTERSUCHUNGEN BEI SYSTEMISCHER SKLERODERMIE

Hausarzt	Alle 3 Monate Klinische Untersuchung + Basislabor
Zahnarzt	Alle 6 Monate Zahnstatus
Sklerodermie-Spezialist (Rheumatologe und/oder Dermatologe)	Alle 6 Monate Klinische Untersuchung + erweitertes Labor Alle 12 Monate Kapillarmikroskopie
Spezialist für Herzkrankheiten	Alle 12 Monate EKG, Herzultraschall Bei Verdacht auf Fibrose des Herzens: MRI des Herzens
Spezialist für Lungenkrankheiten	Alle 12 Monate Lungenfunktion mit CO-Diffusionsmessung Bei Verdacht auf Lungenfibrose: CT der Lunge Bei Verdacht auf Lungenhochdruck: Rechtsherzkatheter
Spezialist für Magen-Darm-Krankheiten	Alle 3 Jahre Magenspiegelung Bei Verdacht auf Magen-Darm-Beteiligung: Magenspiegelung, Darmspiegelung, ggf. Druckmessung des äußeren Schließmuskels

KAPITEL 7

KAPITEL 7: Laborbefunde

Im Rahmen der Erst- und Verlaufsdiagnostik werden bei der Systemischen Sklerodermie Laborbefunde erhoben. Diese sind für die frühzeitige Beurteilung einer möglichen Beteiligung innerer Organe und weiterer Gesundheitsstörungen und damit für die Therapieentscheidung sehr wichtig.
Im Folgenden sollen die im Rahmen der Routinediagnostik erhobenen Laborbefunde und ihre Bedeutung näher besprochen werden.

! Laborbefunde sind für sich allein nicht ausreichend, um eine Diagnose zu stellen. Abweichungen von sog. Normwerten bedeuten noch keine Krankheit. Oft kann erst in der Zusammenschau von Symptomen des Patienten und weiteren Untersuchungsbefunden (zum Beispiel körperliche Untersuchungen, Laboruntersuchungen, radiologische Untersuchen) eine exakte Diagnose gestellt werden. Normwerte sind außerdem oft alters- und geschlechtsabhängig und können sich je nach der im Labor verwendeten Methode unterscheiden. Ein Vergleich der Laborergebnisse von Labor zu Labor kann daher manchmal schwierig sein.

WEITERE INFORMATIONEN ZU LABORWERTEN UND WAS SIE BEDEUTEN

https://www.netdoktor.de/laborwert-checker/
https://www.gesundheit.gv.at/labor/laborwerte/inhalt
https://www.apotheken-umschau.de/Laborwerte

Fehlregulation des Immunsystems

Antinukleäre Antiköper (ANA)

Bei über 90 % der Sklerodermiepatienten können im Blut sog. **A**nti**n**ukleäre **A**ntikörper (ANA) nachgewiesen werden (Abbildung 43). ANA repräsentieren eine besondere Gruppe von Eiweißen (Proteine), die sich vor allem (aber nicht ausschließlich) gegen bestimmte Strukturen in den Zellkernen richten und in hoher Konzentration bei verschiedenen Autoimmunkrankheiten, also nicht nur bei Sklerodermie, gefunden werden können. In

niedriger Konzentration können ANA altersabhängig auch bei Gesunden gefunden werden, sodass der Nachweis nicht per se einen Krankheitswert hat.
Der Nachweis von ANA ist daher nicht für die Sklerodermie spezifisch. Bestimmte Varianten finden sich aber besonders bei der Systemischen Sklerodermie, z. B. Antizentromer-Antikörper (ACA) und Scl70-Antikörper (auch anti-Topoisomerase-I-Antikörper genannt), aber auch andere (siehe Tabelle). Ihr Nachweis, in Verbindung mit den Beschwerden des Patienten und dem Nachweis spezieller Veränderungen in der Kapillarmikroskopie, erhöht den Verdacht, dass es sich im vorliegenden Fall um eine Systemische Sklerodermie handelt. Der Nachweis dieser speziellen ANA lässt darüber hinaus auch ein gewisses Risiko für einen bestimmte Organbefall im Rahmen der Sklerodermie erkennen. Die Mediziner sprechen in diesem Zusammenhang auch gerne von einem bestimmten „Antikörperprofil" der Sklerodermie, gewissermaßen von einem Steckbrief, der eine besondere Gefahrenlage hinsichtlich möglicher Organbeteiligungen signalisiert.

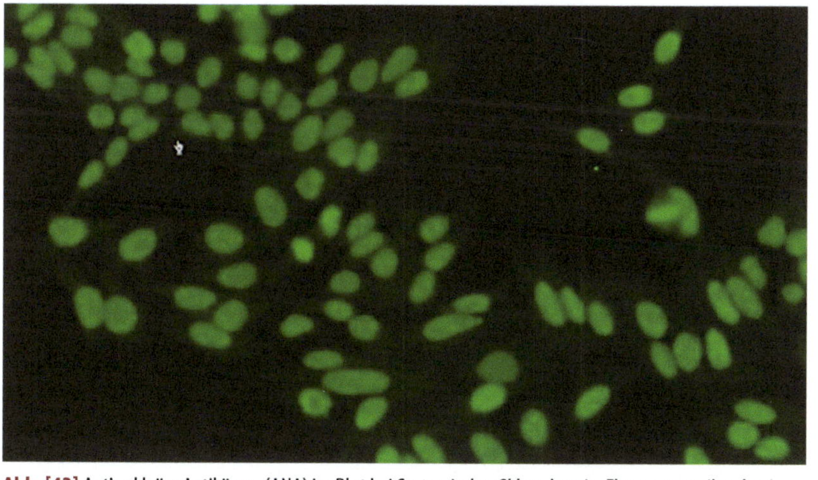

Abb. [43] Antinukleäre Antikörper (ANA) im Blut bei Systemischer Sklerodermie. Fluoreszenzmikroskopisches Bild

Spezifische Autoantikörper bei Systemischer Sklerodermie

Sklerodermie-spezifische Autoantikörper	Sklerodermie-Typ	Erhöhtes Risiko für:
Antizentromer AK (ACA)	Limitierte Sklerodermie	Lungenhochdruck, Fingergeschwüre
Anti-Topo Isomerase I AK (Scl70 Ak)	Diffuse Sklerodermie	Lungenfibrose Fingergeschwüre
Anti-RNA Polymerase III AK	Diffuse Sklerodermie	Nierenbefall, rasch fortschreitender Hautbefall, Malignome
Anti-U3 RNP AK	Limitierte Sklerodermie Diffuse Sklerodermie	Lungenbefall, Nierenbefall, Befall des Verdauungstraktes, Muskelschmerzen
Anti-Th/To AK	Limitierte Sklerodermie	Lungenbefall
Anti U11/U12 RNP AK	Limitierte Sklerodermie Diffuse Sklerodermie	Lungenfibrose
An-PM Scl AK	Limitierte Sklerodermie	Muskelentzündung, Arthritis
Anti-Ku AK	Limitierte Sklerodermie	Muskelentzündung
Anti-U1 RNP AK	Limitierte Sklerodermie Überlappungssyndrom	Gelenkentzündung, Muskelentzündung, Lungenhochdruck
Anti-Fibrillarin Ak	Diffuse Sklerodermie Limitierte Sklerodermie	Pulmonale Hypertonie, Herz- und Nierenbeteiligung, Muskelentzündung

AK = Antikörper

Sauerstofftransport im Blut

Erythrozyten, Hämoglobin und Ferritin

Für den Sauerstofftransport im Blut und die Abgabe von Sauerstoff an die verschiedenen Gewebezellen außerhalb der Blutbahn sind die roten Blutzellen (*med.* Erythrozyten) verantwortlich, in deren Inneren der Sauerstoff unter Zuhilfenahme von Eisen an das Protein Hämoglobin gebunden ist. Ein Mangel an Erythrozyten z. B. bei Blutarmut (*med.* Anämie) ist meist gleichbedeutend mit einem Mangel an Hämoglobin. Ein Eisenmangel wird über die Bestimmung von Ferritin im Serum bestimmt. Ferritin ist das Speicherprotein für Eisen.

Normwerte:

Erythrozyten	Männer: 4,8–5,9 Mio./µl	Frauen: 4,3–5,2 Mio./µl
Hämoglobin	Männer: 14–18 g/dl	Frauen: 12–16 g/dl
Ferritin	Männer: 16.–50.LJ: 34–310 µg/l	65.–80. LJ 4–665 µg/l
	Frauen: 16.–50. LJ: 22–112 µg/l	65.–80. LJ 13–651 µg/l

Entzündungssituation

Blutsenkung, C-reaktives Protein (CrP) und Leukozyten

Für die Beurteilung einer allgemeinen Entzündung stehen dem Arzt vor allem 3 Blutparameter zur Verfügung: Die Blutsenkungsgeschwindigkeit (BSG), das C-reaktive Protein (CrP) sowie die Zahl der weißen Zellen (Leukozyten) im Blut.
Die Blutsenkungsgeschwindigkeit (BSG) gibt an, wie schnell die roten Blutkörperchen einer Blutprobe innerhalb einer Stunde in einem speziellen Röhrchen absinken.
Das C-reaktive Protein (CrP) ist ein unspezifischer Entzündungsparameter, der in der Leber gebildet wird und Teil des Immunsystems ist. Das CrP dient der Beurteilung des Schweregrades entzündlicher Erkrankungen. Grundsätzlich folgt die CrP-Konzentration im Plasma der Krankheitsaktivität mit einer Verzögerung von 12 bis 24 Stunden.
Die Zahl der weißen Blutzellen (Leukozyten) ist besonders bei bakteriellen Entzündungen erhöht, kann aber auch bei Autoimmunkrankheiten, durch Malignome oder durch Medikamente erhöht sein.

Normwerte:

Blutsenkungsgeschwindigkeit (BSG)	Männer < 50 J: < 15 mm /1 Stunde Männer > 50 J: < 20 mm/1 Stunde
	Frauen: < 50 J: < 20 mm/1 Stunde Frauen: < 50 J: < 30 mm/1 Stunde
Leukozyten	4.000–10.000 /µl
CrP	< 6 mg/l oder < 8 mg/l (je nach Methode)

Leberfunktion

Die Enzyme GOT, GPT und GGT im Blut

Die Bestimmung der Leberenzyme GOT, GPT und GGT im Serum geben Aufschluss über Gewebsschädigungen der Leber. Ursache für eine Erhöhung der Leberenzyme können Leberentzündungen z. B. einer Hepatitis, Gallenstau und Nebenwirkung von Medikamenten sein, aber auch Folge von Vergiftungen und chronischem Alkoholmissbrauch. Zu denken ist auch an das kombinierte Auftreten von Systemischer Sklerodermie und Primärer biliärer Zirrhose, einer Autoimmunkrankheit der Leber mit Nachweis spezieller sogenannter Antimitochondrialer Antikörper (AMA) im Blut.

Normwerte:

GOT	Männer: 10–50 U/L	Frauen: 10–35 U/L
GPT	Männer: 10–50 U/L	Frauen: 10–35 U/L
GGT	Männer: bis 66 U/l	Frauen: bis 52 U/l

Nierenfunktion

Kreatinin im Serum, Kreatinin-Clearance, Eiweiß im Urin

Die Überwachung der Nierenfunktion hat bei Sklerodermie große Bedeutung, zum einen wegen der Gefahr des Nierenversagens im Rahmen der Sklerodermie, zum anderen wegen der Gefahr der Anhäufung von Medikamenten im Blut, wenn die Nierenleistung nachlässt. Wie gut die Nieren funktionieren, kann man im Blut am „Kreatinin“ ablesen.
Kreatinin ist ein Abbauprodukt des Muskelstoffwechsels und muss als „harnpflichtige Substanz“ über die Nieren ausgeschieden werden. Ein erhöhtes Kreatinin im Serum deutet auf eine nachlassende Leistung der Nierenfunktion hin. Kann nicht mehr genug Kreatinin über die Niere ausgeschieden werden, steigt die Konzentration von Kreatinin im Blut an. Der Arzt spricht dann von einer „Kreatininerhöhung“. In der Frühphase einer Nierenfunktionsstörung ist die Bestimmung des Kreatinins im Serum nicht empfindlich genug. Hierfür eignet sich besser die Kreatinin-Clearance, mit der man die Filtrationsrate der Nierenglomeruli (glomeruläre Filtrationsrate, GFR) abschätzen kann und die nach einer bestimmten Formel aus dem Kreatinin berechnet wird.
Oft deutet sich die nachlassende Nierenleistung bei Sklerodermie zunächst durch eine nur gering vermehrte Urinausscheidung von Albumin an, einem

wichtigen Eiweiß im Blut (*med.* Mikroalbuminämie). Um den Albuminverlust über die Niere besser beurteilen zu können, bezieht man den Eiweißverlust auf 1 Gramm Kreatinin im Urin = Albumin-Kreatinin-Quotient im Urin (sog. quantitative Eiweißausscheidung im Urin).

Normwerte:

Kreatinin im Serum	Männer < 50 LJ Männer > 50 LJ	0,84–1,25 mg/dl 0,81–1,44 mg/dl
	Frauen	0,66–1,09 mg/dl
Kreatinin-Clearance im Serum	Männer < 50 LJ Männer > 50 LJ	70–115 ml/min x 1,73 m² KO 50–100 ml/min x 1,73 m² KO
Albumin/Kreatin im Urin	≤ 20 mg/g Kreatinin	

Knochenstoffwechsel

Vitamin D und Kalzium

Zahlreiche Autoimmunkrankheiten gehen mit einer Verminderung des Vitamin D im Serum einher. Vitamin D ist für die Modulation des Immunsystems von Bedeutung, ferner für die Zelldifferenzierung und Zellvermehrung. Ein Zusammenhang des Vitamin D-Mangels für das Krankheitsgeschehen Sklerodermie erscheint möglich. Entwicklungsstufen des Vitamin D sind die Haut, die Nieren und die Leber. Die Vitamin-D-Vorstufe (das sog. Prähormon) wird in der Haut in Verbindung mit UVB-Strahlen des Sonnenlichts gebildet.
Ausreichend Vitamin D und Kalzium sind für einen gesunden Knochenstoffwechsel wichtig. Kalzium ist darüber hinaus innerhalb der Zellen entscheidend an der Erregung von Muskeln und Nerven, dem Glykogen-Stoffwechsel, der Zellteilung sowie an der Aktivierung einiger Enzyme und Hormone beteiligt. Hauptspeicherort für Kalzium ist der Knochen. Fehlt Kalzium irgendwo im Körper, bei Sklerodermie zum Beispiel als Folge einer verminderten Aufnahme, ausgelöst durch die Einnahme sog. Säureblocker, wird Kalzium aus dem Knochen gelöst und es droht eine Knochenerweichung bis hin zur Osteoporose.

Normwerte:

Vitamin D3 im Serum	18–62 ng/l (Erwachsene)
Kalzium im Serum	gesamt: 2,20–2,65 mmol/l, ionisiert: 1,5-1,32 mmol/l

Herzfunktion

NT-pro-BNP und Troponin im Blut

Lange hat man das Herz gegenüber der Lunge im Rahmen der Organdiagnostik der Sklerodermie etwas vernachlässigt. In den letzten Jahren hat sich dieses Verhalten geändert, zumal man gelernt hat, dass Herzschäden bei Sklerodermie nicht immer frühzeitig erkannt werden. Als diagnostische Verlaufsparameter haben sich die beiden im Blut nachweisbaren Substanzen NT-pro-BNP und das herzspezifische Troponin als hilfreich gezeigt.
Unser Herzmuskel ist nicht nur lebensnotwenige Kraftmaschine, die das Blut durch unsere Adern pumpt, sondern auch Bildungsstätte wichtiger Hormone im Körper. Eines dieser Hormone ist das BNP (**B**-Typ **N**atriuretisches **P**eptid oder **B**rain **N**atriuretic **P**eptide). Es wird in den Muskelzellen des Herzens gebildet, kleine Mengen darüber hinaus in den Nebennieren und im Gehirn. Es spielt eine wichtige Rolle bei der Kontrolle des Wasserhaushalts und des Blutdrucks. Bei einer akuten Herzschwäche schafft es das Herz nicht mehr, den Körper ausreichend mit Blut zu versorgen. Das Blut staut sich im Herzen zurück. Dies ist der Anreiz für die Muskelzellen, BNP auszuschütten. Gemessen wird ein Bruchstück des Hormons BNP, das NT-pro-BNP, das länger im Blut verbleibt als BNP und deshalb leichter nachgewiesen werden kann.
Erhöhte Werte des pro-BNP können bei Sklerodermie auf eine akute Herzschwäche, aber auch auf eine Nierenschwäche hinweisen. Steigt die Konzentration im Verlauf immer weiter an, so müssen Herz- und Nierenfunktion bei der Sklerodermie gut überwacht und auch an die Entwicklung eines Lungenhochdruck gedacht werden.
Troponin ist ein wichtiges Muskeleiweiß, das benötigt wird, damit sich die Muskelzellen zusammenziehen und wieder entspannen können. Das herzspezifische Troponin wird nur in den Herzmuskelzellen gebildet und kann bei einem Herzschaden in erhöhter Konzentration im Blut nachgewiesen werden. Ein besonders empfindlicher Test zum Frühnachweis eines Herzmuskelschadens ist der hochsensitive Troponin-T-Test (Troponin-T-hs). hs steht für hoch sensitiv.

Normwerte:

NT pro BNP im Serum	Männer: < 125 ng/L	Frauen: < 125 ng/L
Troponin T im Serum	Männer: < 0,4 µg/l	Frauen: < 0,4 µg/l

Muskelentzündung

Creatinkinase (CK)

Wiederkehrende Muskelschmerzen (*med.* Myalgien) der Arme und Beine, der Schultern und des Rückens sind bei Sklerodermie sehr häufig, ohne dass eine konkrete Ursache gefunden werden kann. Nur bei einem Teil der Betroffenen lässt sich anhand der Creatinkinase eine Muskelentzündung als Ursache der Muskelschmerzen nachweisen. Die Creatinkinase ist ein Enzym, das in allen Muskelzellen des Körpers und im Gehirn vorkommt. Sie sorgen für eine anhaltende Energiebereitstellung. Werden Muskelzellen geschädigt, z. B. durch eine Entzündung, durch Sauerstoffmangel oder eine Verletzung, tritt Creatinkinase in größerer Menge aus den betroffenen Zellen aus und kann dann in erhöhter Konzentration im Blut nachgewiesen werden.

Normwert:

Creatinkinase im Serum	Männer: < 171 U/L	Frauen: < 145 U/L

Mangelsituationen im Blut

Vitamin B12

Der Körper braucht Vitamin B12 für verschiedene Abläufe, zum Beispiel für die Nervenfunktion, die Zellteilung und die Blutbildung.
Ein Vitamin-B12-Mangel ist bei Sklerodermie häufig. Ursächlich kommen eine gestörte Zufuhr (z. B. bei Verzicht auf tierische Nahrungsmittel), eine infolge der Sklerodermie gestörte Aufnahme aus dem Verdauungstrakt sowie der Einfluss von Medikamenten, besonders die Einnahme von sog. Säureblockern, infrage.
Symptome, die sich bei einem Vitamin-B12-Mangel finden, sind z. B. Muskelschwäche, Müdigkeit, Kopfschmerzen und Depressionen.

Normwert:

Vitamin B12	200 bis 1000 ng/l

Folsäure

Folsäure (Vitamin B9) ist wichtig für das Wachstum und die Vermehrung von Zellen, außerdem für die Herstellung der roten und weißen Blutkörperchen. Folsäure muss mit der Nahrung aufgenommen werden und gelangt über die Darmschleimhaut in den Organismus. Allgemein scheint die Versorgung der Bevölkerung mit Folsäure in Deutschland, in Österreich und in der Schweiz

eher problematisch, sodass ein Folsäuremangel nicht selten ist. Im Rahmen der Sklerodermie muss zusätzlich an einen Folsäureausgleich gedacht werden, wenn die Betroffenen wegen ihrer Sklerodermie mit Methotrexat (MTX) behandelt werden, da MTX als Gegenspieler der Folsäure wirkt.
Symptome, die bei Folsäuremangel vorkommen können, sind zum Beispiel: Blutarmut (Anämie), Müdigkeit, Depression, Reizbarkeit, Durchfall, Appetitlosigkeit, Gewichtsverlust, Entzündungen der Schleimhäute, Zungenbrennen und Kribbeln der Zunge. In der Embryonalentwicklung begünstigt ein Folsäuremangel die Entstehung von neurologischen Defekten und soll auch Einfluss auf eine Frühgeburtlichkeit haben.

Normwert:

Folsäure im Blut	> 2,5 ng/ml

Vitamin C (Ascorbinsäure)

Vitamin C ist an vielen Prozessen im menschlichen Körper beteiligt. Es fördert unter anderem die Aufnahme und Verwertung von Eisen aus pflanzlichen Lebensmitteln, ist an der Bildung von Gallensäuren sowie den Hormonen Noradrenalin und Adrenalin beteiligt und schützt die Zellen vor aggressiven Sauerstoffverbindungen (freie Radikale). Des Weiteren ist Vitamin C wichtig für den Aufbau von Bindegewebe (Kollagen) und für die Wundheilung.
Ein Vitamin-C-Mangel kommt auch in unseren Breiten vor und kann zum Beispiel bei einseitiger, vitaminarmer Ernährung auftreten, bei Magen-Darm-Erkrankungen mit Störung der Aufnahme im Darm oder im Zusammenhang mit übermäßigem Alkoholkonsum. Ein Vitamin-C-Mangel wurde auch im Zusammenhang mit Systemischer Sklerodermie beschrieben, insbesondere bei gleichzeitiger Fibrosierung des Herzens. Wir selbst konnten bei einer Sklerodermiepatientin mit Hinweisen für eine Herzbeteiligung und ausgedehnten Hautgeschwüren an beiden Füßen die Ulzera erst dann zur Abheilung bringen, nachdem ihr Vitamin-C-Mangel durch hoch dosierte Gaben ausgeglichen wurde.

! Die Vitamin-C-Bestimmung im Blut erfordert besondere Abnahme- und Transportbedingungen (Blutentnahme bevorzugt morgens am nüchternen Patienten, nach dem Abzentrifugieren das Serum umgehend einfrieren [-20 °C] und tiefgekühlt in das Labor einsenden).

Normwert:

Vitamin C	5–15 mg/l

Magnesium (Mg)

Magnesium ist an sehr vielen Enzymreaktionen im Körper beteiligt. Freie Mg-Ionen beeinflussen die elektrische Spannung an den Zellmembranen und dienen als Signalüberträger im Immunsystem. Sie stabilisieren Muskel- und Nervenzellen sowie Zellen des autonomen Nervensystems.
Magnesiummangel kann Ruhelosigkeit, Nervosität, Reizbarkeit, Konzentrationsmangel, Müdigkeit, allgemeines Schwächegefühl, Kopfschmerzen, Herzrhythmusstörungen und Muskelkrämpfe auslösen.
Neben einer mangelhaften Zufuhr, z. B. bei einseitiger Ernährung, kann es auch infolge von Durchfall und häufigem Erbrechen zum Magnesiummangel kommen, ebenso durch chronisch-entzündliche Darmerkrankungen und durch chronische Nierenerkrankungen, Diabetes mellitus und Schilddrüsenüberfunktion. Bei Sklerodermie muss, wie schon beim Kalziummangel, ursächlich auch an die Einnahme von Säureblockern gedacht werden, da diese die Resorption von Magnesium behindern können.

Normwert:

Magnesium im Blut:	Männer: 0,73–1,06 mmol/l	Frauen: 0,77–1,03mmol/l

Selen (Se)

Selen ist ein essenzielles Spurenelement. Das bedeutet, dass Selen mit der Nahrung zugeführt werden muss. Selen wird im Körper in verschiedene Proteine und Enzyme eingebaut. Zu seinen Aufgaben gehören unter anderem der Schutz vor oxidativem Stress und Krebs sowie die normale Funktion des Immunsystems und der Schilddrüse. Selenmangel kann zur Muskelschwäche führen.
Mögliche Ursachen für einen Selenmangel sind unter anderem: mangelnde Zufuhr mit der Nahrung, chronischer Durchfall, verminderte Aufnahme im Darm (*med.* Malabsorption) sowie eine Störung der Verstoffwechselung im Körper (*med.* Maldigestion).
Bei Betroffenen mit Sklerodermie wurde wiederholt über Selenmangel berichtet mit möglicher Bedeutung für den Krankheitsprozess der Sklerodermie, wobei besonders die mangelhafte Neutralisierung schädlicher Sauerstoffradikale hervorgehoben wurde (Selen als wichtiger Radikalfänger).

! Wichtig ist, dass eine zusätzliche Selengabe nur bei nachgewiesenem Selenmangel erfolgen sollte, da zu hohe Selenspiegel für den Organismus schädlich sein können.

Normwert:

Selen im Blut	34–139 µg/l

Zink (Zn)

Zink zählt zu den essenziellen Spurenelementen für den Stoffwechsel. Es ist Bestandteil einer Vielzahl von Enzymen. Zink nimmt im Zucker-, Fett- und Eiweißstoffwechsel eine Schlüsselfunktion ein und ist am Aufbau der Erbsubstanz und beim Zellwachstum beteiligt. Sowohl das Immunsystem als auch viele Hormone benötigen Zink für ihre Funktion. Im Blut ist Zink überwiegend an Albumin gebunden, daher sorgt ein Albuminmangel in der Folge auch für einen Zinkmangel.
Aufgrund von falschen Ernährungsgewohnheiten ist Zinkmangel auch in westlichen Ländern nicht selten. Er wird häufig durch einen hohen Kupferspiegel verursacht, da Zink und Kupfer Gegenspieler (*med.* Antagonisten) sind. Das gilt auch für Eisen, z.B. durch eine sehr eisenreiche Ernährung oder die Einnahme von eisenhaltigen Medikamenten.
Zinkmangel kann zu einer Unterfunktion der Keimdrüsen, zu Wachstumsstörungen und Blutarmut führen. Ein niedriger Zinkspiegel äußert sich oft auch durch eine verringerte Abwehrfunktion, Haarausfall, trockene Haut, brüchige Nägel und schlecht heilende Wunden.

Normwert:

Zink im Blut	Erwachsene 70–120 µg/d

Entzündungen im Darm

Calprotectin im Stuhl

Calprotectin ist ein Protein in den neutrophilen Granulozyten und übernimmt in den Immunzellen eine Schutzfunktion gegenüber Krankheitserregern. Es wird bei Darmentzündungen durch die Darmschleimhaut in das Darmlumen ausgeschieden.
Die Bestimmung von Calprotectin im Stuhl kann zur Unterscheidung einer chronisch entzündlichen Darmerkrankung von einem Reizdarmsyndrom dienen und ist bei Systemischer Sklerodermie oft erhöht.

Normwert:

Calprotectin im Stuhl	< 30 µg/g Stuhl

KAPITEL 8

KAPITEL 8: Medikamente, die in das veränderte Immunsystem eingreifen

GRUNDSÄTZLICHE EMPFEHLUNGEN IM ZUSAMMENHANG MIT DER EINNAHME VON MEDIKAMENTEN, DIE IN DAS IMMUNSYSTEM EINGREIFEN

Bitte geben Sie folgende Informationen immer weiter:

- Apotheker/Apothekerin, wenn Sie ein neues (auch nicht-rezeptpflichtiges) Medikament erhalten haben, über weitere, vor allem immunsuppressive Medikamente, die Sie einnehmen.
- Arzt/die Ärztin,
  - wenn Sie ein neues (auch nicht-rezeptpflichtiges) Medikament erhalten haben.
  - wenn Sie ins Ausland reisen möchten (wegen ggf. erhöhter Ansteckungsrisiken).
  - geplante Operationen (wegen Dosisanpassung und Therapiepausen).

Darüber hinaus ist zu beachten, dass bei Fieber Medikamente, die in das Immunsystem eingreifen, nicht verabreicht werden dürfen. Bei allen Infekten, auch ohne Fieber, sollten Sie im Zweifelsfall Ihren Arzt/Ihre Ärztin fragen, ob Sie die Medikamente fortsetzen dürfen.
Bei allen ungewohnten Beschwerden während der Behandlung informieren Sie Ihren Arzt/Ihre Ärztin. Das weitere Vorgehen und ob das Medikament abgesetzt werden soll, wird dann entschieden werden.
Eine Impfung mit Lebendimpfstoffen darf während der immunsuppressiven Therapie nicht erfolgen. Eine Impfung mit Totimpfstoffen während der Therapie ist möglich, kann aber die angestrebte Impfantwort abschwächen. Vor Beginn der Therapie sollte der vorhandene Impfschutz überprüft werden. Notwendige Schutzimpfungen sollten 4 Wochen vor Start der immunsuppressiven Therapie abgeschlossen sein. Nähere Informationen unter: https://rheumatologie.at/aerzte/leitlinien.
Bei Kinderwunsch sprechen Sie mit Ihrem behandelnden Arzt/Ihrer behandelnden Ärztin. Für eine Schwangerschaft ist eine Phase mit niedriger Krankheitsaktivität anzustreben. Sollte eine ungeplante Schwangerschaft eintreten, informieren Sie sofort Ihren behandelnden Arzt/Ihre behandelnde Ärztin.

Handelsnamen (D-A-CH) von Immunsuppressiva, die bei Systemischer Sklerodermie zum Einsatz kommen, und ihr zugehöriger Wirkstoff

Handelsnamen	Wirkstoff
Actemra	Tocilizumab
Aza-effekt	Azathioprin
Azafalk	Azathioprin
Aza-Q	Azathioprin
Azaqvida	Azathioprin
Azarek	Azathioprin
Azathioprin	Azathioprin
Bendatrexat	Methotrexat
Blitzima	Rituximab
CellCept	Mycophenolat Mofetil
Colchicin	Colchicin
Colctab	Colchicin
Cyclophosphamid	Cyclophosphamid
Endoxan	Cyclophosphamid
Ebetrexat	Methotrexat
Immuprin	Azathioprin
Imurek	Azathioprin
Imurel	Azathioprin
Lantarel	Methotrexat
Mabthera	Rituximab

Handelsnamen (D-A-CH) von Immunsuppressiva, die bei Systemischer Sklerodermie zum Einsatz kommen, und ihr zugehöriger Wirkstoff

Handelsnamen	Wirkstoff
Metex	Methotrexat
Metofil	Methotrexat
Methotrexat	Methotrexat
Methrexx	Methotrexat
Metoject	Methotrexat
Mowel	Mycophenolat Mofetil
MTX	Methotrexat
Myclausen	Mycophenolat Mofetil
Mycophenolat Mofetil	Mycophenolat Mofetil
Myfenax	Mycophenolat Mofetil
Myfortic	Mycophenolat Mofetil
Nordimet	Methotrexat
Ritemvia	Rituximab
Rixathon	Rituximab
Riximyo	Rituximab
RoActemra	Tocilizumab
Ruxience	Rituximab
Trexject	Methotrexat
Truxima	Rituximab

INFORMATIONEN ZU MEDIKAMENTEN

Arzneimitteldatenbank
www.compendium.ch, www.gelbe-liste.de/produkte,
https://aspregister.basg.gv.at
Beipackzettel in Medikamentenpackungen:
https://www.patienteninfo-service.de/a-z-liste/
Schädlichkeit von Medikamenten bei Schwangerschaft und Stillzeit
https://www.embryotox.de/arzneimittel/

EMPFEHLUNGEN ZU IMMUNSUPPRESSIVA

Die folgenden Empfehlungen zur Einnahme der verschiedenen Immunsuppressiva, die aktuell bei der Systemischen Sklerodermie zum Einsatz kommen, sind eine Zusammenstellung basierend auf Empfehlungen/Merkblättern bzw. Aufklärungsbögen der Rheumatologischen Fachgesellschaften der Länder Schweiz (1), Österreich (2) und Deutschland (3). Die Daten sind unterschiedlich aktuell. Maßgebend für Sie ist immer das Gespräch mit Ihrem behandelnden Arzt/ihrer behandelnden Ärztin.
https://www.rheuma-net.ch/de/fachinformationen/behandlungsempfehlungen
https://www.rheumatologie.at/aerzte/leitlinien/
https://dgrh/de.Start/Versorgung/Therapieinformationen/Therapieinformationsbögen.html

Azathioprin (AZA)

Azathioprin hemmt die T-Lymphozyten und damit die zelluläre Immunreaktion.

Was ist vor Beginn einer Therapie mit AZA besonders zu beachten?
Prüfung der individuellen Empfindlichkeit auf Azathioprin (Blutuntersuchung auf das Enzym TPMT, das für den Abbau von Azathioprin im Körper wichtig ist). Bei ungenügender Enzymaktivität von TPMT: Keine Therapie mit Azathioprin!
Ausschluss einer chronischen Virus-Hepatitis- und einer HIV-Infektion.
Vorsicht bei gleichzeitiger Einnahme von Medikamenten gegen Harnsäureerhöhung bzw. Gicht (Allopurinol oder Febuxostat). Vorher unbedingt mit dem Arzt besprechen.

Was spricht gegen eine Therapie mit AZA (=Kontraindikationen)?
Schwere Leber-, Nieren- und Knochenmarkschäden, bekannte Allergie gegen Azathioprin, Infektionserkrankungen (Tuberkulose, akute/chron. bakterielle oder virale Infekte, Pilzinfektionen).

Wie wird die Behandlung mit Azathioprin durchgeführt?
AZA wird als Einmaldosis in Tablettenform vor oder zum Essen eingenommen. Die Dosis beträgt ca. 2 mg/kg Körpergewicht (Beispiel: bei einem Körpergewicht von ca. 75 kg Einnahme von 150 mg AZA pro Tag). Dosisanpassung bei Leber- und Niereninsuffizienz.

Wann tritt die Wirkung ein?
Der Wirkungseintritt tritt frühestens nach 4 bis 8 Wochen ein. Wenn nach 3 bis 6 Monaten keine Wirkung eingetreten ist, sollte die Fortsetzung der Behandlung überprüft werden.

Mögliche Nebenwirkungen, die nur durch ärztliche Kontrollen erkennbar sind
Verminderung der weißen Blutkörperchen (Leukozyten) und roten Blutkörperchen (Erythrozyten) sowie der Blutplättchen (Thrombozyten). Erhöhung der Leberwerte. Entzündliche Veränderungen der Lunge.

Mögliche Nebenwirkungen, auf die Sie selbst achten müssen
Übelkeit, Erbrechen, Durchfall und Bauchschmerzen, Schwindel, Kopfschmerzen, Benommenheit, Müdigkeit, neu auftretende Hautausschläge, erhöhte Anfälligkeit für Infekte, Blutungen. Bei Fieber müssen Sie sich sofort in ärztliche Behandlung begeben.
Bitte informieren Sie Ihren Arzt/Ihre Ärztin auch über sonstige ungewohnte Beschwerden.

Überwachungsprogramm während der Therapie
In den ersten 2 Monaten wöchentlich, danach alle 4 Wochen. Ärztliche Untersuchung einschließlich Laboruntersuchung (Blutbild, Leberwerte, Nierenwerte, Entzündungszeichen, Urinstatus).

Wechselwirkungen mit anderen Medikamenten
Das Antibiotikum Trimethoprim-Sulfamethoxazol (z. B. Bactrim®) kann die Wirkung von Azathioprin verstärken. Sulfasalazin, Cimetidin, Indometacin und Captopril können die toxische Wirkung auf die Blutbildung verstär-

ken. Besonders vorsichtig müssen Sie bei Medikamenten gegen erhöhte Harnsäure sein.

Was müssen Sie während der Behandlung besonders beachten?
Bei einer Langzeittherapie mit Azathioprin sollte einmal jährlich eine Hautkrebs-Vorsorgeuntersuchung beim Hautarzt/bei einer Hautärztin erfolgen.

Fruchtbarkeit
Es ist derzeit keine nachteilige Wirkung von Azathioprin auf die Fruchtbarkeit bekannt.

Schwangerschaft
AZA darf bei entsprechender Indikation während der Schwangerschaft verordnet werden. Bei einer Verminderung der weißen Blutkörperchen der Schwangeren im letzten Schwangerschaftsdrittel sollte, wenn möglich, die AZA-Dosis verringert werden und eine Blutbildkontrolle beim Neugeborenen erfolgen.

Stillzeit
Eine AZA-Therapie und volles Stillen schließen sich nicht aus. Der Kinderarzt sollte über die AZA-Therapie informiert werden.

Männer
Es ist derzeit durch Azathioprin keine nachteilige Wirkung auf die männliche Zeugungsfähigkeit bekannt.

Methotrexat (MTX)

Methotrexat ist ein Folsäure-Antagonist und hemmt die Nukleinsäurebildung im Zellkern.

Was ist vor Beginn einer Therapie mit MTX besonders zu beachten?
Vor der ersten Gabe von MTX: Ausschluss von Tuberkulose, HIV und chronischer Hepatitis mittels Blutuntersuchung und Röntgen der Lunge, ggf. Durchführung einer Lungenfunktion.

Was spricht gegen eine Therapie mit MTX (=Kontraindikationen)?
Aktive Lebererkrankung, Geschwüre des Magen-Darm-Traktes, Niereninsuffizienz, Alkoholkrankheit, Knochenmarkdepression.

Wie wird die Behandlung mit MTX durchgeführt?
Methotrexat gibt es in Tablettenform oder als Injektion. Nehmen Sie die Tablette(n) nüchtern und unzerkaut mit Wasser. Für die Injektionen existieren sog. Fertigspritzen, die sich der Patient nach vorheriger Anleitung durch den Arzt zu Hause selbst injizieren kann. Die übliche Dosierung beträgt zwischen 15–25 mg einmal pro Woche. Die exakte Dosis wird von Ihrem Arzt festgelegt. Methotrexat **wird nur einmal pro Woche** eingenommen, **keinesfalls täglich**, da es sonst zu lebensgefährlichen Situationen (z. B. Infektionen oder Blutungen) kommen kann. Am Tag nach der MTX-Gabe muss zur Herabsetzung der negativen Wirkung auf die Blutbildung eine Tablette Folsäure (5 mg) eingenommen werden.

Wann tritt die Wirkung ein?
Meistens beginnt die Wirkung nach 4 bis 8 Wochen nach der ersten Einnahme oder Injektion. Wenn nach 3 Monaten trotz Dosissteigerung keine Wirkung eingetreten ist, sollte die Fortsetzung der Behandlung überprüft werden.

Mögliche Nebenwirkungen, die nur durch ärztliche Kontrollen erkennbar sind
Veränderungen der Blutbildung, der Niere und Leber, Entzündungen der Lunge.

Mögliche Nebenwirkungen, auf die Sie selbst achten müssen
Kopfschmerzen, Schwindel, Durchfall, Übelkeit, Erbrechen, offene Stellen der Mundschleimhaut, verstärkter Haarausfall, Husten, Atemnot, erhöhte Anfälligkeit für Infekte, Blutungen, dunkler Urin, Gelbverfärbung der Augen, schlecht heilende Wunden, Konzentrationsstörungen, Depressionen. *Bitte informieren Sie Ihren Arzt/Ihre Ärztin auch über sonstige ungewohnte Beschwerden.*

In welchen Abständen sind ärztliche Kontrollen notwendig?
Blut- und Urinuntersuchungen (Entzündungsparameter, Blutbild und Differenzialblutbild, Leberwerte, Nierenwerte Urinstatus) müssen im ersten Monat nach ein und 3 Wochen nach Beginn der MTX-Therapie, danach alle 4 Wochen erfolgen. Bei Verdacht auf Entzündungen der Lunge Röntgen-Thorax, ggf. auch Lungenfunktion. Bei Langzeitbehandlung sind längere Kontrollintervalle möglich, z. B. alle 6 bis 12 Wochen.

Wechselwirkungen mit anderen Medikamenten
Indirekte Wirkungsverstärkung u. a. durch Barbiturate, Phenylbutazon, andere nicht-steroidale Antirheumatika, Phenytoin, Salizylsäure, Sulfonamide und Sulfonamidkombinationen (Trimethoprim/Sulfamethoxazol, Sulfasalazin), Tranquilizer, Penicillin, Insulin, Tetrazycline. Wirkungsabschwächung durch nichtresorbierbare Antibiotika, Allopurinol.

Was müssen Sie während der Behandlung besonders beachten?
Während der MTX-Therapie besteht Alkoholverbot, um das Risiko einer Leberschädigung durch MTX kleinzuhalten. Bei Fieber, Luftnot und Husten könnte eine Pneumonitis vorliegen. Das ist eine sehr seltene Entzündung der Lunge. Bei Fieber, Luftnot und Husten sollte noch am selben Tag medizinische Hilfe in Anspruch genommen werden.

Fruchtbarkeit
In niedriger Dosierung (10–25 mg/Woche) ist derzeit keine nachteilige Wirkung von Methotrexat auf die Fruchtbarkeit bekannt.

Schwangerschaft und Stillzeit
Keine MTX-Gabe bei Schwangerschaft oder aktuellem Kinderwunsch. Bei Kinderwunsch Absetzen von MTX und 3 Monate strikte Schwangerschaftsverhütung.
Abstillen wird empfohlen, obgleich nur sehr wenig MTX in die Muttermilch übergeht und Schädigungen des Kindes kaum wahrscheinlich sind.

Männer
Eine MTX-Therapie des werdenden Vaters muss weder bei Kinderwunsch noch in oder wegen einer Schwangerschaft umgestellt werden.

Tocilizumab

Tocilizumab blockiert die Wirkung eines Botenstoffes der Entzündung, der Interleukin-6 genannt wird.

Was ist vor Beginn einer Therapie mit Tocilizumab besonders zu beachten?
Vor der ersten Gabe von Tocilizumab sind bestimmte Voruntersuchungen notwendig zum Ausschluss von Vorerkrankungen: Tuberkulose, HIV und chronische Hepatitis. Hierzu sind eine Blutuntersuchung und ein Röntgen

der Lunge notwendig, ggf. auch eine Lungenfunktion. Wichtig ist zudem eine Beurteilung der Blutfette (Cholesterin, Triglyceride).

Was spricht gegen eine Therapie mit Tocilizumab (=Kontraindikationen)?
Aktive, schwere Infektionen, gleichzeitige Therapie mit einem Hemmstoff gegen den Tumornekrosefaktor (TNF), Schwangerschaft und Stillzeit, Leberinsuffizienz, zu wenig weiße Blutkörperchen oder Blutplättchen.

Wie wird die Behandlung mit Tocilizumab durchgeführt?
Tocilizumab wird als Infusion in die Vene oder als Injektion unter die Haut (Fertigspritze) verabreicht. Die Fertigspritze wird ein Mal pro Woche oder pro 14 Tage verabreicht, die Infusion alle 4 Wochen.

Wann tritt die Wirkung ein?
Meistens beginnt die Wirkung innerhalb von 2 bis 4 Wochen nach den ersten Infusionen/Injektionen. Die maximale Wirkung wird häufig erst nach 2 oder 3 Monaten erreicht.

Welche Nebenwirkungen können auftreten?
Die häufigsten Nebenwirkungen sind Infektionen der oberen Atemwege und ein Anstieg des Gesamtcholesterins. Häufig sind Kopfschmerzen, Bluthochdruck, ein Abfall der weißen Blutkörperchen (Leukozyten) und der Blutplättchen (Thrombozyten) und erhöhte Leberwerte (Transaminasen). Selten wurden schwerwiegende Fälle von Arzneimittel induzierten Leberschäden bis hin zu extrem seltenem Auftreten von Leberversagen beobachtet. Sehr selten wird bei Patienten mit entzündeten Darmwandausstülpungen (Divertikulitis) ein Darmwanddurchbruch mit Bauchfellentzündung beobachtet.
Während der Infusion kann es zu Infusionsreaktionen (leichte Überempfindlichkeiten mit Juckreiz und Übelkeit, sehr selten auch schwere allergische Zwischenfälle mit niederem Blutdruck oder Asthmaanfällen kommen. Bei Injektion unter die Haut kann es zu lokalen Reaktionen an der Einstichstelle kommen. Andere allergische Reaktionen, auch mehrere Tage nach der Injektion, wie Juckreiz, Schwierigkeiten beim Atmen oder Schlucken, körperliche Missempfindungen, Doppeltsehen oder Muskelschwäche können auftreten. In diesem Fall kontaktieren Sie sofort einen Arzt/eine Ärztin.

In welchen Abständen sind ärztliche Kontrollen notwendig?
Für die ersten 3 Monate der Behandlung werden alle 4 Wochen die Entzündungswerte im Blut (CrP, BSG), Blutbild, Leberwerte GPT (ALT), GOT (AST), und der Nierenwert Kreatinin kontrolliert, außerdem der Urin. Vom 4. bis 6. Monat erfolgen die Kontrollen alle 2 Monate, anschließend alle 3 Monate. Die Blutfette werden nach 3 Monaten, danach alle 6 bis 12 Monate kontrolliert.

Was müssen Sie während der Behandlung besonders beachten?
Achten Sie auf Infektionszeichen wie Husten, Fieber, Unwohlsein, schlecht heilende Wunden, Zahnprobleme, akuten Durchfall, Unterleibschmerzen oder Brennen beim Wasserlassen. Bei Fieber darf die Infusion/die Injektion nicht verabreicht werden. Bei allen Infekten, auch ohne Fieber, sollten Sie Ihren Arzt/Ihre Ärztin fragen, ob Sie die Tocilizumab-Therapie fortsetzen dürfen.

Fruchtbarkeit
Es ist derzeit keine nachteilige Wirkung von Tocilizumab auf die Fruchtbarkeit bekannt.

Schwangerschaft und Stillzeit
Aufgrund unzureichender Erfahrungen kann der Einsatz von Tocilizumab in der Schwangerschaft derzeit nicht empfohlen werden. Es wird empfohlen, mindestens 6 Monate nach der letzten Anwendung von Tocilizumab während der Schwangerschaft zu warten, bevor dem Neugeborenen Lebendimpfstoffe verabreicht werden (z. B. Rotavirus-Impfstoff).
Tocilizumab geht aufgrund seiner Molekülgröße vermutlich nur in geringen Mengen in die Muttermilch über. Bei begrenzter Datenlage muss gemeinsam mit dem Arzt/der Ärztin eine Nutzen-/Risikoabwägung erfolgen, ob das Kind gestillt werden kann. Besondere Vorsicht ist bei Frühgeburtlichkeit geboten.

Männer
Es gibt keine Daten zur väterlichen Exposition gegenüber Tocilizumab während der Zeugung, aber es ist unwahrscheinlich, dass die Substanz schädlich ist.

Colchicin

Colchicin hemmt die Zellteilung und führt zur Funktionseinschränkung der Fresszellen des Immunsystems (*med.* Phagozyten).

Was ist vor Beginn einer Therapie mit Colchicin besonders zu beachten?
Laborbestimmungen: Entzündungswerte, Blutbild, Leberwerte, Nierenwerte, Muskelenzym (CK)

Was spricht gegen eine Therapie mit Colchicin (=Kontraindikationen)?
Eine schwergradige Nieren- oder Leberinsuffizienz sowie Hinweise auf eine Knochenmarkdepression (schwere Verminderung der weißen und roten Blutzellen sowie der Blutplättchen)

Wie wird die Behandlung mit Colchicin durchgeführt?
Die übliche Dosierung im Rahmen einer Erhaltungstherapie mit Colchicin beträgt 1 Tbl. Colchicin à 0,5 mg pro Tag.

Wann tritt die Wirkung ein?
Meist tritt die Wirkung innerhalb weniger Tage ein.

Welche Nebenwirkungen können auftreten?
Häufig kann es zu Durchfällen, Übelkeit, Erbrechen und Bauchschmerzen kommen, Allgemeinsymptome: Übelkeit, Benommenheit, neuro-muskuläre Störungen mit Muskelschwäche, v. a. bei langfristiger Anwendung. Störungen der Blutbildung. Seltener wird über Hautveränderungen mit Juckreiz, Haarausfall und Störungen des Nagelwachstums berichtet.
Colchicin ist ein Medikament, bei dem der Übergang von einer schon wirksamen, gut verträglichen Dosis zu einer Überdosierung mit Vergiftungserscheinungen gering ist. Sie sollten daher die Dosierungsvorschrift des Arztes genau einhalten und die Dosis nicht selbstständig erhöhen.
Die häufigste Nebenwirkung von Colchicin ist ein breiiger Stuhlgang oder Durchfall. Dieser tritt insbesondere bei Beginn der Therapie auf und bessert sich häufig spontan nach einiger Zeit. Zeichen der Überdosierung sind Übelkeit, Erbrechen und Bauchkrämpfe. Wenn dies auftritt, sollten Sie Colchicin nicht weiter einnehmen.
Zahlreiche Wechselwirkungen von Colchicin mit anderen Medikamenten sind bekannt. Bei der Einnahme der Antibiotika Erythromycin, Clarithromycin und Azithromycin, von Ketoconazol, Voriconazol, Diltiazem, Verapamil, Chinidin und Ciclosporin sowie von Medikamenten zur Behandlung von

Virusinfektionen (Virustatika) kann es zu einer Wirkverstärkung von Colchicin kommen. Wenn solche Medikamente eingenommen werden müssen, fragen Sie Ihren Arzt, ob Colchicin in dieser Zeit reduziert oder pausiert werden soll, ebenso bei sonstiger Neuverordnung von Medikamenten.

In welchen Abständen sind ärztliche Kontrollen notwendig?
Laborkontrollen in den ersten 3 Monaten alle 4 Wochen, bei stabil normalen Werten anschließend alle 8 bis 12 Wochen: Entzündungsparameter (BSG, CRP), Differenzialblutbild, Leberenzyme (GOT, GPT), Muskelenzym (CK) und Nierenwert (Kreatinin).

Was müssen Sie während der Behandlung besonders beachten?
Colchicin sollte bei Niereninsuffizienz nur nach sorgfältiger Nutzen-Risiko-Abwägung und unter engmaschiger Kontrolle der Nierenfunktion eingesetzt werden. Bei gleichzeitiger Anwendung von Statinen, Fibraten, Ciclosporin oder Digoxin ist das Risiko für Muskelschmerzen und Muskelschäden erhöht.

Fruchtbarkeit:
Kein Einfluss auf die Fruchtbarkeit

Schwangerschaft und Stillzeit:
Keine Erhöhung der Fehlbildungsrate. Stillen unter Colchicin ist akzeptabel.

Cyclophosphamid (CYC)

Cyclophosphamid ist ein Zellgift. Es wirkt auf sich vermehrende Zellen, indem es schädigend in den Zellzyklus eingreift und besonders die sich schnell teilenden Zellen, z. B. Immunzellen, schädigt.

Was ist vor Beginn einer Therapie mit Cyclophosphamid besonders zu beachten?
Ausschluss einer gestörten Blutbildung, Bestimmung der Leber- und Nierenwerte, Ausschluss eines Infekts, besonders Ausschluss einer Tuberkulose (Röntgen der Lunge), Ausschluss einer chronischen Leberentzündung mit Hepatitis-Viren B und C (med. Hepatitis), Ausschluss einer HIV-Infektion. Ausschluss einer Schwangerschaft. Bei eingeschränkter Nierenfunktion und im höheren Lebensalter besteht eine erhöhte CYC-Empfindlichkeit, sodass in solchen Fällen die CYC-Dosis ggf. reduziert werden muss.

Was spricht gegen eine Therapie mit Cyclophosphamid (=Kontraindikationen)?
Eine Allergie auf Cyclophosphamid, Infekte, eine chronische B-Hepatitis, eine HIV-Infektion, eine Harnabflussstörung.

Wie wird die Behandlung mit Cyclophosphamid durchgeführt?
Cyclophosphamid gibt es in Tablettenform oder als Infusion in die Vene als sog. Stoßtherapie. Die erste Verabreichung erfolgt in der Regel im Rahmen eines stationären Aufenthaltes im Krankenhaus. Die Infusionen erfolgen in Abständen von 2 Wochen bis 3 Monaten entsprechend den Empfehlungen Ihres behandelnden Arztes/Ihrer behandelnden Ärztin. Die Tabletten müssen Sie nach Vorschrift einmal täglich einnehmen. Die intravenöse Stoßtherapie ist gegenüber der Tablettentherapie weniger toxisch.
Zur besseren Verträglichkeit erhalten Sie als Begleittherapie zusätzlich Flüssigkeit als Infusion, ein Medikament gegen Übelkeit sowie ein Medikament (Mesna), das schädliche Wirkungen von Cyclophosphamid auf die Harnblase verhindern soll.

Was müssen Sie während der Behandlung besonders beachten?
Cyclophosphamid kann die Blase schädigen. Deshalb sollen Sie während der Therapie viel trinken. Bitte besprechen Sie die tägliche Trinkmenge mit Ihrem behandelnden Arzt/Ihrer behandelnden Ärztin und achten Sie auf eventuell blutigen Urin.
Bei Fieber darf die Therapie nicht fortgesetzt werden.

Wann tritt die Wirkung ein?
Bei der Cyclophosphamid-Dauertherapie merken die meisten Patienten eine Besserung nach etwa 2 bis 4 Wochen, bei der Cyclophosphamid-Stoßtherapie ist eine Wirkung nach der 2. oder 3. Infusion zu erwarten. Wenn die Wirkung nicht ausreicht, entscheidet Ihr Arzt darüber, ob eine höhere Dosis sinnvoll ist.

Wie lange wird eine Cyclophosphamid-Behandlung durchgeführt?
Da es sich um eine aggressive Therapie handelt mit unter Umständen ernsthaften Spätfolgen nach lang dauernder Therapie, gibt man Cyclophosphamid so kurz wie möglich, bis die Krankheit gebessert ist (*med.* Remission), was in aller Regel nach 3 bis 6 Monaten erreicht ist. Meist ist

im Anschluss eine weitere Behandlung mit anderen, weniger aggressiven Medikamenten erforderlich.

Welche Nebenwirkungen können auftreten?
Die möglichen unerwünschten Wirkungen bestehen in Übelkeit, Erbrechen, vorübergehendem Haarausfall, Schleimhautentzündungen, Blasenentzündungen, Durchfall, Herzmuskelschädigung und Unfruchtbarkeit.
Manchmal kommt es zu Störungen des blutbildenden Systems (erkennbar durch Blutarmut, Neigung zu Blutungen oder Infektionen), die längere Zeit anhalten können. Nach Jahren können auch bösartige Tumoren entstehen, welche vor allem die Harnblase und das blutbildende System betreffen.
Durch die immunsuppressive Wirkung von Cyclophosphamid kann es auch zu Infektionen, insbesondere der Atem- oder der Harnwege kommen.

Auf welche unerwünschten Wirkungen müssen Sie selbst achten?
Es ist besonders auf Infektionen zu achten. Sie müssen Ihrem Arzt/Ihrer Ärztin unverzüglich über jeden bei Ihnen auftretenden Fieberzustand und jede Infektion (unabhängig ob mit oder ohne Fieber) informieren. Jede Veränderung Ihres Befindens wie zum Beispiel Atemnot, Reizhusten, Halsentzündung, blutiger Urin, Schmerzen beim Wasserlassen, Verschlechterung des Allgemeinbefindens, geschwollene Beine, Übelkeit und Unwohlsein während oder in der Zeit nach der Behandlung mit Cyclophosphamid müssen Sie Ihrem Arzt/Ihrer Ärztin mitteilen.
Es besteht eine erhöhte Toxizität bei gleichzeitiger Einnahme von Allopurinol, Chloralhydrat, Phenytoin, Barbituraten. Cyclophosphamid verstärkt die Wirkung von Medikamenten, die den Blutzucker senken.

Wie oft müssen die Kontrolluntersuchungen durchgeführt werden?
Bei Cyclophosphamid-Dauertherapie: ein Mal pro Woche Blutuntersuchung, alle 2 bis 4 Wochen Untersuchung der Leberwerte, Nierenwerte und des Urins.
Cyclophosphamid-Stoßtherapie: Blutuntersuchung um den 12. Tag nach der Infusion, eventuell in Abhängigkeit von den Blutwerten auch häufiger, Urinuntersuchung. Ab dem 2. Behandlungsmonat monatliche Laborkontrollen. Nach Beendigung der Therapie soll alle 6 bis 12 Monate eine Urinuntersuchung erfolgen.

Wann ist sofort medizinische Hilfe erforderlich?
Sie müssen sich sofort in ärztliche Behandlung begeben, wenn eines der folgenden Warnzeichen auftreten sollte: Fieber, Luftnot, Reizhusten, Halsentzündung, blutiger Urin, Schmerzen beim Wasserlassen, schmerzhafte Schleimhautveränderungen im Mund. Hautveränderungen, Blutauflagerungen auf dem Stuhl, andere Blutungen. Sehr selten sind allergische Reaktionen mit Kreislaufproblemen oder allergischem Schockzustand.

Fruchtbarkeit
Bei Frauen und Männern kann es durch Cyclophosphamid zu einer vorübergehenden oder möglicherweise bleibenden Unfruchtbarkeit kommen. Bei noch bestehendem Kinderwunsch wird Ihr betreuender Arzt/Ihre betreuende Ärztin mögliche Alternativen erörtern bzw. Medikamente (Hormone) oder Maßnahmen (z. B. Kryokonservierung von Spermien oder Eizellen) einsetzen, die die Fruchtbarkeit erhalten.

Schwangerschaft
Cyclophosphamid ist fruchtschädigend. Frauen dürfen während der Behandlung mit Cyclophosphamid und 3 Monate danach nicht schwanger werden.

Stillzeit
Frauen dürfen während der Behandlung mit Cyclophosphamid nicht stillen.

Männer
Männer dürfen während der Therapie mit Cyclophosphamid keine Kinder zeugen.

Rituximab

Rituximab wirkt entzündungshemmend, indem es eine besondere Sorte von Immunzellen, nämlich die B-Lymphozyten, über mehrere Monate stark vermindert.

Was ist vor Beginn einer Therapie mit Rituximab besonders zu beachten?
Vor Start der Therapie erfolgt eine Laborbestimmung (Entzündungswerte, Immunglobuline, Hepatitis-Serologie) sowie ein Röntgen der Lunge.

Bei Fieber darf Rituximab nicht verabreicht werden. Bei allen Infekten, auch ohne Fieber, sollten Sie im Zweifelsfall Ihren Arzt/Ihre Ärztin fragen, ob Sie mit der Rituximab-Therapie beginnen dürfen.
Patienten mit Herz-Kreislauf-Erkrankungen und einer Herzinsuffizienz haben ein erhöhtes Risiko beim Auftreten von Infusionsreaktionen auf Rituximab.

Was spricht gegen eine Therapie mit Rituximab (=Kontraindikationen)?
Überempfindlichkeit gegenüber dem Wirkstoff oder einem der Hilfsstoffe, eine zurückliegende allergische Reaktion auf Infliximab (ein Medikament gegen den Tumornekrosefaktor), Patienten mit aktiven, schweren Infektionen. Patienten mit schwerer Herzinsuffizienz, bei Schwangerschaft und Stillzeit. Eine relative Kontraindikation liegt vor bei zu wenig Gammaglobulinen im Serum (*med.* Hypogammaglobulinämie).

Wie wird die Behandlung mit Rituximab durchgeführt?
Rituximab wird als Infusion in die Vene verabreicht. Die Infusionsdauer beträgt üblicherweise mehrere Stunden. Die Infusion erfolgt, je nach Erkrankung, in unterschiedlicher Dosierung und unterschiedlichen Intervallen. Um die Verträglichkeit zu erhöhen und die Wirksamkeit zu verbessern, erfolgt 30 Minuten davor eine Infusion mit 100 mg Kortison sowie die Gabe eines Schmerzmittels und eines Antiallergikums.
Ein Behandlungszyklus mit Rituximab besteht aus 2 intravenösen Infusionen zu je 1000 mg im Abstand von 2 Wochen. Bei optimalem Ansprechen kann die Wiederbehandlungsdosierung reduziert werden auf 1000 mg per Behandlungszyklus. Weitere Behandlungen können im Abstand von 6 bis 12 Monaten erforderlich werden.
Berichtet wird auch über gute Erfolge mit niedrig dosiertem Rituximab 2x im Abstand von 2 Wochen alle 3 Monate über einen längeren Zeitraum.

Wann tritt die Wirkung ein?
Meistens beginnt die Wirkung 4 bis 12 Wochen nach der ersten Infusion. Wenn nach 16 bis 24 Wochen keine Wirkung eingetreten ist, wird die Fortsetzung der Therapie nicht empfohlen.

Welche Nebenwirkungen können auftreten?
Akute Infusionsreaktion: Während der Infusion kann es zu Infusionsreaktionen kommen – deswegen muss die Therapie gut überwacht werden. Allergische Reaktionen, auch mehrere Tage nach der Infusion, wie Juckreiz,

Schwierigkeiten beim Atmen oder Schlucken, Schüttelfrost, Schwellungen, Herzschmerzen, Blutdruckabfall, körperliche Missempfindungen, Doppeltsehen oder Muskelschwäche können auftreten. Bei akuter Infusionsreaktion wird die Therapie mit Rituximab sofort gestoppt. Bei vollständiger Rückbildung der Symptome ist ein Wiederbeginn mit der Hälfte der Infusionsgeschwindigkeit möglich. Bei schweren Infusionsreaktionen erfolgt Abbruch der Behandlung.
Infektionen: Unter der Therapie besteht ein erhöhtes Risiko für Infektionskrankheiten (insbesondere der oberen Atemwege). Bei schwerem Infekt erfolgt keine Infusion mit Rituximab.
In Einzelfällen kann es zu Blutbildveränderungen kommen.
Äußerst selten (< 3 von 100.000 Patienten) kann es zu einer viralen Entzündung im Gehirn kommen mit Lähmungen und Bewusstseinsstörungen. Wenn Sie solche Veränderungen bemerken, informieren Sie bitte umgehend Ihren Arzt/Ihre Ärztin.

In welchen Abständen sind ärztliche Kontrollen notwendig?
Vor erneuter Therapie mit Rituximab sowie nach 3 und 6 Monaten erfolgt eine Laboruntersuchung mit Bestimmung der Entzündungswerte und des Blutbilds, außerdem vor erneuter Therapie auch eine Bestimmung der Immunglobuline.

Was müssen Sie während der Behandlung besonders beachten?
Achten Sie auf Infektionszeichen wie Husten, Fieber, Unwohlsein, schlecht heilende Wunden, Zahnprobleme, akuten Durchfall oder Brennen beim Wasserlassen. Bei Fieber darf die Injektion nicht verabreicht werden. Bei allen Infekten, auch ohne Fieber, sollten Sie im Zweifelsfall Ihren Arzt/Ihre Ärztin fragen, ob Sie die Rituximab-Therapie fortsetzen dürfen.

Fruchtbarkeit
Es ist derzeit keine nachteilige Wirkung von Rituximab auf die Fruchtbarkeit bekannt.

Schwangerschaft
Aufgrund unzureichender Erfahrungen kann der Einsatz von Rituximab in der Schwangerschaft und Stillzeit derzeit nicht empfohlen werden. Frauen sollten vorsichtshalber bis zu 12 Monaten nach der Therapie eine sichere Konzeption durchführen.

Stillzeit
Rituximab geht aufgrund seiner Molekülgröße vermutlich nur in geringen Mengen in die Muttermilch über. Es ist fraglich, ob das Kind dieses Medikament überhaupt aufnehmen kann, da es im Magen-Darm-Trakt zerstört wird. Frauen sollten vorsichtshalber bis zu 12 Monaten nach der Therapie nicht stillen. Besondere Vorsicht ist bei Frühgeburtlichkeit geboten.

Männer
Es gibt wenige Daten zur väterlichen Exposition gegenüber Rituximab während der Zeugung, aber es ist unwahrscheinlich, dass die Substanz schädlich ist.

Mycophenolat-Mofetil (MMF)

Mycophenoloat-Mofetil hemmt die Vermehrung spezieller Immunzellen (T-Lymphozyten, B-Lymphozyten).

Was ist vor Beginn einer Therapie mit MMF besonders zu beachten?
Laboruntersuchungen (Blutbild, Leber- und Nierenwerte, Hepatitis-Serologie, HIV-Serologie)

Was spricht gegen eine Therapie mit MMF (= Kontraindikationen)?
Schwere Leber-, Nieren- und Knochenmarksschäden, Infektionserkrankungen, Schwangerschaft und Stillzeit

Wie wird die Behandlung mit MMF durchgeführt?
Mycophenolat-Mofetil gibt es in Tablettenform, 1 Tablette enthält 500 mg Mycophenolat-Mofetil. Die übliche Dosis beträgt 2000–3000 mg pro Tag, aufgeteilt auf 2 Dosen. Die Einnahme der Tabletten soll unzerkaut mit Wasser und mit 2 Stunden Abstand zu Antazida (Magensäure-bindende Medikamente) und Eisenpräparaten erfolgen. Alternativ steht bei Schluckproblemen auch eine Suspension des Präparates zur Verfügung

Wann tritt die Wirkung ein?
Meistens beginnt die Wirkung innerhalb von 4 bis 8 Wochen nach der ersten Einnahme. Wenn die Wirkung nicht ausreicht, käme eventuell eine Dosissteigerung infrage, über die Ihr Arzt entscheiden muss. Wenn nach 3 Monaten die Behandlung mit MMF nicht anschlägt, muss die Therapie geändert werden.

Mögliche Nebenwirkungen, die nur durch ärztliche Kontrollen erkennbar sind:
Veränderungen von Blut- und Harnwerten (Blutbild, Leber, Bauchspeicheldrüse, Niere, Harnstatus). Daher ist es wesentlich, diese Werte nach Anordnung des Arztes/der Ärztin zuverlässig in regelmäßigen Abständen kontrollieren zu lassen. Bitte halten Sie die dafür vereinbarten Termine bei Ihrem Arzt/Ihrer Ärztin unbedingt ein. Zudem achtet Ihr Arzt/Ihre Ärztin auf Haut- und Schleimhautveränderungen.

Mögliche Nebenwirkungen, auf die Sie selbst achten müssen:
Sehr häufig kommt es zu Übelkeit, Erbrechen, Durchfall, Bauchschmerzen, Appetitverlust sowie Infektionen der Haut, Schleimhäute, Atemwege und des Magen-Darm-Trakts. Achten Sie auf Infektionszeichen wie Fieber, Husten, Unwohlsein, schlecht heilende Wunden, Zahnprobleme, akuten, manchmal blutigen Durchfall oder Brennen beim Wasserlassen. Bei Fieber darf diese Therapie nicht eingenommen werden. Bei Beobachtung einer dieser Erscheinungen sollten Sie umgehend Ihren Arzt/Ihre Ärztin kontaktieren. Möglicherweise ist die Behandlung mit Mycophenolat-Mofetil mit einem erhöhten Risiko für Hautkrebs verbunden, daher werden ein Sonnenschutz und regelmäßige Kontrollen der Haut empfohlen.
Bitte informieren Sie Ihren Arzt/Ihre Ärztin auch über sonstige ungewohnte Beschwerden.

In welchen Abständen sind ärztliche Kontrollen notwendig?
Klinische und Laborkontrollen sollen im ersten und 2. Monat der MMF-Therapie alle ein bis 2 Wochen, ab dem 3. Monat alle 4 bis 8 Wochen erfolgen. Frage nach Infekten, Fieber, Störungen des Verdauungstraktes, Hautausschlägen, Herzrhythmusstörungen, Untersuchung des Blutdrucks, Untersuchung auf Pilzinfektionen mit Candida, Laboruntersuchungen: Großes Blutbild, Leber- und Nierenwerte, Elektrolyte, Urinuntersuchung, Untersuchung des Hautorgans und der hautnahen Lymphknoten.

Wechselwirkungen mit anderen Medikamenten:
Säureblocker und Cholestyramin vermindern die Aufnahme von MMF aus dem Darm in das Blut. Probenecid vermindert die Ausscheidung von MMF über die Niere. Vermehrte Toxizität bei Einnahme von ACE-Hemmern.

Was müssen Sie während der Behandlung besonders beachten?

Fruchtbarkeit

Es ist derzeit keine nachteilige Wirkung von Mycophenolat-Mofetil auf die Fruchtbarkeit bekannt.

Schwangerschaft und Stillzeit

Mycophenolat-Mofetil ist fruchtschädigend. Frauen dürfen während der Behandlung mit Mycophenolat-Mofetil und 6 Wochen danach nicht schwanger werden. Frauen dürfen während der Behandlung mit Mycophenolat-Mofetil nicht stillen.

Männer

Aufgrund einer unzureichenden Datenlage wird derzeit eine Zeugung während der Therapie mit Mycophenolat-Mofetil nicht empfohlen.

WANN SOLLTEN MEDIKAMENTE, DIE IN DAS IMMUNSYSTEM EINGREIFEN, VOR EINER GEPLANTEN OPERATION ABGESETZT WERDEN?

Medikamente, die in das Immunsystem eingreifen, sind mit einem erhöhten Infektionsrisiko behaftet, was das Risiko von größeren operativen Eingriffen erhöht mit negativem Einfluss auf den Erfolg der Operation. Für planbare Operationen gelten hierbei, je nach Medikament, unterschiedliche Empfehlungen: https://www.rheuma-net.ch/de/fachinformationen/behandlungsempfehlungen

Medikament	**Letzte Gabe vor der OP**
Azathioprin	Eine Woche
Kortison	Keine Pause
Methotrexat	Keine Pause
Mycophenolat-Mofetil	Eine Woche
Rituximab	6 Monate
Tocilizumab (subkutane Injektion) Tocilizumab (Infusion)	Eine Woche 4 Wochen

WEITERE INFORMATIONEN SIEHE AUCH:

Arzneimitteldatenbank

www.compendium.ch, www.gelbe-liste.de/produkte,

https://aspregister.basg.gv.at/aspregister/faces/aspregister.jspx

Beipackzettel in Medikamentenpackungen:

https://www.patienteninfo-service.de/a-z-liste/

Schädlichkeit von Medikamenten bei Schwangerschaft und Stillzeit

https://www.embryotox.de/arzneimittel/

KAPITEL 9

KAPITEL 9: Impfempfehlungen bei entzündlich-rheumatischen Erkrankungen

Gemäß der Schweizerischen Gesellschaft für Rheumatologie: https://www.rheuma-net.ch/de/fachinformationen/behandlungsempfehlungen

Für Patienten, die mit immunsuppressiven Medikamenten behandelt werden, sind folgende Lebendimpfstoffe kontraindiziert:

- BCG
- Cholera
- Polio oral
- Varizellen
- Herpes zoster
- Gelbfieber
- Masern, Mumps, Röteln
- Typhus oral

Die immunsuppressiven Medikamente müssen mindestens 3 Monate vor einer geplanten Impfung mit Lebendimpfstoffen abgesetzt werden. Nach der erfolgten Impfung muss noch 4 Wochen abgewartet werden bis zur immunsuppressiven Therapie.

Vor Beginn einer immunsuppressiven Therapie werden folgende Auffrisch-Impfungen empfohlen:

- Diphtherie
- Tetanus

Außerdem sind eine Grundimmunisierung gegen Herpes zoster (ein Totimpfstoff ist mittlerweile verfügbar) und gegen Pneumokokken sowie jährlich eine Impfung gegen die saisonale Grippe sinnvoll.

COVID-19 und Systemische Sklerodermie: Erkenntnisse

Zu den Risikogruppen, die gegen Covid-19 geimpft werden sollen, gehören auch Patienten mit chronischer Krankheit einschließlich Patienten mit Autoimmunkrankheiten wie zum Beispiel der Systemischen Sklerodermie. Die Impfung kann das Risiko für schwere Covid-19-Verläufe einschließlich möglicher Todesfälle verringern.

Ziel der Immunisierung ist die Herstellung einer Basisimmunität durch mindestens 3 zeitlich versetzte Antigenkontakte im Rahmen einer natürlichen Infektion mit dem Erreger und / oder durch eine Impfung. Wenn bisher keine SARS-CoV-2-Infektionen nach COVID-19-Impfungen stattgefunden haben, empfiehlt die Ständige Impfkommission (STIKO) am Robert Koch-Institut eine 3-malige Impfung mit einem Mindestabstand zwischen den ersten beiden Impfungen von 4 bis vorzugsweise 12 Wochen und die 3. Impfung zum Erreichen der Basisimmunität mit einem Mindestabstand von 6 Monaten zur 2. Impfung (Robert Koch-Institut, Epidemiologisches Bulletin 2-2024). Darüber hinaus empfiehlt die STIKO für Personen mit einem erhöhten Risiko für einen schweren Krankheitsverlauf jedes Jahr im Herbst eine Auffrischimpfung gegen Covid-19 mit einem mRNA-Impfstoff (BionTech/Pfizer oder Moderna) oder mit einem proteinbasierten Impfstoff (Novavax). Dies betrifft auch Patienten mit Systemischer Sklerodermie und Beteiligung der Lunge, des Herz-Kreislaufsystems und/ oder der Niere, ferner generell Sklerodermiepatienten unter medikamentöser Immunsuppression.

Zu beachten ist, dass das Ansprechen auf die Impfung unter medikamentöser Immunsuppression möglicherweise nicht genauso gut ist wie ohne Einnahme von Medikamenten, die das Immunsystem supprimieren. Dies gilt insbesondere für das Medikament Rituximab, das die Antikörperproduktion der Immunzellen blockiert. Hieraus leitet sich die Empfehlung ab, falls möglich mit der medikamentösen Immunsuppression zu warten, bis die Impfung gegen Covid-19 durchgeführt wurde. Es wird aber nicht empfohlen, eine bereits laufende notwendige immunsuppressive Therapie wegen einer geplanten Impfung gegen das SARS-CoV2-Virus zu unterbrechen.
Es erscheint darüber hinaus sinnvoll, vor Start der Impfung sowie im weiteren Verlauf den Antikörperspiegel gegen das SARS-CoV2-Virus im Blut zu bestimmen, um auf diese Weise mehr Informationen über den mit der Impfung erzielten Schutztiter zu erhalten.
Wenn bei Sklerodermie unter immunsuppressiver oder immunmodulierender Therapie kein ausreichend hoher oder langanhaltender Schutztiter aufgebaut wird, sollten weitere Impfungen (sog. Booster) erwogen werden.

Impfreaktionen als Folge der Covid-19-Impfung sind überwiegend mild und spontan rückläufig (lokale Rötung und Schwellung im Bereich der

Impfstelle, lokale Lymphknotenschwellung). Seltener wurde über Kopfschmerzen, Müdigkeit, Muskelschmerzen, Übelkeit oder über eine Temperaturerhöhung berichtet. Gravierende Impfreaktionen z. B. Thrombosen mit Thrombozytopenien traten in weniger als 1 % der Patienten auf, die mit einem bestimmten Vektorimpfstoff geimpft wurden, nicht aber bei Verwendung von mRNA-Impfstoff. 6 % der Geimpften verschlechterten sich nach der ersten Impfung in mindestens einem Symptom, bei 4,6 % der Geimpften musste nach der Impfung die Sklerodermie-Therapie intensiviert werden.

Nachdem die Corona-Pandemie 2023 weltweit abgeklungen war mit mehr als 7 Millionen Pandemie-assoziierten Todesfällen, wurde auch untersucht, welche Erkenntnisse sich für die besondere Situation der Sklerodermie-Betroffenen aus der Corona-Pandemie ziehen lassen.

Sklerodermiepatienten waren häufiger von einer COVID-19-Infektion betroffen, mussten mehr als dreimal so oft stationär behandelt werden und verstarben mehr als doppelt so häufig an dieser Infektion als in der Normalbevölkerung. Hauptrisikofaktor für diesen schlechteren Verlauf war eine vorbestehende Lungenfibrose. Weitere Risiken für ein Lungenversagen waren: weitere Organbeteiligungen, eine bereits vorbestehende schwere Beeinträchtigung des Allgemeinbefindens oder einer Therapie mit Mycophenolat mofetil.

Nach überstandener Covid-19-Infektion kam es gehäuft zur Verschlechterung des Raynaud-Phänomens und zur Zunahme digitaler Ulzerationen, außerdem zum Fortschreiten oder zum Neuauftreten von Dyspnoe. Probleme im Management (Diagnose, notwendige Verlaufsuntersuchungen und Therapie) der Sklerodermie betrafen sowohl die Terminvergabe für ärztliche Konsultationen als auch die Versorgung der Patienten mit nicht-medikamentöser Therapie z. B. Physiotherapie. Noch ist unklar, welche Auswirkungen die pandemiebedingten Einschränkungen in der medizinischen Versorgung langfristig für die betroffenen Sklerodermiepatienten haben werden.

KAPITEL 10

KAPITEL 10: Weitere Probleme bei Systemischer Sklerodermie

> **!** Betroffene mit Systemischer Sklerodermie haben oft eine andere Sicht auf ihre Krankheit als ihre betreuenden Ärzte.

Der Arzt interessiert sich in erster Linie für die aus seiner Sicht „vordringlichen" Aspekte der Krankheit Sklerodermie, d. h. für die Beteiligung und mögliche Komplikationen der großen und lebenswichtigen Organe Haut, Lunge, Herz, Verdauungstrakt und Nieren.
Zu diesem Zweck werden regelmäßig Untersuchungen durchgeführt, um den Grad der Beteiligung der Organstörung zu erfassen. Daraus abgeleitet werden, je nach Befund, Medikamente, ggf. auch Physiotherapie verordnet, und es werden Empfehlungen ausgesprochen (die häufigste Empfehlung der Ärzte im Zusammenhang mit dem Raynaud-Phänomen lautet z. B.: „Halten Sie Ihre Hände warm.").
Fragt man Betroffene, was ihnen im Zusammenhang mit ihrer Krankheit besonders wichtig ist, so kommt ein etwas anderer Themenkatalog zustande. Der Themenkatalog der Sklerodermiebetroffene beinhaltet besonders die individuellen Folgen der eigenen Krankheit: Was macht die Krankheit mit mir? Welche Auswirkungen hat meine Krankheit auf meine Familie, auf mein soziales Umfeld (Freunde und Bekannte), auf meinen Beruf?
Während sich der Arzt primär dafür interessiert, ob das eine oder andere neue Medikament in wissenschaftlichen Studien z. B. die Hautverhärtung oder die Lungenfunktion „signifikant" verbessern konnte („signifikant" ist ein Begriff aus der Statistik und meint nachweisbare Verbesserungen gegenüber der Wirkung eines sog. Scheinmedikaments (Placebo), ist für den Betroffenen oft wichtiger, ob das neue Medikament dazu führt, dass er sich in seiner Haut weniger „eingemauert" fühlt, er sich wieder besser bewegen kann und bei körperlicher Belastung weniger schnell außer Atem gerät.

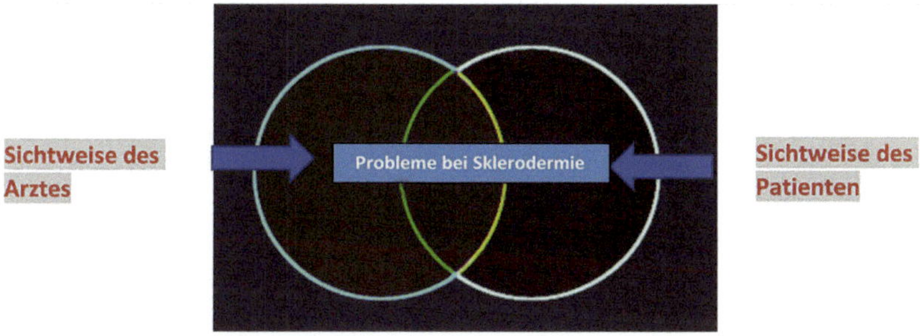

Abb. [44] Unterschiedliche Schwerpunkte zwischen Arzt und Patient in der Betrachtung und Bewertung der Probleme bei Systemischer Sklerodermie

HAUPTPROBLEME MIT DER SKLERODERMIE AUS SICHT DER BETROFFENEN

- Müdigkeit, Erschöpfung, Muskelschwäche
- Schluckstörungen, Verdauungsstörungen
- Luftnot bei Belastung
- Schmerzen
- Durchblutungsstörungen, inneres Kältegefühl
- Störungen der Handfunktion
- Mangelnde Akzeptanz der Krankheit in der Familie, bei Freunden, am Arbeitsplatz
- Veränderungen des äußeren Erscheinungsbildes, Verlust von Attraktivität
- Störungen der Sexualität
- Ängste, Depressionen, Schlafstörungen

Erschöpfung

Müdigkeit und körperliche Erschöpfung treten bei Sklerodermie häufig begleitend auf und können schon früh die Lebensqualität der Betroffenen erheblich beeinträchtigen. Einschränkungen wirken sich sowohl auf die Aktivitäten des täglichen Lebens (einschließlich Haushalt und Kinderversorgung) als auch die berufliche Tätigkeit aus. In der Literatur findet sich für diese Problematik der Fachbegriff „Fatigue-Syndrom“, was übersetzt „Müdigkeitssyndrom“ bedeutet. 3 von 4 Sklerodermiepatienten, so geht es aus wissenschaftlichen Untersuchungen hervor, leiden unter einem chronischen Müdigkeitssyndrom.

Lange war das Fatigue-Syndrom in der Medizin als eigenständiges Krankheitsbild umstritten, da es in erster Linie auf den subjektiven (also selbst empfundenen) Angaben der Betroffenen beruhte und geeignete Labor-

werte sowie technische Untersuchungsmethoden zum Nachweis im Rahmen der Routinediagnostik fehlten bzw. bis heute fehlen.
Vieles ist im Zusammenhang mit dem Fatigue-Syndrom noch nicht ausreichend erforscht. Fest steht jedoch, dass sich diese spezielle Form von anhaltender Müdigkeit bei vielen chronischen Krankheiten als Begleitsymptom wiederfindet.
Eine wissenschaftliche Erklärung dafür wird in einer Fehlfunktionen der „Kraftwerke" der Zellen, den sog. Mitochondrien, gesehen. In den Mitochondrien findet unter dem Einfluss von Sauerstoff die notwendige Energieaufbereitung und -bereitstellung für den Zellstoffwechsel statt. Bei Autoimmunerkrankungen und bestimmten Entzündungen des Nervensystems sind die Zellkraftwerke in ihrer Funktion gestört. Es scheint also einen Zusammenhang zwischen Zellvorgängen und dem Fatigue-Syndrom zu geben, der sich vor allem dort zeigt, wo es viele Mitochondrien gibt – wie z. B. in den Muskelzellen des Körpers. Beim chronischen Müdigkeitssyndrom ist deshalb vor allem die Leistungsfähigkeit der Muskulatur beeinträchtigt, die sich in der Regel durch eine frühe muskuläre Erschöpfung zeigt.
Das chronische Müdigkeitssyndrom steht darüber hinaus im Zusammenhang mit Schlafstörungen, Depressionen sowie chronischen Schmerzen (Abbildung 45) – Störungen, die auch bei der Sklerodermie häufig anzutreffen sind.

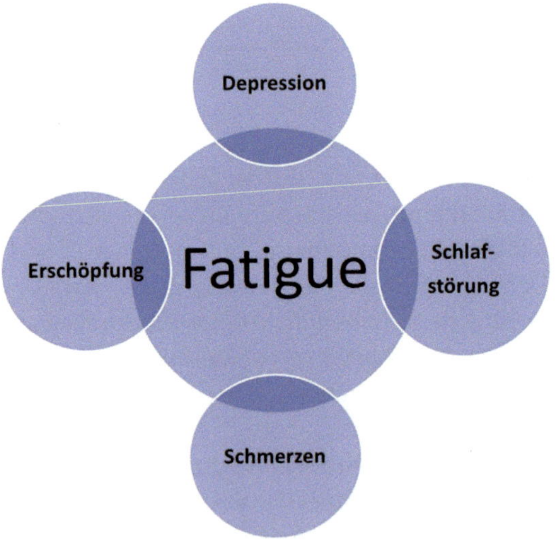

Abb. [45] Das chronische Müdigkeitssyndrom (Fatigue-Syndrom) und seine Folgen

Aus diesem Grund sollte das Fatigue-Syndrom bei Sklerodermie nicht isoliert betrachtet und behandelt werden, sondern auch die Therapie von ggf. vorhandenen chronischen Schmerzen, Schlafstörungen und Depressionen miteinschließen.

Andere Gesundheitsstörungen und Mangelerscheinungen, die zur Müdigkeit beitragen können, müssen ebenfalls ausgeschlossen oder ggf. behandelt werden. Mögliche (andere) Gründe für anhaltende Müdigkeit sind ein Mangel an Schilddrüsenhormonen, Eisenmangel im Blut und/oder ein Mangel an roten Blutkörperchen (Erythrozyten), eine Schwäche (sog. Insuffizienz) des Herzens, der Lunge und/oder der Nieren.

Müdigkeit am Tage kann auch mit mechanisch bedingten Atemstörungen zusammenhängen. Im Rahmen einer diffusen systemischen Sklerodermie kann es beispielsweise u. a. zu Veränderungen der Haut im Bereich des Brustraumes kommen, durch die die Atembewegungen eingeschränkt werden. Derartige Störungen können u. U. erst durch eine Untersuchung in einem Schlaflabor aufgedeckt werden.

Unabhängig von den Ursachen gilt es zu beachten:

> **!** Das chronische Fatigue-Syndrom ist eine ernste Gesundheitsstörung und keine Einbildung der Patienten!

Was hilft gegen die chronische Müdigkeit und Erschöpfung?

Es gibt zahlreiche wissenschaftlich Untersuchungen zur Frage der Therapie des chronischen Fatigue-Syndroms. Diese kommen überwiegend zum gleichen Ergebnis:

> **!** Gegen das chronische Müdigkeitssyndrom bei systemischer Sklerodermie helfen keine Medikamente, sondern:
> - körperliches Ausdauertraining und
> - kognitive Verhaltenstherapie (kVT).

Es mag überraschen, dass körperliches **Ausdauertraining** (und nicht etwa Ausruhen bzw. Schonung) beim Fatigue-Syndrom im Rahmen einer Sklerodermie hilfreich ist. Tatsächlich wird durch aktive Bewegung die Muskulatur trainiert – Gleiches gilt für das Herz-Kreislauf-System und die Atmung. Auch können körperliche Funktionsstörungen, Schlafstörungen sowie das allgemeine Krankheitsgefühl gelindert werden. Um die Ausdauer zu trainieren, eignen sich vor allem Laufen, Schwimmen und Radfahren. Aber auch durch das sog. „Power-Walking" oder Tanzen können positive Effekte erzielt werden. Ein Wechsel zwischen unterschiedlichen Sportarten ist ebenfalls möglich (was Ausdauersport im Körper genau bewirkt und wie man die eigene Ausdauer trainiert bzw. den Trainingserfolg kontrolliert, kann im Kapitel „Kraft- und Ausdauertraining" nachgelesen werden). Wichtig ist:

> **!** Machen Sie den Sport, der am besten zu Ihnen passt und Ihnen am meisten Freude bringt.

Neben dem Ausdauersport hilft beim chronischen Müdigkeitssyndrom die sog. **kognitive Verhaltenstherapie (kVT)**. Während das Ausdauertraining sich vor allem auf die körperlichen Anzeichen des Fatigue-Syndroms auswirkt, hilft die Verhaltenstherapie, die psychischen Auswirkungen des Müdigkeitssyndroms besser zu bewältigen. In der kVT werden aktuelle Probleme der Betroffenen in den Mittelpunkt gestellt und Lösungen erarbeitet. Dabei ist die Annahme zentral, dass sich das Denken, Fühlen und Verhalten gegenseitig und diese 3 insgesamt das Wohlbefinden beeinflussen.

> **!** Die kognitive Verhaltenstherapie hilft, die Sicht auf jene Dinge, die zu Stress führen, zu verändern, um so das Wohlbefinden zu steigern.

Unterstützt werden die psychologischen Gespräche durch Entspannungsübungen und Trainingsmaßnahmen zur Stress- oder Schmerzbewältigung.

Schmerz

Es gibt kaum ein Symptom bei Sklerodermie, das so häufig ist wie der Schmerz. 9 von 10 Patienten mit Sklerodermie sind davon betroffen, jeder 2. von ihnen nahezu täglich.

Beispiele für Schmerzen bei Sklerodermie sind:

- Schmerzen während des Raynaud-Anfalls
- Schmerzhafte Fingergeschwüre
- Schmerzhafte Verkalkungen der Haut
- Schmerzen der Muskeln und Gelenke
- Schmerzen in der Speiseröhre und beim Schlucken
- Herzschmerzen
- Schmerzen in den Beinen
- Gesichtsschmerzen

Ursachen von Schmerz bei Sklerodermie

Nicht immer haben Schmerzen nur eine Ursache. So können z. B. Muskel- oder Gelenkschmerzen Folge des durch die Sklerodermie hervorgerufenen körperlichen Schadens sein. Gleichzeitig können aber auch Stressfaktoren als Reaktion auf die Diagnose zur Schmerzausprägung beitragen. Schon daraus ergibt sich die Notwendigkeit, den Schmerz nicht allein mit Medikamenten, die sich gegen Entzündungen oder degenerative Schäden im Körper richten, zu behandeln.

Besonders schwierig wird es, wenn eventuell schon vor Ausbruch der Sklerodermie eine Depression oder Angststörung bestand, da diese seelischen Krankheiten die Sklerodermie-bedingten Schmerzen überlagern können. Gerade im Fall von Begutachtungen z. B. in einem Rentenverfahren wird dann von den Gutachtern nicht selten und ohne die notwendige Gesamtbetrachtung, die psychische Dimension der Schmerzen als Beleg dafür gesehen, dass die Schmerzen im vorliegenden Fall nichts mit der Sklerodermie zu tun haben. Hier kann der Sklerodermie-Spezialist helfen, die oft komplexen Schmerzen bei Sklerodermie richtig einzuordnen.

Was Schmerz bewirkt

Schmerz ist immer eine individuelle Erfahrung und kann nur von dem Betroffenen selbst beurteilt werden. Jeder Schmerz ist real und keine Einbildung. Die Stärke des Schmerzes bei Sklerodermie korreliert schlecht mit objektiven Messwerten wie z. B. dem Ausmaß der Entzündung, der Hautverhärtung oder der Durchblutungsstörung. Oft gehen Gelenk- und Muskelschmerzen bei Sklerodermie ohne nachweisbare Entzündung einher. Anhaltende Schmerzen können den Schlaf stören, die tägliche Arbeit zuhause und im Beruf stark beeinträchtigen, die Lebensqualität herabsetzen und zu Depressionen führen.

Auch das Immunsystem hat eine Schlüsselfunktion bei Schmerzen. So führen anhaltender Stress und Schmerzen zu Veränderungen des Immunsystems, wodurch Entzündungen im Körper gefördert werden können. Wenn Schmerzen länger anhalten, werden unsere Reaktionssysteme im Körper empfindlicher und unverhältnismäßig aktiviert, was zur Verstärkung der chronischen Schmerzen beitragen kann.

Nicht nur verletztes Gewebe, sondern auch Ängste und Erinnerungen an zurückliegende schmerzhafte Situationen setzen Nervenimpulse frei, die im Gehirn verarbeitet werden und Teil der Schmerzerfahrung sein können. Schmerzen sind also nicht immer gleichbedeutend mit einer aktuellen Gewebeschädigung. Das Schmerzerleben wird auch durch psychosoziale Faktoren, z. B. dem Vorhandensein oder Fehlen sozialer Unterstützung durch Freunde und Familie, beeinflusst.

Akuter und chronischer Schmerz

Bei der Behandlung von Schmerzen muss man unterscheiden, ob es sich um einen akuten Schmerz (zum Beispiel Schmerzen im Rahmen eines Raynaud-Anfalls) oder um einen chronischen Schmerz handelt (zum Beispiel schmerzhafte Fingergeschwüre bei Sklerodermie). Etwas willkürlich hat man festgelegt, dass man von einem chronischen Schmerz spricht, wenn dieser länger als 3 Monate andauert oder länger als 6 Monate immer wieder auftritt.

Akute Schmerzen sind ursächlich meist klar zuzuordnen und man wird versuchen, den Schmerzauslöser zu beseitigen. Bei akuten Schmerzen, z. B. beim durch Kältebelastung ausgelösten Raynaud-Anfall der Hände, wird man versuchen, mit Wärmetherapien oder Biofeedback die gestörte Durchblutung zu kompensieren. Wenn das nicht ausreicht oder nicht möglich ist, wird man mit durchblutungsfördernden Medikamenten das Raynaud-Syndrom therapieren und ggf. mit Schmerzmedikamenten die Schmerzweiterleitung an das Gehirn blockieren.

Bei chronischen Schmerzen liegen hingegen besondere Bedingungen vor, die eine andere Strategie erfordern. Chronische Schmerzen können ohne erkennbare körperliche Veränderung vorliegen. Sie beruhen meist auf einer dauerhaften Gewebeschädigung oder einer andauernden Reizung oder Schädigung eines Nervs, oft verbunden mit fehlerhaften Informationen im Gehirn über den tatsächlichen Gesundheitszustand der Gewebe.

Auch Gedankenprozesse können einen Schmerzzustand aufrechterhalten. Dem Gehirn wird dann weisgemacht, dass es im Gewebe mehr Gefahren gibt, als dort tatsächlich vorhanden sind. Mit dieser übertriebenen Schmerzerfahrung werden auch andere Systeme im Körper länger als notwendig aktiviert, so z. B. das autonome Nervensystem, das Hormonsystem, das Bewegungssystem und das Immunsystem. Bei chronischen Schmerzen hat der Schmerz seine Warnfunktion oft verloren und sich von seinem Auslöser abgekoppelt. Er erlangt damit selbstständigen Krankheitswert.

! Es handelt sich bei Sklerodermie meist um chronische Schmerzen mit Veränderungen in den Schmerzbahnen und Veränderungen der Schmerzwahrnehmung im Gehirn. Man spricht bei chronischen Schmerzen deshalb auch von einer *Schmerzkrankheit*.

> **!** Diagnose und Therapie von Schmerzen bei der Systemischen Sklerodermie sind Teamwork. Chronische Schmerzen bei Sklerodermie, die auf eine Standardbehandlung nicht ausreichend ansprechen, sollten Anlass sein, frühzeitig Schmerzmediziner als Spezialisten für Schmerztherapie hinzuzuziehen.

> **!** Bei chronischen Schmerzen reicht eine alleinige medikamentöse Schmerztherapie oft nicht aus. Notwendig ist ein Therapiekonzept, das von Anfang an medikamentöse und nicht-medikamentöse Therapien einschließlich psychologischer Verfahren miteinander kombiniert (sog. *Multimodale Schmerztherapie*).

> **!** Eine möglichst frühzeitige und vollständige Schmerzunterdrückung ist der wichtigste Weg zur Verhinderung chronischer Schmerzen.

Die medikamentöse „Standardbehandlung" chronischer Schmerzen bei Sklerodermie beschränkt sich in der Praxis meist auf nur wenige Medikamente. Dabei wird oft vergessen, dass das „Arsenal" möglicher Schmerzmedikamente bei chronischen Schmerzen, unter Beachtung des jeweiligen Risikoprofils des Patienten und der zu verwendenden Substanz, sehr viel umfangreicher, differenzierter und wirkungsvoller ist.
Außerdem spielt bei der Wahl des geeigneten Medikaments eine Rolle, ob der chronische Schmerz bei Sklerodermie vorwiegend entzündungsbedingt ist oder Folge einer Nervenbeeinträchtigung (sog. neuropathischer Schmerz). Ca. jeder 5. Sklerodermiepatient leidet unter neuropathischen Schmerzen, bei denen vor allem sog. Neuroleptika helfen, aber auch Medikamente, die primär wegen depressiver Zustände zugelassen sind, und nicht zuletzt auch stärkere Medikamente, sogenannte Opiate.
Bei stärkeren Schmerzen kommt auch eine Kombination eines entzündungshemmenden Medikaments (z. B. Paracetamol) und eines Opiats (z. B. Tramadol) infrage. Mit dieser Fix-Kombination lassen sich chronische Schmerzen bei Sklerodermie oft gut behandeln.
Weitere Möglichkeiten sind, in Abhängigkeit vom Ort der Schmerzen, Nervenstimulationen über die Haut (Transkutane Nervenstimulation, „TENS") oder Stimulationen von Nervenbahnen im Rückenmark (Hinterstrang-Stimulation). Akupunktur kann im Einzelfall ergänzend helfen.

Therapie chronischer Schmerzen (1)

Medikamente

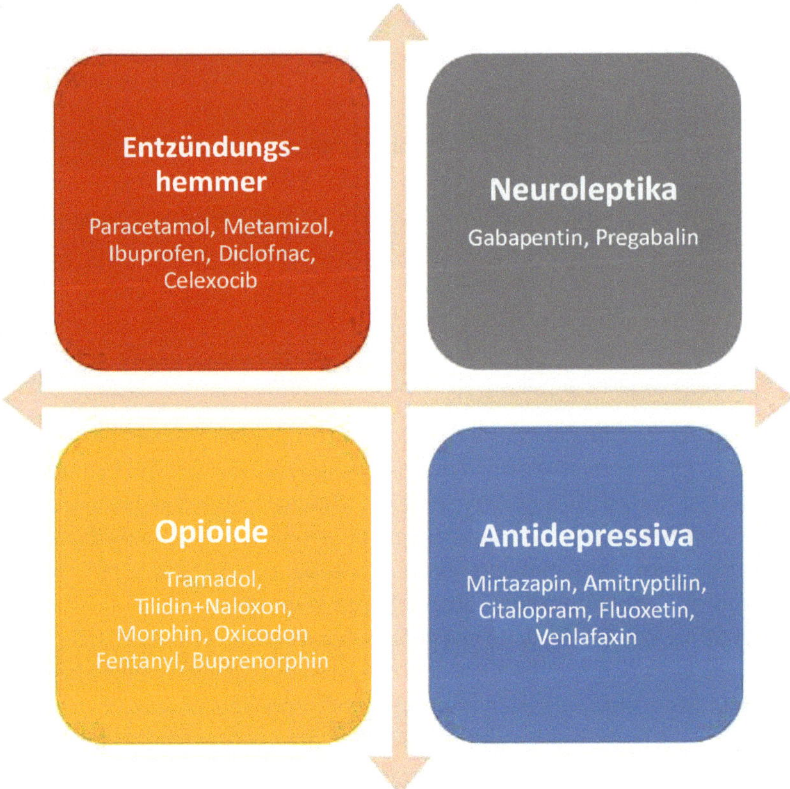

Abb. [46] Medikamente zur Therapie chronischer Schmerzen

Therapie chronischer Schmerzen (2)

Psychologische Verfahren

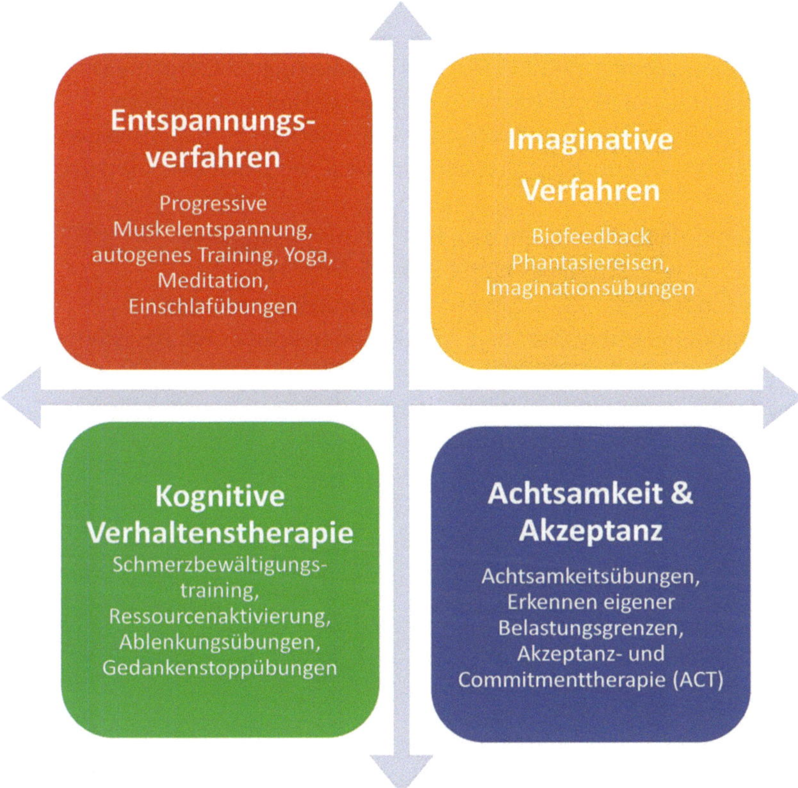
Entspannungs-
verfahren
Progressive
Muskelentspannung,
autogenes Training, Yoga,
Meditation,
Einschlafübungen
Imaginative
Verfahren
Biofeedback
Phantasiereisen,
Imaginationsübungen
Kognitive
Verhaltenstherapie
Schmerzbewältigungs-
training,
Ressourcenaktivierung,
Ablenkungsübungen,
Gedankenstoppübungen
Achtsamkeit &
Akzeptanz
Achtsamkeitsübungen,
Erkennen eigener
Belastungsgrenzen,
Akzeptanz- und
Commitmenttherapie (ACT)

Abb. [47] Psychologische Verfahren zur Therapie chronischer Schmerzen

Psychische Faktoren können chronische Schmerzen aufrechterhalten und so zur Chronifizierung der Schmerzen beitragen. Umgekehrt können chronische Schmerzen zuvor psychisch ausgeglichene Menschen seelisch stark belasten. Diese Zusammenhänge bewusst zu machen und nach Lösungsmöglichkeiten zu suchen, ist Aufgabe der *Schmerzpsychotherapie*, einer speziellen Form der kognitiven Verhaltenstherapie.

Hauptziele der Schmerzpsychotherapie sind

- Erkennen und Stärkung eigener Kraft- und Motivationsquellen (Ressourcen)

- Motivation zum selbstverantwortlichen Krankheitsmanagement
- Förderung einer positiven Körperwahrnehmung
- Vermeidung von Überforderung durch besseres Erkennen eigener Leistungsgrenzen
- Besseres Gleichgewicht zwischen Anspannung und Entspannung
- Erkennen und Abbau schmerzverstärkender Verhaltensweisen
- Erkennen und Förderung schmerzvermindernder Verhaltensweisen
- Beachten eigener biologischer Rhythmen, z. B. Schlaf-Wach-Rhythmus

Schulungsmaßnahmen zum besseren Schmerzverständnis
- Sind ein sehr wirksames Mittel gegen Schmerzen
- Vermindern das Gefühl der Bedrohung durch Schmerzen
- Verringern nicht notwendige Aktivierungen unserer Schutzsysteme
- Normalisieren Funktionen unseres Immunsystems
- Erhöhen, in Verbindung mit Bewegungstherapie, die physische Leistungsfähigkeit und Lebensqualität

Therapie chronischer Schmerzen (3)

Physiotherapie & physikalische Medizin

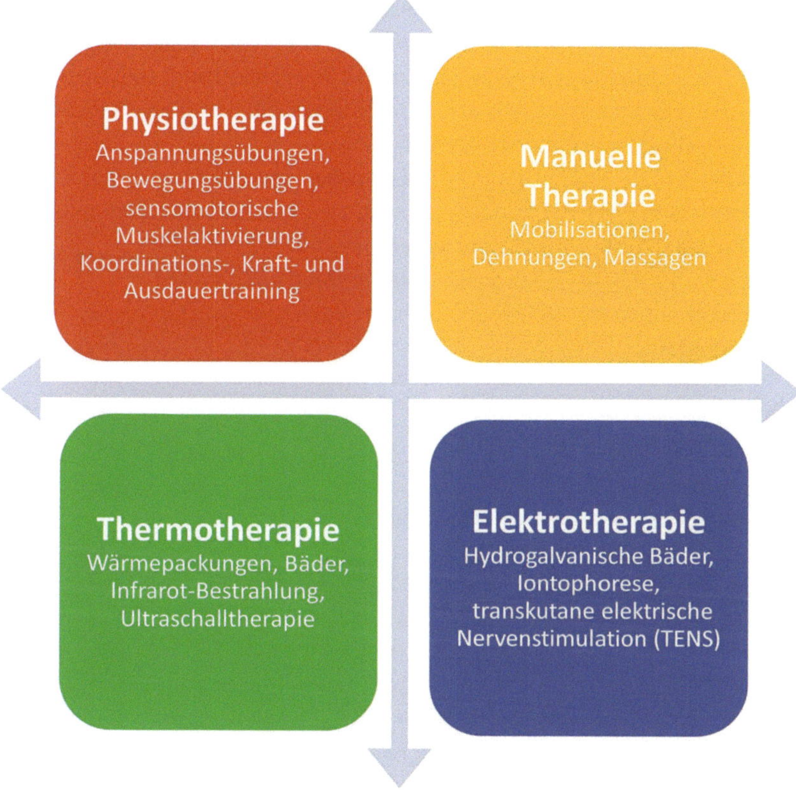

Abb. [48] Physiotherapie und physikalische Medizin zur Therapie chronischer Schmerzen

Schmerz und Bewegungseinschränkung bilden eine schwierige Kombination: Einerseits führt eine schmerzbedingte Schonhaltung zur Verkürzung des Gelenk-Band-Apparates und Sehnen sowie zur Muskelatrophie, andererseits führt Schmerz zur Gelenkfehlhaltung und zur Muskelverspannung. In beiden Fällen resultieren Einschränkungen der Bewegung, die den Schmerz weiter verstärken.

Ziel von Physiotherapie und physikalischer Medizin ist es, in Verbindung mit Schmerzmedikamenten, diesen negativen Schmerzzyklus zu durchbrechen. Schmerzmedikation und Physiotherapie/physikalische Medizin unterstützen sich hierbei gegenseitig.

Physiotherapie und physikalische Medizin sollten Patienten mit chronischen Schmerzen vom Arzt sofort verordnet werden und auch langfristig Teil der Schmerztherapie bleiben. Darüber hinaus sind regelmäßige, unter Umständen tägliche häusliche Übungen und Trainingsmaßnahmen nach vorheriger Anleitung sehr wichtig. Arzt und Physiotherapeut sollten im Rahmen der Schmerztherapie eng zusammenarbeiten und den Behandlungsfortschritt miteinander besprechen.
Die Indikation zur Physiotherapie und physikalischen Medizin umfasst nicht nur Schmerzen des Bewegungsapparates, sondern auch Schmerzen des Herz-Kreislauf-Systems und des Nervensystems.
Wichtig sind aufeinander abgestimmte Therapiemaßnahmen

- Physiotherapie mit aktiver und passiver Bewegungstherapie
- Ergotherapie
- Massagen
- Wärmetherapien
- Elektrotherapie und Ultraschallbehandlung
- Phototherapie
- Manuelle und apparative Mobilisation
- Weichteil- und Dehntechniken
- Koordinationstraining
- Kraft- und Ausdauertraining

Juckreiz

Juckreiz ist bei Sklerodermie häufig. Er kann sehr quälend sein und die Lebensqualität der Betroffenen stark beeinträchtigen. Obgleich Juckreiz eine oft sehr unangenehme Sensation der Haut ist, liegen die Ursachen des Juckreizes nicht immer in der Haut begründet, sondern können auch Folge von Störungen innerer Organe sein, Folge von Allergien, von Arzneimittelwirkungen oder gelegentlich auch psychisch überlagert sein. Wie auch beim Schmerz aber gilt:

! Juckreiz ist immer real und kann nur individuell vom Betroffenen gespürt werden.

Die Ursachen des Juckreizes bei Sklerodermie sind nicht genau bekannt. Ein möglicher Grund ist die Hauttrockenheit als Folge eines Funktionsverlustes oder einer Schädigung von Schweißdrüsen der Haut durch vermehrte Bindegewebsablagerung. Weitere Auslöser des chronischen Juckreizes können Medikamente sein, z. B. Kalziumkanalblocker (Nifedipin, Amlodipin), die häufig wegen des Raynaud-Syndroms verschrieben werden. Weitere mögliche Gründe sind assoziierte Erkrankungen zum Beispiel der Nieren, der Leber oder des Magen-Darm-Trakts. Vielfach sind die Ursachen jedoch noch unbekannt (Abbildung 49).

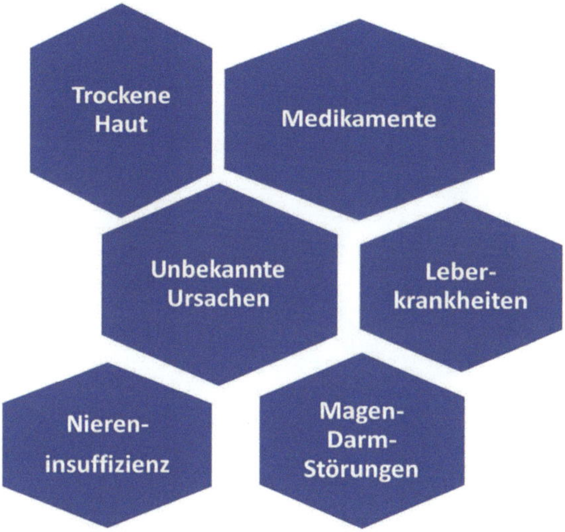

Abb. [49] Juckreiz-Ursachen bei Sklerodermie

Wahrscheinlich sind auch Veränderungen der den Juckreiz zur Empfindungsstation Gehirn fortleitenden Nerven von Bedeutung. In Anlehnung zum Schmerz „no brain – no pain" könnte man sagen „no brain – no itch", denn die Juckreizwahrnehmung entsteht ebenso wie die Schmerzwahrnehmung erst im Gehirn.
Müdigkeit (Fatigue-Syndrom, s. o.) und Stress können den Juckreiz verstärken. Umgekehrt führt chronischer Juckreiz oft zu Schlafstörungen und depressiven Störungen (Abbildung 50).

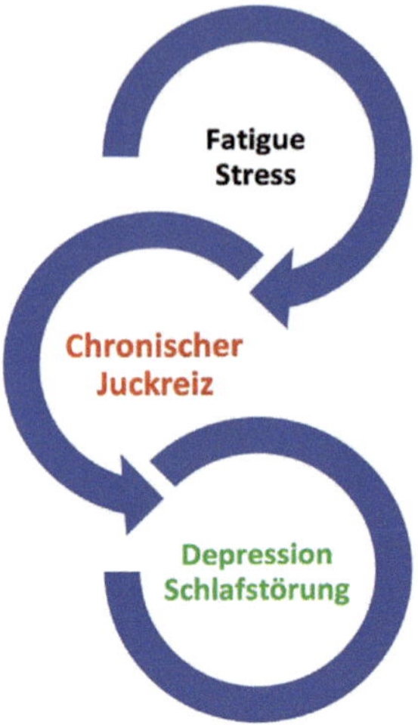

Abb. [50] Chronischer Juckreiz bei Sklerodermie: Wechselwirkungen

Therapie des Juckreizes

Medikamente, die bei Juckreiz häufig eingesetzt werden, sind zum einen sog. Antihistaminika (z. B. Cetirizin, Levocetirizin, Bilastin), zum anderen, wie schon beim neuropathischen Schmerz, Gabapentin und Pregabalin. Wenn diese Medikamente nicht zur Verbesserung führen, hat sich bei Sklerodermie Naltrexon in niedriger Dosis bewährt.
Außerdem sind oft auch ultraviolette Strahlen (Teile des natürlichen Sonnenlichts) gegen Juckreiz wirksam, z. B. UVA1- oder UVB-Strahlen. Ergänzend werden gegen die Hauttrockenheit wirkende Hautpflegemittel eingesetzt. Bekannt sind bestimmt Hautöle wie zum Beispiel Mandelöl. Auch Pflegemittel, die Harnstoff und/oder Eucerin enthalten, kommen zum Einsatz. Hilfreich ist auch der juckreizhemmende Zusatz Polidocanol. Wichtig ist ein stufenweises Vorgehen gegen den Juckreiz, das sowohl die Basispflege der trockenen Haut als auch die verschiedenen medikamentösen Therapien umfasst.

Medikamentöse Therapie des chronischen Juckreizes

1. Wahl Antihistaminika	2. Wahl Antikonvulsiva	3. Wahl Antidepressiva
■ Cetiricin ■ Levocetiricin ■ Bilastin ■ Desloratadin ■ Fexofenadin	■ Gabapentin ■ Pregabalin	■ Paroxetin ■ Fluoxetin ■ Sertralin ■ Citalopram ■ Mirtazapin ■ Doxepin

4. Wahl Dermatologische Fototherapie	5. Wahl Opiod-Rezeptor-Antagonisten
■ Bestrahlung der Haut mit UVB 311 nm	■ Naltrexon ■ Naloxon

Basispflege der Haut bei chronischem Juckreiz

Waschen und Duschen bei trockener Haut

- Pruri-med® Waschemulsion (Permamed AG, Therwil, Schweiz)
- sebamed® Trockene Haut Waschemulsion (Sebamed GmbH & Co.KG, Boppard, Deutschland)
- Antidry Wash® (Merz Pharma, Allschwil, Schweiz)

Pflege der trockenen Haut

- Pruri-med Lipolotion® (Permamed AG, Therwil, Schweiz)
- Antidry Lotion® (Merz Pharma, Frankfurt/Main, Deutschland)
- Antidry calm® (Merz Pharma, Frankfurt/Main, Deutschland)
- Optiderm Creme® (Almirall AG, Wallisellen, Schweiz)
- Antidry Mandelölsalbe® (Merz Pharma, Frankfurt/Main, Deutschland)
- Eucerin 10% Urea® (Beiersdorf AG, Hamburg, Deutschland)
- sebamed® Trockene Haut Pflegelotion (Sebapharma GmbH & Co.KG, Bad Salzig, Deutschland)

Stuhlinkontinenz

Schätzungsweise 20% bis 30% der Sklerodermiepatienten können im Verlauf ihrer Krankheit ihren Stuhlgang zwischen den regulären Toilettengängen nicht mehr vollständig kontrollieren (Stuhlinkontinenz). Diese Insuffizienz belastet die Betroffenen außerordentlich und führt nicht selten zur sozialen Isolierung. Aus Schamgefühl und Angst sprechen die Betroffenen oft nicht mit ihrem Arzt /ihrer Ärztin über ihre Stuhlinkontinenz und auch der betreuende Arzt vermeidet meist die Frage nach diesem bei Skleroder-

mie häufigen Symptom. Diese doppelte Vermeidungsstrategie verzögert nicht nur Diagnose und Therapie, sondern kostet den Betroffenen auch viel Lebensqualität.
Ursächlich für die Stuhlinkontinenz bei Sklerodermie sind wahrscheinlich entzündliche Veränderungen im unteren Verdauungstrakt sowie Funktionsstörungen der Nerven, die die Stuhlentleerung steuern.
Wichtig ist eine genaue Diagnostik mit klinischer Untersuchung plus Druckmessung der unteren Verschlussmuskulatur im Bereich des Enddarms, eventuell ergänzt durch Ultraschall- und MRT-Untersuchungen.

Die Therapie der Stuhlinkontinenz bei Sklerodermie umfasst:

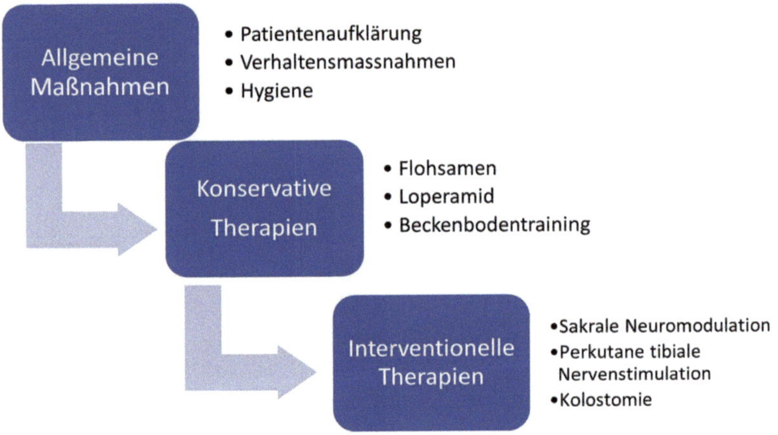

Abb. [51] Therapie der Stuhlinkontinenz bei Systemischer Sklerodermie

Allgemeine Maßnahmen

Patientenaufklärung

Wichtig ist zunächst eine gute Aufklärung der Betroffenen über die normalen Abläufe der Stuhlformung im Dickdarm:

1. durch Wasserentzug aus dem verdauten Rest des Speisebreis und dem Rücktransport der Flüssigkeit zurück in den Körperkreislauf.
2. über die nervale Steuerung der Schließmuskeln zur Austreibung des Stuhls aus dem Enddarm, ausgelöst durch den Druck des geformten Stuhls auf die Darmwand und der reflektorischen Öffnung des inneren und äußeren Schließmuskels.

Verhaltensmaßnahmen

Allgemeine Maßnahmen beinhalten den Verzicht auf Nahrungsmittel, die die Konsistenz des Stuhls herabsetzen können, wie zum Beispiel alkoholische und koffeinhaltige Getränke, stark fetthaltige und gewürzte Speisen, ein übermäßiger Früchteverzehr sowie die Verwendung von künstlichen Süßstoffen. Konsistenz-verbessernd wirken z. B. Reis, Haferflocken sowie klein geriebene Möhren und Äpfel.

Hygiene

Die allgemeinen Hygienemaßnahmen beinhalten eine gute und schonende Stuhlhygiene zur Säuberung der äußeren Haut im Bereich des Darmausgangs und anschließender Hautpflege, z. B. mit einer zinkhaltigen Pflegesalbe bei trockener Haut und Hauteinrissen.

Konservative Therapien

Flohsamen

Flohsamen sind die getrockneten Samen bestimmter Wegerich-Gewächse, die Schleim- und Ballaststoffe zur Stuhlregulierung enthalten. Mit dem Zusatz von Flohsamen zur Nahrung kann erreicht werden, dass sich die Konsistenz des Stuhls festigt und das Stuhlvolumen erhöht wird, was in vielen Fällen bereits nach kurzer Zeit zu einer Besserung der Stuhlinkontinenz führt. Es ist wichtig, dass Flohsamen mit ausreichend Wasser eingenommen werden.

Loperamid

Bei flüssigem Stuhl hat sich die Gabe von Loperamid bewährt. Loperamid reduziert die erhöhte Darmbewegung (Motilität). Durch die verlangsamte Transportgeschwindigkeit im Darm hat der Körper länger Zeit, Wasser und Elektrolyte wieder aufzunehmen, sodass sich der Stuhl festigt.

Beckenbodentraining

Eine weitere wichtige Therapie der Stuhlinkontinenz ist das Beckenbodentraining zur Stärkung der Beckenbodenmuskulatur sowie zur Wahrnehmung und Toleranz von rektalen Dehnungsreizen. Nach physiotherapeutischer Anleitung kann das Beckenbodentraining zu Hause weitergeführt werden, wobei sich ein tägliches Üben bewährt hat. Das Beckenbodentraining kann durch Biofeedback in seiner Wirkung weiter gesteigert werden.

Interventionelle Therapien

Sakrale Neuromodulation (SNS)

Über die Haut werden durch einen Nervenstimulator kleine Stromimpulse ausgesendet, die die Sakralnerven, die für die Aktivität des Schließmuskels des Enddarms verantwortlich sind, stimulieren. Nach einer erfolgreichen Testphase wird der Impulsgeber mitsamt seiner Batterie in einem 2. Schritt in örtlicher Betäubung dauerhaft unter die Haut implantiert (ähnlich wie bei einem Herzschrittmacher). Diese Methode führte bei fast 90 % der Betroffenen zu einer signifikanten Verbesserung der Stuhlinkontinenz.

Perkutane tibiale Nervenstimulation (PTNS)

Ohne jede operative Maßnahme lässt sich der Schließmuskel des Enddarms über die Hautoberfläche stimulieren, wenn die von einem Taktgeber ausgesendeten Impulse den hinteren Ast des Oberschenkelnerven (Nervus tibialis posterior) erreichen. Diese Methode heißt „Perkutane tibiale Nervenstimulation" (PTNS). Die Therapie erfolgt einmal pro Woche über mindestens 10 bis 12 Wochen. Ihre Erfolgsquote liegt bei ca. 60 %.

Kolostomie

Als „letztes Mittel", und nur, wenn die vorgenannten Verfahren nicht ausreichend helfen, kann bei anhaltend hohem Leidensdruck ein künstlicher Darmausgang (med. *Kolostomie*) eine Lösung bieten, die dann seitens der Betroffenen eine hohe Zufriedenheit aufweist.

Ausblick

Noch experimentell, aber in Vorstudien am Menschen ist ein neuer Ansatz der regenerativen Medizin sehr vielversprechend, die sogenannte „Injektion von autologen Myoblasten". Mit diesem neuen Verfahren werden körpereigene Muskelzellen in den geschwächten Schließmuskel transplantiert und zur Vermehrung angeregt. Auf diese Weise wird der geschwächte Schließmuskel in seiner Funktion gestärkt und die Stuhlinkontinenz gebessert.

Körperbild

Ein weiteres „Tabuthema" sind Probleme, die Sklerodermiebetroffene mit Veränderungen ihres Körperbildes haben können, insbesondere mit Sklerodermie-bedingten äußeren Veränderungen des Gesichts und der Hände. Diese sichtbaren Veränderungen können das Selbstbild der Betroffenen gravierend stören, ihr Selbstbewusstsein schwächen, sozialen Rückzug

einleiten und erhebliche Unsicherheiten bis in den intimen Bereich hinein auslösen.
„Schönheitsfragen" von Sklerodermiebetroffenen wurden von der wissenschaftlichen Medizin lange Zeit vernachlässigt und sie spielen leider in der praktischen ärztlichen Betreuung von Sklerodermiepatienten immer noch keine wichtige Rolle. Die Vernachlässigung dieses Themas widerspricht dem Kerngedanken des bio-psycho-sozialen Modells von Krankheit, wie es die Weltgesundheitsorganisation (WHO) schon vor vielen Jahren formuliert hat. Die nicht selten gravierenden äußeren Veränderungen bei Sklerodermie haben häufig negative Auswirkungen auf die Psyche (Selbstbild, Selbstwertschätzung) und den sozialen Kontext der Betroffenen (Partnerschaft, Freunde und Familie, Beruf) und dürfen deshalb bei der Behandlung der Sklerodermie nicht vergessen werden.
In der ästhetischen und kosmetischen Dermatologie kommen verschiedene Verfahren zum Einsatz, um Hautveränderungen zu korrigieren (z. B. Faltenkorrektur im Bereich der Mundumgebung mittels Hyaluronsäure und Botulinum-Toxin, umgangssprachlich „Botox", Permanent-Make-up bei Lippenverschmälerung, Laser-Therapie von roten Äderchen – sog. Teleangiektasien im Gesicht und Dekollete, Eigenfettunterspritzung zum Volumenausgleich im Gesicht). Eine bessere Zusammenarbeit von Rheumatologen und Dermatologen ist notwendig, um diese wichtigen Aspekte der Therapie der Systemischen Sklerodermie nicht weiter zu vernachlässigen.

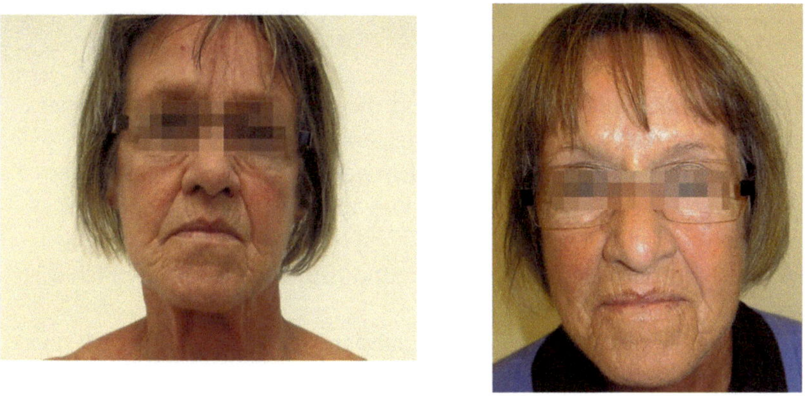

Abb. [52] Verbesserung des Hautbildes bei Systemischer Sklerodermie durch Hyaluronsäure – Unterspritzung und Lasertherapie – vorher/nachher

Beispiele der Ästhetischen Dermatologie zur Verbesserung des Hautbildes

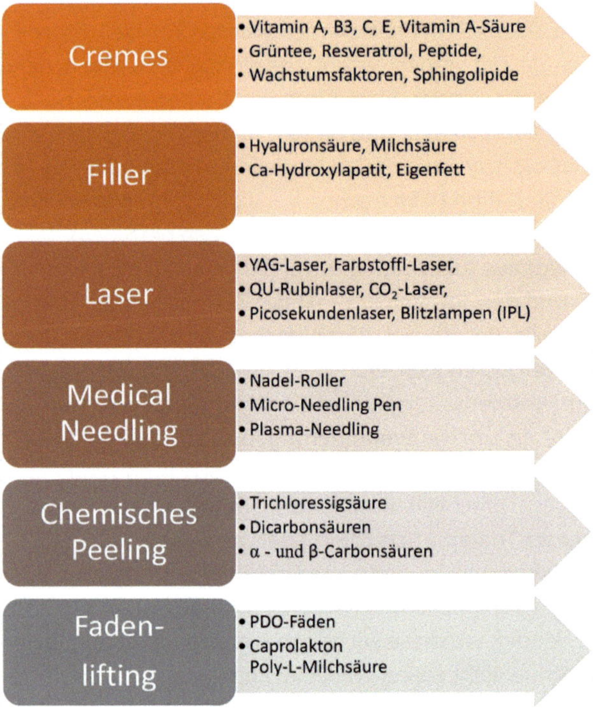

Abb. [53] Möglichkeiten der ästhetischen Dermatologie zur Verbessrung des Hautbildes

Es wäre in einem ersten Schritt wichtig, die Themen „Veränderungen des Körperbildes und Sklerodermie“ sowie „Störungen der Sexualität und Sklerodermie“ im ärztlichen Gespräch in geeigneter Weise und zu einem passenden Zeitpunkt anzusprechen, was aber selten, wenn überhaupt geschieht.

Für die Selbstreflexion und als Vorbereitung auf ein solches Gespräch wären folgende Fragen hilfreich:

„Wie beeinflussen die körperlichen Veränderungen der Sklerodermie mein Selbstwertgefühl?“

„Fühle ich mich durch die Sklerodermie weniger attraktiv?“

„Haben die körperlichen Veränderungen der Sklerodermie Einfluss auf meine Sexualität?“

Sexualität

Zahlreiche Faktoren (Abbildung 54) können die Sexualität der Betroffenen negativ beeinflussen. Es ist wichtig, dieses Thema behutsam in das ärztliche Gespräch aufzunehmen und bei Bedarf zu vertiefen.

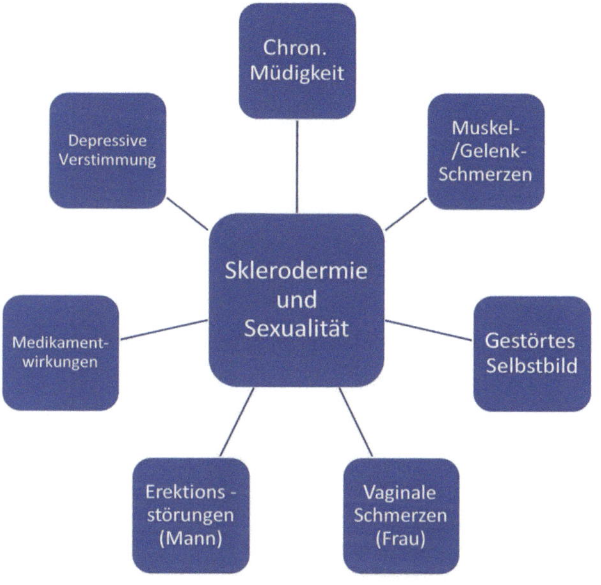

Abb. [54] Faktoren, die die Sexualität bei Sklerodermie ungünstig beeinflussen können

Die Sklerodermie kann die Sexualität auf verschiedene Weise ungünstig beeinflussen zum Beispiel durch:

- Chronische Müdigkeit (Fatigue-Syndrom)
- Schmerzen in den Gelenken und Muskeln
- Unsicherheit wegen eines veränderten Äußeren
- Depressive Verstimmungen
- Probleme beim Küssen wegen einer verkleinerten Mundöffnung oder eingeschränkter Zungenbeweglichkeit
- Ängste, den Partner/die Partnerin wegen der veränderten Haut zu berühren oder berührt zu werden

Während diese Faktoren beim Thema Sexualität und Sklerodermie unmittelbar einleuchten, weiß man aus Untersuchungen, dass auch folgende Faktoren die sexuelle Aktivität der Betroffenen ungünstig beeinflussen können:

- Refluxprobleme
- Atemprobleme
- Symptome des Raynaud-Phänomens

Spezielle Probleme beim Thema Sexualität und Sklerodermie sind aufseiten der Frau

- Trockenheit der Scheide,
- vaginale Schmerzen bei der Penetration

und aufseiten des Mannes

- Potenzprobleme (Erektionsstörungen)

Außerdem können Medikamente unerwünschte Wirkungen auf die Sexualität haben:

Medikamente mit ungünstiger Wirkung auf die Sexualität

Medikament	Auswirkung auf Lust	Erregungsfähigkeit	Orgasmus
Alkohol	Anfänglich gesteigert, dann vermindert	Vermindert	Stark vermindert
Schmerzmittel	Vermindert	Vermindert	Vermindert
Antidepressiva	Häufig vermindert	Vermindert	Vermindert
H2-Antihistaminika		z. T. erektile Funktionsstörungen	
Betablocker	Vermindert	Erektionsstörungen	
Diuretika		Erektionsstörungen z. T. trockene Scheide	
Benzodiazepine	Vermindert	Vermindert	Vermindert
Phenothiazine	Vermindert	Vermindert	Vermindert

Aus der Aufzählung möglicher Einflüsse auf Sexualität bei Sklerodermie wird deutlich, dass Hilfen und Lösungen, je nachdem welche Faktoren im speziellen Fall vorliegen, ganz unterschiedlich ausfallen müssen.
Die durch die Sklerodermie bedingten körperlichen Einschränkungen können es nötig machen, den Geschlechtsverkehr miteinander zu planen mit vorbereitenden warmen Entspannungsbädern, Partnermassagen und ggf. vorheriger Einnahme von Schmerzmitteln. Auch sollten die Körperstellungen so aufeinander abgestimmt werden, dass sie für beide Partner

angenehm sind. Überlegenswert sind auch der Einsatz von stimulierenden Hilfsmitteln zur Steigerung der Lust und das Ausprobieren sexueller Alternativen jenseits der Penetration.

Trockenheit der Scheide

Unter Scheidentrockenheit leiden Sklerodermiepatientinnen bis zu 8 Mal häufiger als vergleichbare gesunde Frauen. Es handelt sich also um ein häufiges Problem bei Sklerodermie, leider wieder auch um ein Problem, über das während der ärztlichen Sprechstunde nur selten gesprochen wird und nach dem auch der Arzt eher selten fragt.
Die Trockenheit der Scheide kann Teil eines allgemeinen Trockenheitssyndroms (sog. Sicca-Syndrom) der Schleimhäute sein, das mit der Sklerodermie assoziiert verlaufen kann. Oft bestehen zusätzlich dann auch eine Trockenheit der Mund- und Nasenschleimhaut und eine Trockenheit der Augen.
Die Trockenheit der Scheide kann auch Folge einer Hormonumstellung z. B. während der Menopause sein. Während beim Trockenheitssyndrom die nachlassende Tätigkeit der Schleim-produzierenden Drüsen auf Entzündungsvorgänge im Rahmen der Sklerodermie zurückgeführt wird, ist die Scheidentrockenheit während und nach der Menopause vor allem Folge eines Östrogenmangels.
Die Minderung der schützenden Schleim- und Gleitschicht der Vagina führt zu einer höheren Verletzbarkeit der Vaginalschleimhaut, was zu schmerzhaften Einrissen bei mechanischer Belastung, unter Umständen auch zu Blutungen während der Penetration führen kann.

> **!** Es ist sehr wichtig, über dieses Problem und die mit diesem Problem zusammenhängenden Einschränkungen des Geschlechtsverkehrs offen zu sprechen.

Falls dieses Gespräch nicht zustande kommt und die Gefahr besteht, dass sich einer oder beide Partner voneinander zurückziehen, sollte überlegt werden, ob nicht eine professionelle psychologische Beratung das Gespräch an dieser Stelle wieder in Gang setzen kann.

Therapieempfehlungen

- Eine regelmäßige sexuelle Aktivität ist für die vaginale Gesundheit wichtig.

- Regelmäßige Pflege der Vaginalschleimhaut und der Vulva mit feuchtigkeitsspendenden Ovula, Cremes und Salben. Anwendung mind. 3 Mal/Wo, z. B. mit
  - **Delima®** (PEKANA Naturheilmittel GmbH, Kisslegg, Deutschland)
  - **LaLuna®** (IBSA Institut Biochimique SA, Montagnola, Schweiz)
  - **Deumavan®** (Kaymogyn GmbH, Wiesbaden, Deutschland)
  - **Replens®** (Aurosan GmbH, Essen, Deutschland)
- Gleitmittel
  - auf Wasserbasis (**KY-Gel®**) (Reckitt Benckiser AG, Wallisellen, Schweiz)
  - auf Silikonbasis (**Pjur Med®**) (Amorana, Glattbrugg, Schweiz)

Östrogen-haltige Cremes und Salben

Falls bereits eine Hormonumstellung erfolgt ist (Menopause) und die o. g. Strategien nicht ausreichen, empfiehlt sich, in Absprache mit dem behandelnden Arzt/der behandelnden Ärztin, die Anwendung von Östrogen-haltigen Cremes und Salben bzw. Ovula:
Lokale Östrogentherapie mit Cremes und Salben täglich für 3 Wochen ein bis 2 Mal/Woche über mindestens 6 Monate, zum Beispiel mit

- **Linoladiol N®** (Dr. August Wolff GmbH & Co. KG Arzneimittel, Bielefeld, Deutschland)
- **Estriol Salbe®** (Teofarma s.r.l., 27010 Valle Salimbene PV, Italien)
- **Oestro-Gynaedron®** (Drossapharm AG, Pharmaceuticals, Basel/Arlesheim Schweiz)
- **Ovestin Creme®** (Aspen Pharma Schweiz GmbH, Schweiz)
- **Xapro Creme®** (Jenapharm GmbH & Co. KG, Jena, Deutschland)
- **Cordes Estriol Creme®** (Dr. August Wolff GmbH & Co. KG Arzneimittel, Bielefeld, Deutschland)
- **Oekolp Creme Combi®** (DR. KADE Pharmazeutische Fabrik GmbH, Konstanz, Deutschland)

Östrogen-haltige Vaginalzäpfchen (Ovula)

Lokale Östrogentherapie Zäpfchen täglich für 3 Wochen ein bis 2 Mal/Woche über mindestens 6 Monate, zum Beispiel mit

- **OEKOLP FORTE Ovula® (**Dr. Kade/Besins Pharma GmbH, Berlin, Deutschland)
- **OVESTIN Ovula® (**Aspen Pharma Schweiz GmbH)
- **Estriol Ovulum Jenapharm® (**Jenapharm GmbH & Co. KG, Jena, Deutschland)
- **Ortho Gynest®** (JANSSEN-CILAG Schweiz, Zug, Schweiz)

Potenzstörungen (Erektionsstörungen)

4 von 5 Männern mit Sklerodermie leiden unter Erektionsstörungen. Auch darüber wird leider in der Praxis zu wenig gesprochen. Als Ursache kommen mehrere Gründe infrage:

Allgemeine Risikofaktoren für Erektionsstörungen des Mannes sind

- Mangelnde körperliche Bewegung
- Übergewicht
- Rauchen
- Cholesterinerhöhung
- Diabetes mellitus
- Bluthochdruck
- Nebenwirkungen von Medikamenten, zum Bespiel
  - Diuretika (Thiazide)
  - Blutdrucksenker (Betablocker, Spironolacton)
  - Kortikosteroide
  - Digoxin
  - Cholesterinsenker
  - Antidepressiva
  - Anticholinergika
  - Harnsäuresenker (Allopurinol)
  - Antiepileptika (Phenytoin)

Spezielle Risikofaktoren für Erektionsstörungen des Mannes sind

- Durchblutungsstörungen und Bindegewebsablagerungen im Bereich des Penis
- Nervenstörungen, die den komplizierten Ablauf der Erektion steuern
- Psychische Einflüsse
- Nebenwirkungen von Medikamenten, zum Beispiel
  - Methotrexat
  - Cyclophosphamid

Gerade die oft in der Behandlung des Raynaud-Phänomens zum Einsatz kommenden Kalziumkanalblocker wie Nifedipin und Amlodipin können als Nebenwirkung beim Mann zu Erektionsstörungen führen. Hier empfiehlt sich in Absprache mit dem behandelnden Arzt der Wechsel auf sog. PDE5-Hemmer, deren bekanntester Vertreter Sildenafil ist, besser bekannt unter dem Handelsnamen „Viagra®".

PDE5-Hemmer zur Therapie der Erektionsstörungen beim Mann

Wirkstoff	Sildenafil	Vardenafil	Tadalafil
Eintritt der Wirkung (Minuten)	15 – 30	25	Ab 15
Dauer der Wirkung (Stunden)	4 – 5	4 – 5	Bis 36
Sexuelle Stimulation erforderlich	Ja	Ja	Ja

Sildenafil und Tadalafil werden zunehmend auch für die Behandlung des Raynaud-Phänomens bei Sklerodermie empfohlen, außerdem zur Behandlung von durchblutungsbedingten Wundheilungsstörungen bei Sklerodermie z. B. bei Fingergeschwüren, um deren Abheilung zu beschleunigen, sowie zur Behandlung des Lungenhochdrucks bei Sklerodermie. Es steht hier also eine sehr gute und in aller Regel sehr gut verträgliche Therapie der Gefäß-bedingten Erektionsstörungen bei Sklerodermie zur Verfügung.
Falls diese Medikamente nicht ausreichend wirksam sind oder nicht vertragen werden, können Vakuumpumpen oder Penisprothesen (Schwellkörper-Implantate) zur Therapie der Erektionsstörungen erfolgreich eingesetzt werden.
Nicht zu unterschätzen und sehr viel schwieriger zu behandeln sind die psychischen Bedrückungen, unter denen Männer mit Sklerodermie leiden: Die körperlichen Einschränkungen, die Sorgen um den Erhalt des Arbeitsplatzes und das sichere Einkommen, um die Familie weiter ernähren zu können, sind enorme psychische Belastungen, über die Männer kaum sprechen, wenn überhaupt. Diese Sorgen können schleichend in eine Depression einmünden, aus der die Betroffenen allein oft nicht wieder herausfinden. Die nachlassende Lust am Sex (nachlassende Libido) kann eine Folge dieser Bedrückungen sein und ist immer noch weitgehend tabuisiert. Auch in diesem Fall gilt, dass das Gespräch über diese Sorgen auf die eine oder andere Weise wieder in Gang kommen muss, entweder angestoßen durch eine verständnisvolle und einfühlsame Partnerin oder mit Unterstützung externer psychologischer Hilfe.

Kinderwunsch

Das Thema Kinderwunsch und Schwangerschaft ist für Frauen mit Systemischer Sklerodermie relevant. In diesem Zusammenhang tauchen wichtige Fragen auf, die es zu beantworten gilt:

- Kann eine Schwangerschaft den Verlauf der Sklerodermie der Mutter ungünstig beeinflussen?

- Gibt es Situationen, in denen bei Sklerodermie von einer Schwangerschaft dringend abgeraten wird?
- Bestehen durch die Sklerodermie der Mutter Risiken für das werdende Kind?
- Welche Sklerodermie-Medikamente können die Fruchtbarkeit der Mutter stören?
- Besteht ein Risiko für das werdende Kind, später selbst eine Sklerodermie zu entwickeln?

Im Folgenden will ich versuchen, auf diese Fragen anhand der bekannten Literatur eine Antwort zu finden. Vorausschicken möchte ich und zugleich Mut machen: Während man noch vor wenigen Jahrzehnten, vor allem aus Sorge um das Wohl der Mutter, aber auch wegen möglicher Risiken für das werdende Kind, von einer Schwangerschaft bei Sklerodermie kategorisch abgeraten hat, fällt die Antwort auf die Frage, ob Sklerodermiepatientinnen schwanger werden dürfen, heute sehr viel differenzierter aus.

> **!** Schwangerschaft und Sklerodermie sind keine Gegensätze. Neuere Untersuchungen zeigen, dass die Schwangerschaft von Sklerodermiepatientinnen für Mutter und Kind im Allgemeinen komplikationsarm verläuft.

Dennoch handelt es sich bei Sklerodermie um eine Risikoschwangerschaft! Das Risiko einer Zunahme der Krankheitsaktivität in der Schwangerschaft und nach der Geburt betrifft vor allem Scl70-positive Frauen, Frauen mit kurzem Krankheitsverlauf und Frauen mit fortschreitender Erkrankung und schwerer Organbeteiligung.

> **!** Wichtig ist von Anfang an eine enge Zusammenarbeit von auf dem Gebiet von Risikoschwangerschaften versierten Geburtsmedizinern und betreuenden Sklerodermiespezialisten.

Generell gilt:

1. Das Risiko bei diffuser Systemischer Sklerodermie ist höher als das Risiko bei limitierter Systemischer Sklerodermie.
2. Das Risiko für die Zunahme von Sklerodermiebeschwerden ist umso höher, je größer der bereits eingetretene Schaden lebenswichtiger Organe bei Sklerodermie ist.

! Empfohlen wird, die Schwangerschaft bei Sklerodermie gut zu planen. So sollte die Phase der anfänglich hohen Krankheitsaktivität (meist sind dies die ersten 3 bis 5 Jahre der Erkrankung) zunächst weitgehend stabilisiert werden, bevor die Befruchtung stattfindet.

Diese Empfehlung hat auch im Blick, dass immunsuppressive Medikamente während der Schwangerschaft oft kontraindiziert sind, da sie den Fötus schädigen können.
Kann eine Schwangerschaft den Verlauf der Sklerodermie bei der Mutter ungünstig beeinflussen?

! Ja. Besonderes Augenmerk muss auf den Blutdruck der Schwangeren und ihre Nierenfunktion gelegt werden, da Bluthochdruckkrisen (Komplikationen: Herzschäden, Schlaganfall, Plazentaschäden) und Nierenfunktionsstörungen (Komplikation: Nierenversagen) bei Sklerodermie-Schwangeren am meisten gefürchtet sind.

Bereits bei gesunden Schwangeren sind diese Risiken als sog. *Präeklampsie* bekannt, insgesamt aber selten. Bei Patientinnen mit Systemischer Sklerodermie und den mit dieser Krankheit verbundenen Gefäßschäden ist die engmaschige Überwachung des Blutdrucks notwendig, um Blutdruckanstiege rechtszeitig zu erkennen und zu behandeln. Auch sollten die Schwangeren ihren Blutdruck zu Hause selbst regelmäßig, am besten täglich kontrollieren und die Ergebnisse aufzeichnen.

! Steigt der Blutdruck über mehrere Tage an, so sollte sofort mit dem Frauenarzt und dem Sklerodermiearzt Kontakt aufgenommen werden.

Das gilt auch für die Kontrolle der Nierenfunktion. Diese wird vom Arzt mittels Blutbestimmung und Urinuntersuchung erfasst. Aber auch die Schwangere kann ihren Urin mittels eines Kontrollstäbchens („Stix“), das in den Morgenurin kurz eingetaucht wird, zwischen den Routinebesuchen beim Arzt selbst kontrollieren, zum Beispiel ein Mal pro Woche. Ein Farbumschlag im Feld „Eiweiß“ sollte Anlass sein, sofort mit dem Arzt Kontakt aufzunehmen, um Sorgen auszuräumen bzw. weitere Untersuchungen zu veranlassen. Weitere wichtige Überwachungen durch den Arzt betreffen den Zuckerstoffwechsel und die Schilddrüsenfunktion.

PROBLEME BEI SKLERODERMIE, DIE SICH WÄHREND DER SCHWANGERSCHAFT VERSTÄRKEN KÖNNEN

- Verschlechterung des pulmonalen Hochdrucks der Lunge mit Zunahme von Atemnot
- Zunahme des Rückflusses von Magensäure in die Speiseröhre (Refluxösophagitis)
- Zunahme von Hautverhärtungen

Es sei aber nochmals betont: Die Schwangerschaft bei Sklerodermie verläuft in aller Regel komplikationsarm. Man muss bei Sklerodermie nur etwas achtsamer sein, was körperliche Veränderungen während der Schwangerschaft angeht. Sollten vermehrte körperliche Beschwerden auftreten, so müssen Sie diese immer zeitnah mit Ihrem Sklerodermiearzt besprechen, der mit dem Geburtsmediziner und der Hebamme ein Team bildet. Natürlich sollte immer auch der Hausarzt als Generalist und „Helfer vor Ort" einbezogen sein.

Legen Sie sich am besten ein Kärtchen in Ihre Brieftasche mit den wichtigsten Telefonnummern der Ärzte und speichern Sie diese Nummern auf Ihrem Handy ab. Scheuen Sie sich auch nicht, nach einer Notfallnummer zu fragen, falls die Praxis gerade geschlossen hat. In jedem Fall haben Sie und Ihr werdendes Baby Vorrang, wenn es um die Gesundheit geht.

! Zum Schluss noch eine gute Nachricht: Das Raynaud-Phänomen mit den durch Kälte ausgelösten und oft schmerzhaften Einschränkungen der Durchblutung von Händen und Füßen bessert sich in der Schwangerschaft meist deutlich und kann zeitweise auch ganz verschwinden.

Diese Besserung des Raynaud-Phänomens während der Schwangerschaft wird dem Gefäß-erweiternden Einfluss der Hormone, besonders des Östrogens, zugesprochen sowie einer gesteigerten Leistung des Herzens, das pro Minute mehr Blut in die Gefäße pumpt.

Leider kehrt das Raynaud-Phänomen nach der Entbindung meist wieder in alter Stärke zurück – also genießen Sie die Raynaud-freie bzw. Raynaud-arme Zeit während der Schwangerschaft!

Gibt es Situationen, in denen bei Sklerodermie von einer Schwangerschaft dringend abgeraten wird?

Aus zahlreichen Untersuchungen wissen wir, dass folgende Vorschäden bei Sklerodermie besonders kritisch sind und unter Umständen in Phasen der Schwangerschaft auch das Leben der Betroffenen gefährden können. Hierzu gehören:

VORSCHÄDEN, DIE WÄHREND EINER SCHWANGERSCHAFT BEI SYSTEMISCHER SKLERODERMIE BESONDERS KRITISCH SIND

- Lungenhochdruck
- Ausgedehnte Lungenfibrose
- Schwerer Herzschaden
- Fortgeschrittene Niereninsuffizienz

Diese Situationen sind selten, können im Einzelfall aber dazu führen, dass Ihr Arzt aus gutem Grund von einer Schwangerschaft abrät. Das heißt aber nicht, dass Sie auf Kinder in jedem Fall verzichten müssen. Immer wieder berichten Sklerodermiepatientinnen, dass sie in solch schwierigen Fällen Kinder adoptiert haben und mit dieser Entscheidung glücklich wurden.

Bestehen durch die Sklerodermie der Mutter Risiken für das werdende Kind?

Bekannt ist eine deutlich höhere Rate an Frühgeburten von Müttern mit Sklerodermie. Als Grund vermutet man die Sklerodermie-bedingte Beeinträchtigung in der Blutversorgung der Plazenta. Diese stellt die Nährstoffe und den Sauerstoff für den Föten während des Heranreifens bis zur Geburt zur Verfügung.

Außerdem sind Neugeborene für ihr Wachstumsalter oft zu klein und zeigen auch im weiteren Verlauf eine Verzögerung im Wachstum. Diese Verzögerung wird später wieder aufgeholt.

Entgegen früherer Annahmen findet sich in der Regel keine höhere Rate an Fehlgeburten. Ausnahme sind Schwangere mit bereits länger bestehender diffuser Systemischer Sklerodermie.

Besonders gefährlich für das werdende Kind sind die bereits erwähnten Bluthochdruckkrisen. Lassen sich diese nicht innerhalb kurzer Zeit kontrollieren, ist eine Notfallentbindung angezeigt, um Schäden vom Kind abzuwenden.

Während die Sklerodermie selbst die Fruchtbarkeit nicht beeinträchtigt können Medikamente, die wegen der Sklerodermie eingenommen werden, die Fruchtbarkeit herabsetzen und so eine Schwangerschaft verzögern oder verhindern. Frühestens nach einer 6-monatigen erfolglosen Zeit, schwanger zu werden, werden Untersuchungen zur Fruchtbarkeit bei Mann und Frau empfohlen. Hierbei gelten die gleichen Grundsätze für die Diagnostik und Therapie wie bei Paaren ohne Sklerodermie.

Welche Medikamente, die bei Sklerodermie häufiger gegeben werden, können die Fruchtbarkeit stören?

DIESE MEDIKAMENTE SOLLTEN MINDESTENS 3 MONATE VOR DER GEPLANTEN BEFRUCHTUNG ABGESETZT WERDEN

- Entzündungshemmer/Schmerzmittel
  z. B. Ibuprofen, Diclofenac, Celecoxib, Etoricoxib
- Kortisontabletten
- Methotrexat (MTX)
- Mycophenolat mofetil (MMF)

! Cyclophosphamid ist für die Eizellen toxisch und deshalb für eine zukünftige Schwangerschaft kontraindiziert!

Dieses Medikament hat nach heutigem Wissenstand keinen negativen Einfluss auf die Fruchtbarkeit

- Azathioprin

Für dieses Medikament existieren derzeit noch keine ausreichenden Daten, um ihre Wirkung auf die Fruchtbarkeit zu beurteilen

- Tocilizumab

Medikamente – welche Risiken bestehen für das Kind während der Schwangerschaft?

Kontraindiziert während der Schwangerschaft		Risiken für das Kind
	Methotrexat (MTX)	Fetale Nierenfunktionsstörungen
	Cyclophosphamid	Störungen des Wachstums, der neurologischen Entwicklung, der Blutbildung
	Mycophenolat mofetil (MMF)	fruchtschädigend
	ACE-Hemmer	Fetale Nierenfunktionsstörungen
	Bosentan, Macicentan	fruchtschädigend
Möglich während der Schwangerschaft, aber riskant		**Risiken für das Kind**
	Glucocortikoide (in geringer Dosierung)	Intrauterine Wachstumsverzögerung im ersten Trimenon, erhöhtes Auftreten von Kiefer- und Gaumenspalten
	Azathioprin (max. 2 mg/kg/Tag)	Frühgeburt, niedriges Geburtsgewicht. Stillen wahrscheinlich unbedenklich
	Cyclosporin (in geringer Dosierung)	Intrauterine Wachstumsstörungen. Stillen wahrscheinlich unbedenklich
Möglich während der Schwangerschaft	H2-Rezeptorenblocker	
	Immunglobuline	
	Chloroquin/ Hydroxychloroquin	Stillen wahrscheinlich unbedenklich
	Omeprazol	Stillen unbedenklich

Medizinisches Überwachungsteam im Rahmen der Geburtsvorbereitung

- Geburtsspezialisten, die mit Risikoschwangerschaften vertraut sind
- Anästhesisten, die Erfahrung mit Sklerodermiepatienten haben
- Neonatologen mit intensivmedizinischer Erfahrung

Medizinisches Überwachungsprogramm von Sklerodermiepatientinnen vor und während der Schwangerschaft

1. Stopp von Medikamenten, die die Fruchtbarkeit stören können
2. Stopp von Medikamenten, die die fetale Entwicklung stören können

3. Umfangreiche medizinische Durchuntersuchung
4. Engmaschige Sklerodermie-spezifische Betreuung und Überwachung
5. Engmaschige gynäkologische Betreuung und Überwachung
6. Folsäuregabe zur Verringerung des Risikos von Frühgeburten
7. Dosisreduktion von Medikamenten wie Antihistaminika, Säureblocker, Kalziumkanalblocker
8. Aggressive Therapie von Blutdruckerhöhungen (ab einem Blutdruck von 140 mmHg oder höher systolisch, ab einem Blutdruck von 90 mmHg oder höher diastolisch)

Im Kreissaal
1. Venöser Zugang vor der Entbindung
2. Epidurale Anästhesie bevorzugen
3. Zimmertemperatur anheben (Wohlfühltemperatur)
4. i.v.-Flüssigkeit ggf. anwärmen
5. Bei operativem Eingriff (Kaiserschnitt, Dammschnitt): keine erhöhte Gefahr der Wundheilung

Nach der Entbindung
1. Engmaschige Nachüberwachung
2. Aggressive Therapie von Blutdruckerhöhungen
3. Falls die Mutter nicht stillt, Verzicht auf Medikamente, die den Milchfluss unterdrücken (Thrombosegefahr)
4. Fortsetzen der umfangreichen Organüberwachung

Konservierung von Ei- und Samenzellen

Für den Fall, dass ein Absetzen von Medikamenten, die die Fruchtbarkeit nachhaltig schädigen können, nicht möglich ist, wird die Konservierung von Ei- oder Samenzellen vor Start der Therapie empfohlen, falls eine Schwangerschaft in der Zukunft geplant ist. Dies betrifft bei Sklerodermie vor allem die geplante Gabe von Cyclophosphamid und Mycophenolat mofetil wegen fortschreitender Lungenfibrose, die Gabe von Bosentan oder Macitentan wegen eines Lungenhochdrucks oder die geplante Stammzelltransplantation bei rasch progressiver diffuser Sklerodermie. Wenn im Rahmen der Entscheidungsfindung Eile geboten ist, kann eine zusätzliche psychologische Beratung sinnvoll sein.

Kryokonservierung von Ejakulat

- Wenn möglich mehrere Proben
- Abstinenzzeit vor der Gewinnung: idealerweise 2 bis 4 Tage

Kryokonservierung von unbefruchteten Eizellen

- Vorteile
  - Unabhängig vom Vorhandensein eines Partners
  - Weniger ethische Probleme
- Probleme
  - Ovarielle Stimulation und Eizellgewinnung braucht ca. 2 bis 3 Wochen Zeit
- Chancen einer Schwangerschaft
  - Ca. 6-7 % pro Eizelle

Kryokonservierung von befruchteten Eizellen

- Vorteile
  - Keine ovarielle Stimulation nötig
  - Bessere Schwangerschaftsraten im Auftauzyklus
- Probleme
  - Partner notwendig. Befruchtete Eizellen gehören beiden Partnern

Besteht ein Risiko für das werdende Kind, später selbst eine Sklerodermie zu entwickeln?
Hinter dieser Frage steckt die Sorge, ob die Systemische Sklerodermie auf die eigenen Nachkommen vererbt werden kann. Um es kurz zu machen: Die Sklerodermie ist keine Erbkrankheit. Obgleich die Sklerodermie (wie wahrscheinlich die meisten chronischen Krankheiten) eine genetische Basis hat, also eine in unseren Genen verankerte *Krankheitsbereitschaft*, die uns in die „Wiege" gelegt wurde, hängt die Frage, ob wir diese Krankheit jemals entwickeln, von *zahlreichen* heute noch weitgehend unbekannten *äußeren Faktoren* und möglicherweise auch weiteren inneren Faktoren ab.
Deutlich wird dieser Zusammenhang aus Genen und äußeren Faktoren bei eineiigen Zwillingen, die eine identische genetische Ausstattung haben. Bis heute wurde weltweit nur in weniger als 10 Fällen von einem gemeinsamen Auftreten einer Systemischen Sklerodermie bei beiden genetisch identischen Geschwistern berichtet.

> **!** Die Wahrscheinlichkeit, eine Systemische Sklerodermie zu bekommen, wenn das genetisch identische Geschwisterkind eine Systemische Sklerodermie hat, liegt bei unter 5 %.

Um wie viel seltener muss dann das Risiko sein, eine Sklerodermie zu entwickeln, wenn normalerweise keine identische genetische Ausstattung vorliegt.

> **!** Je seltener eine Krankheit ist, die das passende Zusammentreffen von genetischer Ausstattung und notwendigen äußeren Faktoren zur Voraussetzung hat, desto unwahrscheinlicher ist es, dass diese Bedingungen in der weiteren Erbfolge erfüllt werden.

Mathematisch gibt es zwar ein leicht erhöhtes Risiko für Kinder mit einem Sklerodermie-kranken Elternteil, selbst an dieser Krankheit zu erkranken, doch nur theoretisch und ohne praktische Relevanz.

Mundgesundheit

Gesunde Zähne, gesunde Mundschleimhaut, eine ausreichende Speichelbildung, eine normal bewegliche Zunge, schmerzlose Kiefergelenke beim Kauen – Bedingungen, die bei Sklerodermie nicht selbstverständlich sind und in Verbindung mit einer Einschränkung der Mundöffnung zu zahlreichen gesundheitlichen Problemen führen können (Abbildung 55):

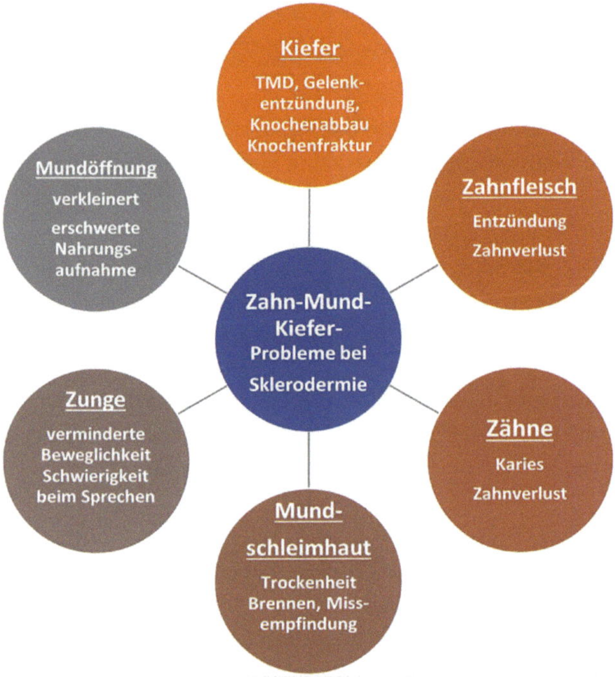
Kiefer
TMD, Gelenk-entzündung, Knochenabbau Knochenfraktur
Zahnfleisch
Entzündung
Zahnverlust
Zähne
Karies
Zahnverlust
Mund-schleimhaut
Trockenheit Brennen, Miss-empfindung
Zunge
verminderte Beweglichkeit Schwierigkeit beim Sprechen
Mundöffnung
verkleinert
erschwerte Nahrungs-aufnahme
Zahn-Mund-Kiefer-Probleme bei Sklerodermie

Abb. [55] Zahn-, Mund- und Kiefer-Probleme bei Systemischer Sklerodermie

Die genannten Störungen im Zahn-Mund-Kieferbereich sind Folgen der gestörten Durchblutung der Mundschleimhaut, des Kieferknochens und der Speicheldrüsen sowie des gestörten Bindegewebsstoffwechsels bei Sklerodermie.

Für die mangelhafte Durchmischung der Nahrung mit Speichel ist zum einen die häufig ungenügende Produktion der Mundspeicheldrüsen verantwortlich, zum anderen die oft eingeschränkte Zungenbeweglichkeit durch ein verkürztes und sklerosiertes Zungenbändchen. Die verkleinerte Mundöffnung in Verbindung mit Mundtrockenheit und verminderter Zungenbeweglichkeit kann die Nahrungsaufnahme behindern und zu Mangelerscheinungen führen. Die eingeschränkte Zungenbeweglichkeit kann auch das Sprechen erschweren.

Die Mundtrockenheit in Verbindung mit Mikrozirkulationsstörungen der Mundschleimhaut kann zur Plaque-induzierter Gingivitis und zu Infektionen der Mundschleimhaut führen (z. B. mit dem schon erwähnten Hefepilz Candida). Selten kommt es zu einem Raynaud-Phänomen der Zunge. Ein

bindegewebiger Umbau der Mundschleimhaut begünstigt Irritationen und Infektionen.
Die verkleinerte Mundöffnung infolge Sklerosierung der umgebenden äußeren Haut und der Verkürzung des umlaufenden Ringmuskels erschwert die Mundhygiene und begünstigt so Karies und Parodontitis. Nicht selten kommt es zu einem frühzeitigen Verlust von Zähnen, wozu auch die Lockerung der Zähne im Kieferknochen und die Schädigung des Zahnschmelzes durch Säurerückfluss aus dem Magen in die Speiseröhre beitragen können.
Sklerodermiebetroffene leiden häufig unter Schmerzen im Bereich des Kiefergelenks und der Kaumuskeln sowie weiterer Muskeln im Kopf-Hals-Bereich. Es resultieren Störungen im Bewegungsablauf des Unterkiefers („Temporomandibuläre Dysfunktionen"- TMD). Ursachen für diesen gestörten Bewegungsablauf sind Pressen und Knirschen der Zähne, fehlende Zähne, ungünstiger Kieferschluss, Traumen und Infektionen.
Schmerzen beim Kauen sollten immer auch an eine Entzündung der Kiefergelenke denken lassen, Schmerzen im Bereich des Unterkieferknochens auch an eine Fraktur durch einen erhöhten Anpressdruck oder durch Knochenabbau als Folge einer mangelhaften Durchblutung des Kieferknochens.

Empfehlungen

Beim Zahnarzt

- Ausführlicher Zahnstatus und Untersuchung der Mundschleimhaut unmittelbar nach Diagnosestellung der Sklerodermie
- Regelmäßige Check-ups beim Zahnarzt alle 3 Monate
- Regelmäßige professionelle Zahnreinigung
- Logopädie und Physiotherapie des Mund-Kiefer-Apparates
  - Stretching
  - Bindegewebsmassagen
  - Osteopathie
  - Propriozeptive Neuromuskuläre Fazilitation (PNF) nach Kabat
- MRT-Untersuchung bei Schmerzen der Kiefergelenke
- Röntgenuntersuchung bei Schmerzen im Unterkiefer
- Bei operativen zahnärztlichen Eingriffen
  - Lokalanästhetika, z. B. Lidocain 3 % ohne Zusatz von Adrenalin
  - Bei Zahnextraktionen perioperative Gabe von Antibiotika

Medikamente, bei denen eine zahnärztliche Kontrolle empfehlenswert ist	
Kalziumkanalblocker	Hyperplasie der Gingiva
z. B. Nifedipin, Amlodipin	
Kortikosteroide	Infektionen mit Candida
z. B. Prednison, Prednisolon	
Methotrexat	Ulzera der Mundschleimhaut
„MTX"	
Antidepressiva	Mundtrockenheit
z. B. Amitryptilin, Doxepin, Paroxetin	
Biphosphonate	Knochennekrosen des Kieferknochens
z. B. Alendronat, Risedronat	

zu Hause

- Regelmäßige intensive Zahnpflege und Mundhygiene
  - Reinigung der Zähne mit einer elektrischen oder einer Ultraschall-Zahnbürste
  - Reinigung der Zahnzwischenräume mit Zahnseide oder elektrisch mittels Luftstoß und Wassertröpfchen
  - Reinigung der Zungenoberfläche mit einem Zungenschaber
  - Pflege der Mundschleimhaut mit einem Zahnöl
- Welche Substanzen?
  - Zahncreme enthält Fluorid und Kalzium
  - Mundspülung enthält Zinnchlorid und Aminfluorid
  - Bei Zahnfleischentzündungen: Mundspülung enthält Chlorhexidin
  - Bei Wunden und Verletzungen im Mund und Rachenraum: Salben und Spülungen mit Dexpanthenol
- Regelmäßige häusliche Übungen zum Erhalt
  - der Mundöffnungsweite,
  - der Zungenbeweglichkeit.

Warum ist Mundgesundheit so wichtig?

Zahnmedizinische Studien konnten belegen, dass Entzündungen des Zahnhalteapparates (Parodontitis) mit einem erhöhten Risiko für Herzinfarkt

und Schlaganfall verbunden sind, außerdem (besonders bei älteren Menschen) mit einem erhöhten Risiko für Lungenentzündungen.
Rheuma-Patienten haben ein 8-fach erhöhtes Risiko für Parodontitis. Eine Behandlung der Parodontitis scheint sich im Gegenzug günstig auf rheumatische Gelenkbeschwerden (rheumatoide Arthritis) auszuwirken.
Eine regelmäßige Zahnpflege und Mundhygiene, in Verbindung mit gesunder Ernährung und Sport, ist zudem ein wichtiger Baustein bei der Prävention der Zuckerkrankheit (Diabetes mellitus Typ II).

Therapie der Mundtrockenheit

Sklerodermiebetroffene leiden häufig unter einer mehr oder weniger stark ausgeprägten Mundtrockenheit (med. *Xerostomie*). Tritt diese in Verbindung mit einer Trockenheit der Nasenschleimhaut und mit trockenen Augen auf (bei Frauen ist oft auch die Vaginalschleimhaut beteiligt), so sprechen wir von einem sog. Trockenheits-Syndrom der Schleimhäute (med. *Sicca-Syndrom*).
Ist das Sicca-Syndrom Folge einer Grundkrankheit wie z. B. der Systemischen Sklerodermie, wird der Begriff *„sekundäres Sicca-Syndrom“* oder auch *„sekundäres Sjögren-Syndrom“* verwendet. Demgegenüber gibt es ein sog. *„primäres Sjögren-Syndrom“* als eigenständige Autoimmunkrankheit mit speziellem Antikörperprofil. Das primäre Sjögren-Syndrom kann auch innere Organe angreifen und Haut- und Gelenkveränderungen hervorrufen. Es führt aber, im Unterschied zur Systemischen Sklerodermie, nicht zur bindegewebigen Verhärtung von Organen.

MUNDTROCKENHEIT BEEINTRÄCHTIGT DIE LEBENSQUALITÄT

- Sprechen fällt schwerer
- Vorverdauung im Mund ist gestört
- Schlucken ist beeinträchtigt
- Schutz im Mund gegen Krankheitserreger ist herabgesetzt
- Verstärktes Durstgefühl
- Geschmacksstörungen
- Zungenbrennen
- Taubheitsgefühl der Wangenschleimhaut
- Mundgeruch
- Prothesenunverträglichkeit

Zahlreiche Medikamente können zur Mundtrockenheit führen oder eine bestehende Mundtrockenheit verstärken. Die nachfolgende Medikamentenliste gibt einen ersten Anhalt. Sie ist nicht vollständig.

Medikamente, die die Mundtrockenheit bei Sklerodermie verstärken können:

Blutdrucksenker +	Terazosin, Prazosin, Doxazosin, Clonidin, Guanfacin, Moxonidin, Rilmenidin,
Blutdrucksenker (+)	Atenolol, Metoprolol, Nebivolol, Esmolol, Betaxolol, Acebutolol, Celiprolol, Cardevilol, Sotalol, Oxprenolol, Captopril, Enalapril, Lisinopril, Ramipril
Diuretika	Acetazolamid, Furosemid, Torasemid, Amilorid, Triamteren, Spironolacton, Hydrochlorothiaid, Xipamid, Indapamid, Bendroflumethiazid
Antidepressiva +	Amitryptilin, Nortriptylin, Clomipramin, Imipramin, Maprotilin, Trimipramin, Mianserin
Antidepressiva (+)	Escitalopram, Sertralin, Citalopram, Paroxetin, Fluoxetin, Fluvoxamin
	Venlafaxin, Duloxetin, Milnacipran
Neuroleptika	Chlorpromazin, Fluphenazin, Levomepromazin, Prothipendyl, Perazin, Promazin, Thioridazin, Zotepin, Clozapin, Olanzapin, Quetiapin, Haloperidol, Beperidol, Bromperidol, Melperon, Pipamperon, Fluspirilen, Pimozid, Sulpirid, Amisulprid, Risperidon, Ziprasidon
Schmerzmittel +	Alfentanil, Codein, Dihydrocodein, Fentanyl, Methadon, Morphin, Oxycodon, Tramadol
Schmerzmittel (+)	Diclofenac, Paracetamol, Flupirtin
Antihistaminika +	Dimetinden, Diphenylhydramin, Doxylamin, Clemastin, Triprolidin, Chlorpheniramin, Hydroxyzin, Promethazin
Antihistaminika (+)	Cetirizin, Ebastin, Loratadin, Mizolastin, Terfenadin, Rupatadin, Levocetirizin, Desloratadin, Bilastin
Antiasthmatika	Ciclesonid, Montelukast, Reproterol, Salbutamol, Terbutalin, Clenbuterol, Ipratropiumbromid
Retinoide	Isotretinoin, Acitretin
Antiemetika	Dimenhydrinat, Scopolamin, Alizaprid, Palonosetron, Apretipant
Migränemittel	Zolmitriptan, Eletriptan, Almotriptan, Frovatriptan, Rizatriptan
Antiepileptika	Lamotrigin, Gabapentin, Pregabalin, Topiramat
Protonenpumpenhemmer	Omeprazol, Lansoprazol, Rabeprazol, Esomeprazol, Pantoprazol

> **!** Sklerodermiepatienten, die eines oder mehrere der o. g. Medikamente einnehmen und über Mundtrockenheit klagen, sollten diese Medikamente, falls möglich, und nur nach Rücksprache mit ihrem Arzt, versuchsweise absetzen oder gegen alternative Medikamente austauschen.

Was tun gegen die Mundtrockenheit bei Sklerodermie?

- Hausmittel
  - Häufig kleine Schlucke Wasser trinken
  - Zuckerfreie Kaugummi, Kaugummi mit antimikrobiellen Zusätzen z. B. BioXtra Kaugummi
  - Rapsöl, Olivenöl
  - Schwarzer oder grüner Tee
- Alternative Verfahren
  - Biomechanische Stimulation (BMS-Therapie) der Speicheldrüsen
  - Akupunktur
- Stimulation der Speichelsekretion mit Medikamenten
  - Pilocarpin
  - Anetholthrithion
  - Cevimelin
  - Amifostin
  - Bethanechol
  - Carbachol
- „Klassische" Speichel-Ersatzmittel
  - Saliva orthana (Biofac A/S, Kastrup, Dänemark)
  - Saliva natura (Medac, Wedel)
  - Saseem Mundspray (G.PohlBoskamp, Hohenlockstedt)
  - Glandosane (cell pharm, Hannover)
- „Moderne" Speichel-Ersatzmittel
  - Biotene Mundspüllösung, Gel, Mundspray, Zahnpasta (GlaxoSmith-Kline Consumer Healthcare GmbH & Co.KG,, Bühl)
  - Aldiamed Mundspülung, Mundspray, Mundgel (Biomedica Pharma-produkte, Rodgau)
  - GC Minimum Intervention Mundgel (GC Germany, Bad Homburg)
  - Dentaid Xeros Mundspülung, Feuchtigkeits-Spray, Gel, Zahnpasta (Dentaid, Mannheim)
  - Gum BioXtra Mundspülung, Sprühgel, Feuchtigkeitsgel, Zahnpasta (Sunstar Deutschland, Kriftel)

„Moderne" Speichelersatzstoffe haben im Speichel natürlich vorkommende antimikrobielle Substanzen zugesetzt. Die Produktpalette umfasst oft wässrige Lösungen für leichte Formen und besser haftende Gelzubereitungen für ausgeprägte Formen der Mundtrockenheit. Außerdem werden die Wirkstoffe zum Teil auch als Kaugummis und Zahnpaste angeboten. Durch Mineralzusätze und Fluorid wird versucht, den durch den Speichelmangel hervorgerufenen drohenden Zahnschäden entgegenzuwirken.

! Empfohlen werden Speichelersatzmittel mit möglichst neutralem pH sowie Präparate mit Zusätzen, die reich an Kalzium, Phosphat und Fluorid sind, zur Verhinderung von Demineralisation der Zahnhartsubstanz

Ernährung

Die Frage „Kann ich etwas an meiner Ernährung ändern?" wird von vielen Betroffenen, die an einer chronischen Krankheit leiden, gestellt. Und obwohl es keine „Sklerodermie-Ernährung" gibt, die gezielt auf die Krankheit einwirkt und sie heilen könnte, gibt es doch Gesichtspunkte im Zusammenhang mit der Ernährung, die es lohnt, näher zu betrachten:

Ernährungsmedizinische Aspekte bei Sklerodermie umfassen besonders 3 Bereiche:

1. Allgemeine Gesichtspunkte gesunder Ernährung
2. Ernährungssituation bei Sklerodermie
3. Ansatzpunkte einer entzündungshemmenden Ernährung

Allgemeine Gesichtspunkte gesunder Ernährung

Täglich benötigt unser Körper zur Erfüllung seiner Stoffwechselaufgaben Kohlenhydrate, Fette und Eiweiße, die als Makronährstoffe mit der Nahrung zugeführt werden müssen. Ca. 45–50 % der gesamten Energiezufuhr sollten aus Kohlenhydraten bestehen, bis zu 25 % aus Eiweiß und nicht mehr als 30 % aus Fetten. Neben diesen Makronährstoffen benötigt unser Körper noch Mikronährstoffe wie z. B. Vitamine und Spurenelemente. Ziel ist eine „ausgewogene Ernährung", die alle wichtigen Nahrungsbestandteile enthält, besonders auch die, die der Körper nicht selbst herstellen kann und die deshalb essenziell mit der Nahrung zugeführt werden müssen.

Kohlenhydrate

Alle Körpergewebe, besonders aber das Gehirn, benötigen Kohlenhydrate als Energiequelle. Kohlenhydrate (Zucker, Stärke) werden, unabhängig von ihrer Herkunft, im Körper zu Glucose umgewandelt. Ziel ist ein möglichst gleichmässiger Glucosespiegel im Blut. Normalerweise steigt der Blutzuckerspiegel nach dem Essen an. Geschieht dies zu schnell, schüttet der Körper viel Insulin aus, was den Blutzuckerspiegel senkt, gleichzeitig aber auch erneuten Hunger auslöst. Um große Schwankungen des Blutzuckerspiegels zu vermeiden, ist deshalb eine langsame Bereitstellung von Glucose im Blut vorteilhaft. Dies gelingt zum Beispiel durch die Aufnahme von Kohlenhydraten aus Vollkornprodukten, Hülsenfrüchten, Kartoffeln und Gemüse, die mit ihren langkettigen Zucker-Verbindungen vom Körper nur langsam in Glucose umgewandelt werden. Ungünstig sind dagegen Kohlenhydrate aus Weißmehl oder Nahrungsmittel mit einem hohen Anteil an Glucose oder Fruktose, die den Blutzuckerspiegel rasch in die Höhe treiben.

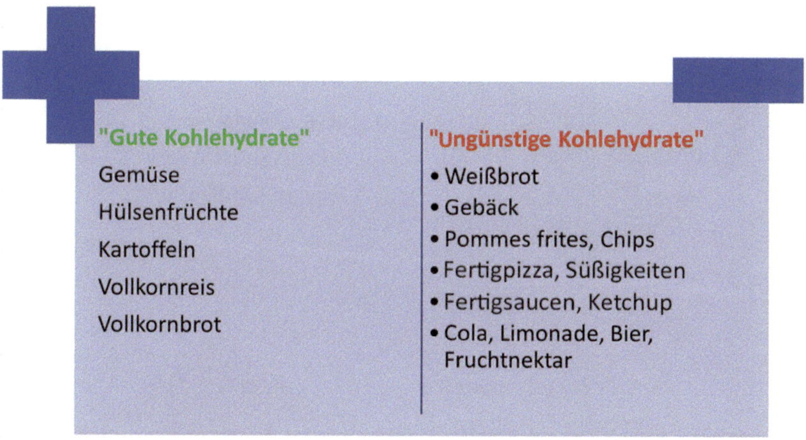
"Gute Kohlehydrate"
Gemüse
Hülsenfrüchte
Kartoffeln
Vollkornreis
Vollkornbrot
"Ungünstige Kohlehydrate"
• Weißbrot
• Gebäck
• Pommes frites, Chips
• Fertigpizza, Süßigkeiten
• Fertigsaucen, Ketchup
• Cola, Limonade, Bier, Fruchtnektar

Abb. [56] Gute und ungünstige Kohlenhydrate

Vorteilhaft ist die Aufnahme von Kohlenhydraten mit einem hohen Anteil an Ballaststoffen. Ballaststoffe sind Bestandteile aus Pflanzenfasern, die für den menschlichen Organismus unverdaulich sind. Ballaststoffe geben der Nahrung Volumen, stimulieren die Durchmischung der Nahrung im Darm, binden im Darm Wasser und wirken so einer Verstopfung entgegen. Eine weitere positive Wirkung einer ballaststoffreichen Ernährung ist die Senkung des Cholesterinspiegels.

Fette

Fette sind vorwiegend Energielieferanten und Träger der fettlöslichen Vitaminen A, D E und K. Fette erfüllen im Körper wichtige Aufgaben. Sie

sind z. B. an der Bildung von Zellmembranen und an der Bildung von Hormonen beteiligt, an der Produktion von Gallesalzen, sind Bestandteile des Nervensystems und sind Träger von Geschmacks- und Aromastoffen. Fette versorgen den Körper mit essenziellen, mehrfach ungesättigten Fettsäuren, die unser Körper nicht selbst herstellen kann. Zu diesen gehören die Linolsäure und die Alpha-Linolensäure. Sie bilden die Vorläufersubstanz für die an Entzündungsprozessen beteiligten Prostaglandine, und sie sind wichtig für die Blutgerinnung und Gerinnungshemmung im Körper.
Die Alpha-Linolensäure enthält Gerb- und Bitterstoffe, die den Speichelfluss anregen. Sie stabilisiert den Blutzuckerspiegel, senkt das „schlechte" LDL-Cholesterin, erhöht des „gute" HDL-Cholesterin und schützt die Gefäße. Außerdem fördern Omega-3-Fettsäuren wie z. B. die Alpha-Linolensäure die Gefäßerweiterung und damit die Durchblutung, während Omega-6-Fettsäuren wie z. B. die Linolsäure und die Arachidonsäure die Gefäßweitstellung und damit die Durchblutung vermindern.

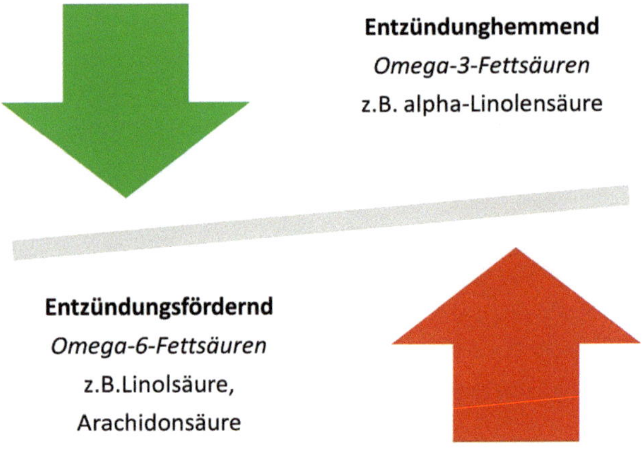

Abb. [57] Entzündungsfördernde und entzündungshemmende Nahrungsfette

Empfohlen für unseren Stoffwechsel wäre ein Mengenverhältnis der Omega-6- zu Omega-3 Fettsäuren von maximal 5:1. Tatsächlich besteht in der Nahrung westlicher Industrieländer aber ein Mengenverhältnis der Omega-6- zu Omega-3-Fettsäuren von 20:1 bis 30 : 1 (!).
Senken ließe sich dieses Ungleichgewicht der Linolsäure zur Linolensäure durch die Verwendung von fettem Seefisch (z. B. Sardinen, Lachs, Makrelen, Aal, Hering,) durch Walnussöl, Albaöl und Leinöl und durch weitgehenden Verzicht von Maiskeimöl, Sonnenblumenöl, Distelöl und Sojaöl.

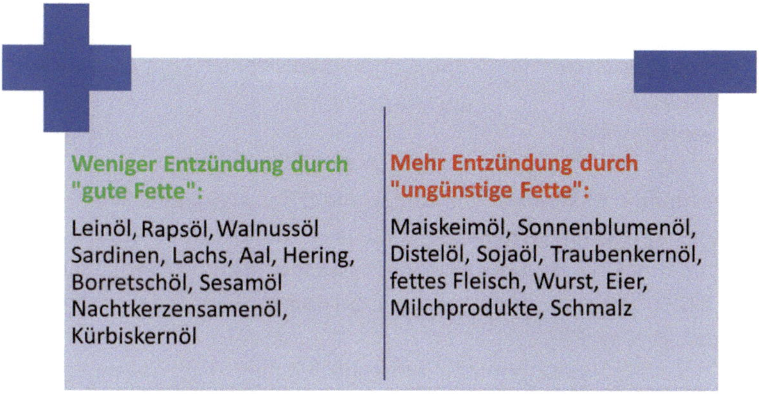

Abb. [58] Gute und ungünstige Fette

Eiweiße

Eiweiße sind Grundnährstoffe des Lebens.Sie sind am Aufbau von Zellen, Zellwänden und Hormonen beteiligt. Als Enzyme beschleunigen sie zahlreiche Stoffwechselprozesse im Körper, als Abwehreiweiße (Antikörper) schützen sie uns vor Angriffen der belebten und unbelebten Umwelt, als Transporteiweiße transportieren sie wichtige Nahrungsbestandteile im Blut zu den Zellen, als Struktureiweiße geben sie unseren Geweben und Organen Halt.

Eiweiße bestehen aus verschiedenen Aminosäurebausteinen. 8 davon sind essenziell, d. h. sie müssen mit der Nahrung zugeführt werden, da sie der Körper nicht selbst herstellen kann. Tierisches Eiweiß ist im Allgemeinen besser verdaulich als pflanzliches Eiweiß, kann aber viel Arachidonsäure enthalten, die als Ausgangssubstanz für Entzündungsbausteine im Körper gilt.

Abhängig vom Alter, vom Gesundheitszustand und den notwendigen Reparaturaufgaben im Körper variiert der tägliche Eiweißbedarf. Ein Eiweißmangel ist bei chronischen Erkrankungen nicht selten und sollte rasch erkannt werden. Der Mangel kann durch zusätzliche Gabe von Magermilchpulver zu Getränken bzw. durch sog. Protein-Shakes ausgeglichen werden.

Ernährungssituation bei Sklerodermie

Ursachen von Ernährungsproblemen bei Sklerodermie sind:

- Verkleinerte Mundöffnung, wenig Speichel, Einschränkung der Zungenbeweglichkeit, Kieferschmerzen, Zahnlockerung

- Schluckstörung, Beweglichkeitsstörung der Speiseröhre, Sodbrennen
- Verdauungsstörungen, Blähbauch, Durchfall, Verstopfung
- Einschränkungen der Hand- und Fingerbeweglichkeit – mit und ohne Schmerzen
- Mangelnder Appetit

Häufig resultieren Mangelerscheinungen wie z. B. Zinkmangel, Selenmangel, Mangel an Thiamin (Vitamin B1), Vitamin-C-Mangel, Vitamin-D-Mangel und Eisenmangel, bei längerer Einnahme von sog. Säureblockern auch ein Vitamin-B12- und Folsäuremangel sowie ein Kalzium- und/oder Magnesiummangel.
Der Arzt muss bei Sklerodermiepatienten gezielt nach diesen Mangelerscheinungen im Blut suchen und ggf. durch Zusatznahrung bzw. Nahrungsergänzungsmittel ausgleichen (Abbildung 59). Außerdem müssen die den Mangelerscheinungen zugrunde liegenden Ursachen, soweit möglich, behoben bzw. behandelt werden.
Wiederholt wird in wissenschaftlichen Berichten darauf hingewiesen, dass die Bildung von Sauerstoffradikalen, das sind Sauerstoffmoleküle mit einer veränderten elektrischen Ladung auf ihrer Oberfläche, für die Krankheitsprozesse bei Sklerodermie von Bedeutung sind. Daraus leitet sich die Empfehlung ab, Sauerstoffradikale durch eine Antioxidanzien-reiche Kost „abzufangen", also unschädlich zu machen. Als Antioxidanzien wirken zum Beispiel Selen sowie die Vitamine C und Vitamin E.

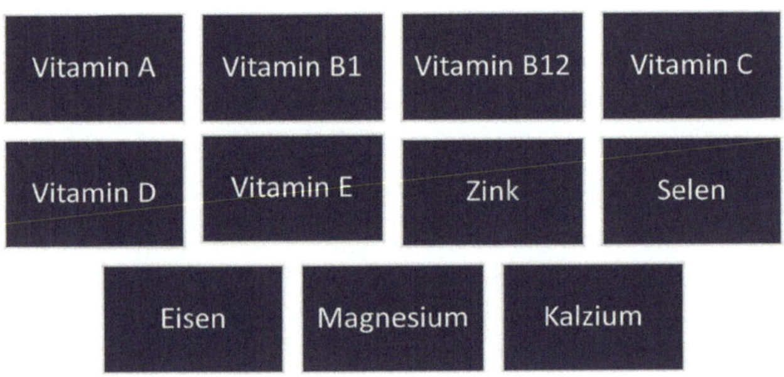

Abb. [59] Vitamine und Spurenelemente, deren möglicher Mangel bei Sklerodermie durch Blutuntersuchungen überprüft werden sollte

Vitamine und Spurenelemente	Vorkommen in der Nahrung
Vitamin B1 (Thiamin)	Ungeschältes Getreide, Vollkorn, Hülsenfrüchte, Kartoffeln, Fisch, Leber
Vitamin B12 (Cobolamin)	Leber, Eier, Milch
Folsäure	Spinat, Salat, Spargel, Weizenkeime, Weizenkleie
Vitamin C	Zitrusfrüchte, Hagebutte, Sanddorn, Acerola, rote Paprika, Brokkoli, Rosenkohl, Grünkohl, Blumenkohl
Vitamin D	Fisch (Bückling, Hering), Käse, Pilze
Vitamin E	Sonnenblumenöl, Olivenöl, Weizenkeimöl, Haselnüsse, Walnüsse, Erdnüsse
Zink	Austern, Fleisch, Weizenkeime, Roggenkeime, Kalbsleber, Nüsse, Hartkäse
Selen	Fisch, Fleisch, Eier, Wurst, Obst
Eisen	Haferflocken, Schweineleber, Hülsenfrüchte, Sesam, Weizenkeime, Nüsse
Magnesium	Vollkornprodukte, Nüsse, Sonnenblumenkerne, Weizenkleie
Kalzium	Milch, Hartkäse, Brokkoli, Fenchel, Lauch, Kräuter, Haselnüsse, Mandeln, Sesamsamen

Nicht wenige Sklerodermiepatienten sind untergewichtig, besonders bei Sklerodermie-bedingter Erkrankung des Verdauungstraktes. Es ist wichtig, die sich meist schleichend einstellende Gewichtsabnahme rechtzeitig zu erfassen, z. B. durch eine häusliche Gewichtskontrolle einmal pro Woche und einer Gewichtsabnahme durch eine ausgewogene kalorienreiche Kost entgegenzusteuern. Dies erfordert eine frühzeitige und enge Zusammenarbeit mit Ernährungsfachkräften.
Um den Verdacht auf eine mangelhafte Ernährungslage mit stark reduzierter Gesamtenergiezufuhr bzw. Proteinaufnahme zu überprüfen, ist die Untersuchung des Blutes auf Präalbumin sinnvoll.

Ansatzpunkte entzündungshemmender Ernährung

Unser Körper verbraucht weniger als 1 mg Arachidonsäure am Tag. Mit unserer typisch westlichen Ernährung führen wir ihm aber 200 mg bis 400 mg Arachidonsäure täglich zu. Bei vegetarischer Kost liegt die tägliche Zufuhr von Arachidonsäure nur bei ca. 50 mg.

Ein wesentliches Ziel einer antientzündlichen Kost ist daher die Reduktion der Menge von Arachidonsäure mit der Nahrung durch strikte Beschränkung von Fleisch und Wurst, Schweineschmalz, Eigelb und Thunfisch.

Arachidonsäure	
Vorhanden in	**mg/100mg**
Schweineschmalz	1700
Schweineleber	870
Eigelb	297
Schweinespeck	250
Leberwurst	230
Schweinefleisch	160
Fleischwurst/Würstchen	160
Geräucherter Schinken	130
Rindfleisch	79
Huhn	42
Milch (3.5 % Fett)	4
Milch (1.5 % Fett)	2
Gemüse	0
Obst	0

Weitere Empfehlungen sind:

- Erhöhung der Zufuhr von Omega-3-Fettsäuren durch 2 Fischmahlzeiten/Woche und/oder pflanzliche Öle (Leinöl, Walnussöl, Albaöl)
- Weißmehl weglassen, seltener Milchprodukte
- Antioxidanzien-reiche Kost (Vitamin C, D, A, E. Selen und sekundäre Pflanzeninhaltsstoffe)
- Keine Fertignahrungsmittel, kein „low carb" oder „low fat".

Als gesund, ausgewogen und entzündungshemmend gilt z. B. die sog. **Mediterrane Kost** (Abbildung 60), die auch bei Sklerodermie empfohlen wird.

Kernelemente einer entzündungshemmenden mediterranen Kost sind:

- Als Basis jeden Tag viel Gemüse (z. B. Auberginen, Brokkoli, Tomaten, Champignons, Salate wie Lollo rosso) und zuckerarmes Obst (z. B. Beeren, Birnen, Zitrusfrüchte und Wassermelonen)
- 3 Mal pro Woche zusätzlich wertvolle Eiweißlieferanten (z. B. Milch, Joghurt, Quark, Eier, fette und magere Fische, Meeresfrüchte, wenig verarbeitetes rotes Fleisch und Geflügel)
- Zusätzliches Eiweiß und gute Fettsäuren stecken in fettreichen Milchprodukten, Nüssen, Avocados und Oliven. Auch Hülsenfrüchte und zuckerreicheres Obst haben hier ihren Platz (z. B. Feta, Mozzarella, Parmesan, Walnüsse, Linsen, Kichererbsen, Avocados, Bananen und Trauben)
- Je mehr körperliche Aktivität, desto mehr kohlenhydrathaltige Lebensmittel mit hohem Ballaststoffgehalt sind erlaubt (z. B. Kartoffeln, Süsskartoffeln, Mais, Haferflocken, Trockenfrüchte und Vollkornprodukte)
- Stark verarbeitete Lebensmittel sollten nur selten verzehrt werden, da sie sehr kalorienreich sind und kaum Nährstoffe liefern (z. B. Pizza, Pommes frites, Weißbrot, Nudeln aus Weißmehl, weißer Reis, Schokolade und Kuchen)
- Zucker und andere Süßungsmittel sollten nur sehr sparsam verwendet werden (z. B. brauner und weißer Zucker, Sirup und Honig)

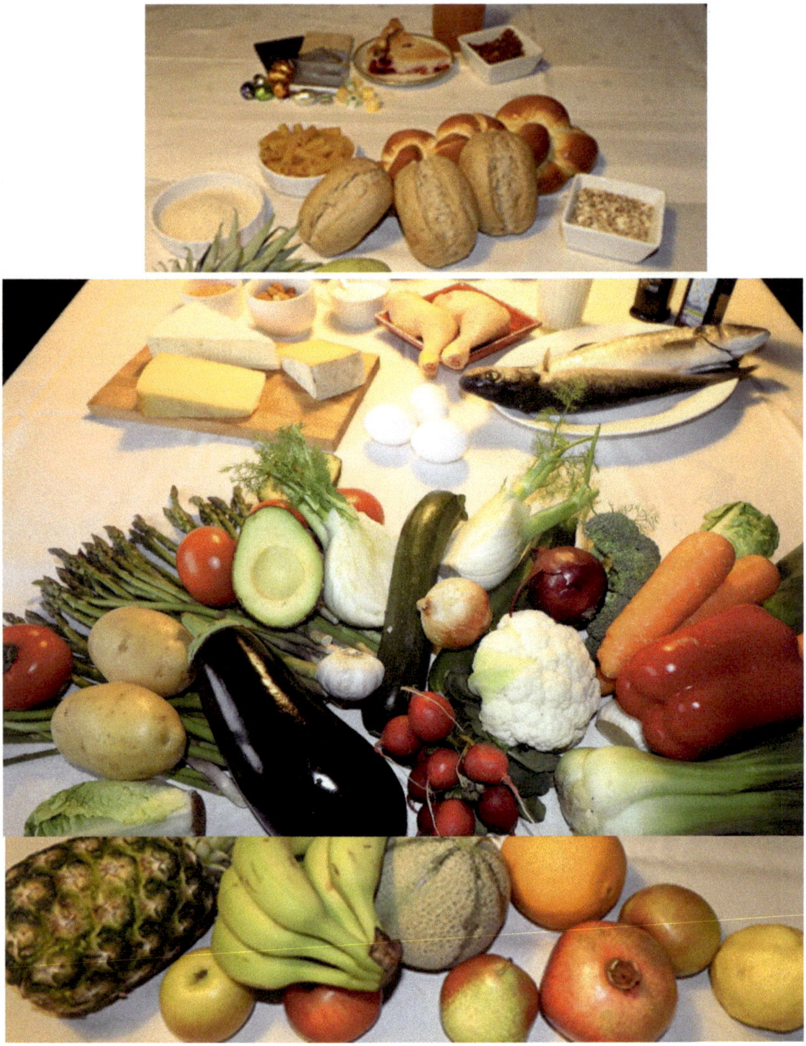

Abb. [60] Mediterrane Kost: Viel frisches Obst und Gemüse, Fisch und gesunde Fette, wenig Süßspeisen, Brot- und Backwaren

KAPITEL 11

KAPITEL 11: Nicht-medikamentöse Therapien der Systemischen Sklerodermie

Neben der medikamentösen Therapie der Systemischen Sklerodermie existieren zahlreiche nicht-medikamentöse Behandlungsmöglichkeiten. Sie sind allesamt Teilgebiete der Medizin und werden von staatlich qualifizierten, langjährig und speziell ausgebildeten medizinischen Fachkräften ausgeübt. Bei frühzeitiger, regelmäßiger und sinnvoller ärztlicher Verordnung können nicht-medikamentöse Therapien erhebliche Verbesserungen der Erkrankung bewirken.
Hierzu gehören insbesondere:

- Physiotherapie und physikalische Medizin
- Ergotherapie
- Logopädie
- Medizinische Trainingstherapie
- Kreative Therapien (Tanz- und Musiktherapie)
- Psychotherapeutische Gespräche

Diese Therapien werden aber von betreuenden Ärzten bei Sklerodermie leider noch zu wenig und zu inkonsequent eingesetzt.

> **!** Nach eigener Erfahrung sind Erfolge und Verbesserungen bei Systemischer Sklerodermie zu etwa gleichen Teilen Medikamenten und nicht-medikamentösen Therapien zuzuschreiben.

Gerade im Rahmen der stationären Rehabilitation, die an einem Ort eine große Palette verschiedener Therapieverfahren anbieten kann, ist es oft so, dass es betroffenen Patienten schon nach kurzer Zeit insgesamt deutlich besser geht. Und der Satz „… wenn ich gewusst hätte, dass mir diese Behandlungen so gut tun und helfen würde …" ist mir immer wieder begegnet.

Physiotherapie und physikalische Medizin

Aufgaben der Physiotherapie sind die Verbesserung der Beweglichkeit und der Bewegungsabläufe, die Verhinderung von Schrumpfungsneigungen und Einsteifungen (Kontrakturen) des Muskel- und Sehnenapparates, die Verbesserung der Muskelkraft und Muskelausdauer sowie die Verbesserung der Atemfunktion.

Ziele der Behandlung sind die Behandlung von Bewegungseinschränkungen der betroffenen Gelenke, des Rumpfes, besonders der Einschränkungen der Atembewegungen von Lunge und Brustkorb, des Gesichts, besonders der Mundöffnung und Mimik, die Behandlung von Muskelsteifigkeit und Muskelschmerzen, von Schwellungen und Verfestigungen der Haut sowie von Durchblutungsstörungen besonders im Rahmen des Raynaud-Phänomens. Besonders wichtig ist es, bereits eingetretenen Schrumpfungen und Verhärtungen des Gewebes entgegenzuarbeiten.
Physiotherapie darf dabei nicht „im Schmerz" erfolgen, d. h. schmerzhafte Übungen müssen verhindert werden, um Überforderungen und Überlastungen des Gewebes zu vermeiden. Gelegentlich helfen Wärmeanwendungen vor Beginn oder begleitend zur Physiotherapie z. B. Bewegungsübungen der Hände im warmen Sand oder Bewegungen der Arme und Beine im warmen Wasser. Die Reduktion des Körpergewichts im Wasser vermindert darüber hinaus die Belastung der Gelenke.
Beschwerden und Einschränkungen, die physiotherapeutisch und mittels physikalischer Medizin behandelt werden können:

Beschwerden und Einschränkungen	Physiotherapie
Verhärtungen der Haut	UVA1-Bestrahlungen, wassergefilterte Infrarot-A-Bestrahlungen (wIRA)
Bewegungseinschränkungen des Rumpfes	Dehnungen, Dehnlagerungen, Therapie im warmen Wasser
Störung der Dehnfähigkeit der Lunge und des Brustkorbs	Atemgymnastik, reflektorische Atemtherapie
Bewegungseinschränkungen im Mundbereich	Aktive und passive Mobilisation
Muskelschmerzen	Dehnübungen
Muskelschwäche	Kraft- und Ausdauertraining
Schwelllungen	Aktive Übungen, myofasziale Mobilisation, manuelle Lymphdrainagen
Raynaud-Phänomen	Wassergefilterte Infrarot-A-Bestrahlung, Bewegungsübungen in der Wärme (Sand, Paraffin, Wasser), Bindegewebsmassagen
Inkontinenz	Beckenbodentraining, Biofeedback
Gelenkschmerzen	Bewegungstherapie plus Wärmeanwendungen

Am Anfang steht eine genaue Befundaufnahme durch Physiotherapeuten, wobei auch standardisierte Tests zum Einsatz kommen (wie z. B. der 6 -Minuten-Gehtest). Daraufhin wird ein Therapieplan erstellt, der auf die Ziele, individuellen Möglichkeiten und körperliche Belastbarkeit der Patienten ausgerichtet ist. Wichtig ist auch eine schriftliche Zielvereinbarung, die häusliche Trainingsmaßnahmen miteinschließt. Unter Berücksichtigung von Vorerfahrungen der Patienten wird dann ein Trainingsprogramm formuliert, das von Zeit zu Zeit auf seine Wirksamkeit hin physiotherapeutisch kontrolliert werden muss.

Hyperthermie durch wassergefilterte Infrarot-A-Bestrahlung der Haut

Bei der sog. milden Hyperthermie mit wassergefilterter Infrarot-A-Bestrahlung (wIRA) (Abbildung 61) sind die Bestrahlungslampen von einem Wassermantel umkleidet, sodass schmerzhafte, in der Haut reflektierende Infrarot-B- und -C-Strahlen noch vor der Haut herausgefiltert werden. Es erreichen fast ausschließlich tief in die Haut eindringende Infrarot-A-Strahlen das Gefäßsystem. Die Wärme wird über das Gefäßsystem im gesamten Körper verteilt. Es kommt zur anhaltenden Durchblutungsverbesserung der Organe, zur Reduktion der Bindegewebsverhärtung, zur Schmerzreduktion und zur Steigerung des Wohlbefindens der Betroffenen. Viele Sklerodermiepatienten berichten, dass sie durch diese Behandlung nach vielen Jahren erstmals wieder schwitzen konnten, und beschreiben eine seit langer Zeit nicht mehr gekannte wohlige Wärme des gesamten Körpers.

Die milde Hyperthermie-Behandlung ist insgesamt gut verträglich. Die Wärmezufuhr kann graduell gesteigert werden, ebenso die Behandlungsdauer jeder Einzelbestrahlung. Nur selten müssen Sklerodermiepatienten wegen gravierender Vorschäden, z. B. wegen schwerer Herz-Kreislauf-Erkrankungen, von der Behandlung ausgenommen werden. Die Entscheidung darüber trifft der behandelnde Arzt im Rahmen der Voruntersuchung. Weitere Kontraindikation sind akute Entzündungen und Infektionen.

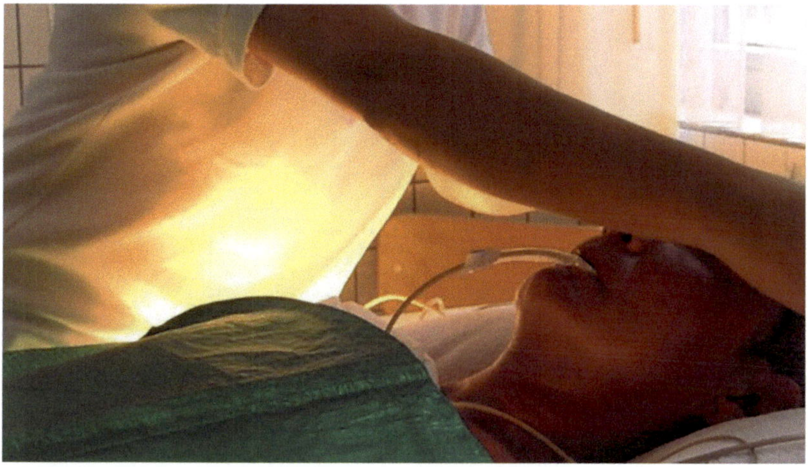

Abb. [61] Milde Hyperthermiebehandlung der Systemischen Sklerodermie. Anlegen der Temperatursonden. Gerät: IRATHERM 1000®, Ardenne, Dresden

Die Therapie wird in einer Serie von 15 bis 20 Bestrahlungen (ambulant 3 Mal pro Woche, stationär 5 Mal pro Woche) durchgeführt, wobei eine Bestrahlung in der Regel 30 Minuten dauert. Die Behandlung wird durch geschulte Fachkräfte auf dem Gebiet der physikalischen Medizin überwacht (Abbildung 61). Vor und während der Behandlung werden über Temperatursonden die Hauttemperatur und die Körperkerntemperatur gemessen (Abbildung 62), ferner über einen speziellen Sensor die transkutane Sauerstoffabgabe, d. h. die Sauerstoffabgabe aus dem Gefäßsystem über die Haut nach außen. Außerdem wird der Blutdruck regelmäßig erfasst und dokumentiert. Nach Beendigung der Bestrahlung sollen die Patienten noch für weitere 30 Minuten ausruhen und „nachschwitzen". Bewährt haben sich 2 Behandlungsserien pro Jahr.

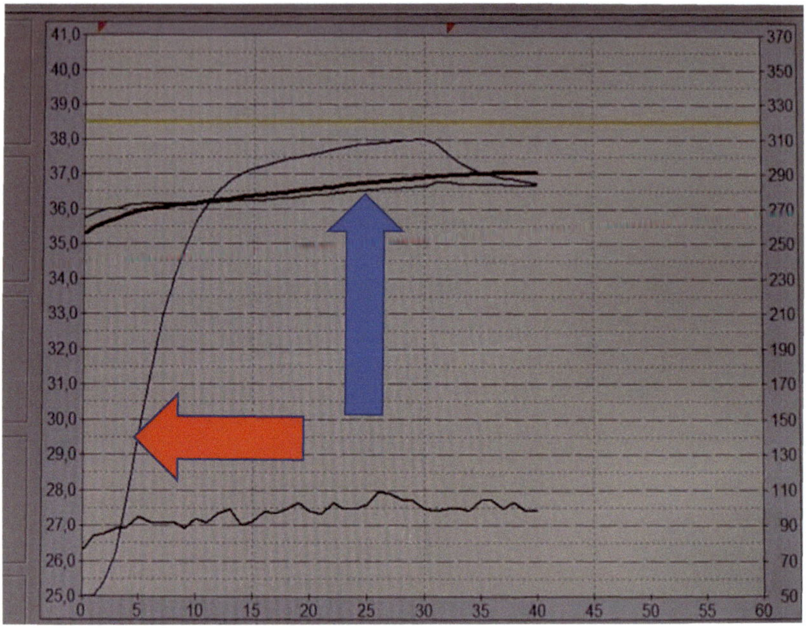

Abb. [62] Hyperthermie-Behandlung der Systemischen Sklerodermie, Monitor-Kontrolle. Roter Pfeil: Anstieg der Hauttemperatur, blauer Pfeil: Anstieg der Körperkerntemperatur

Paraffinhandbäder

Durch das wiederholte Eintauchen der Hände in flüssiges Paraffin werden die Hände von einer dünnen handschuhartigen Paraffinschicht überzogen. Dieser Überzug der Haut führt zur Erwärmung und zur Durchblutungsverbesserung. Bei regelmäßiger Anwendung kann man auch die Raynaud-Anfälle reduzieren. Darüber hinaus macht das Paraffin-Handbad die Haut weicher und lindert eventuelle Schmerzen in den Finger- und Handgelenken.

Nachdem das Paraffin geschmolzen ist (Hartparaffin schmilzt zwischen 50 °C und 60 °C, Weichparaffin bei etwa 45 °C), werden die Hände 7 bis 15 Mal kurz in das Paraffin eingetaucht, wobei sich jedesmal eine neue dünne Wachsschicht über die bereits bestehende legt.

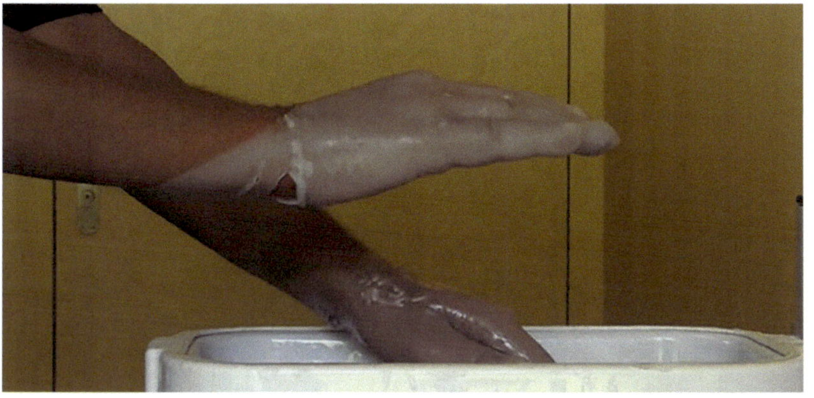

Abb. [63] Paraffin-Handbad bei Systemische Sklerodermie. Die Hände werden 10 bis 15 Mal in das flüssige Paraffin eingetaucht, bis eine genügend dicke Paraffinschicht die Hände wie ein Handschuh umschließt

Danach werden die Hände mit einem Plastikhandschuh oder einer Plastikfolie bedeckt und zur Konservierung der Wärme in ein Frottierhandtuch gewickelt. Nach ca. 10 bis 15 Minuten ist das Paraffin soweit wieder abgekühlt, dass es von den Händen abstreifbar ist.
Im Anschluss an das Paraffin-Handbad kann die immer noch warme „Knetmasse" zum Bewegungstraining der Hände und Finger verwendet werden, was zur besseren Mobilisierung in den Gelenken führt. Außerdem bewirkt das Paraffin eine bessere Geschmeidigkeit der Haut (Abbildung 64).

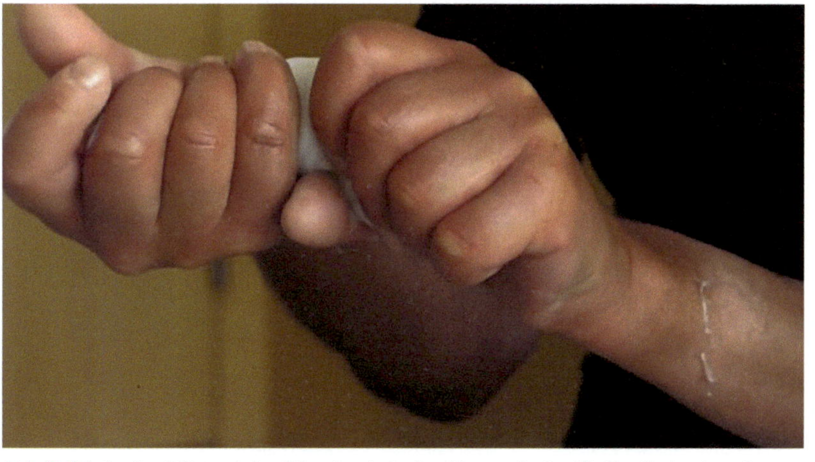

Abb. [64] Patientin mit Systemischer Sklerodermie. Im Anschluss an das Paraffin-Handbad mehrmaliges Kneten des noch warmen Paraffins zum Training der Beweglichkeit der Finger- und Handgelenke

Ein Paraffinbad eignet sich auch für die Überwärmung der Füße. Beim Kauf einer Paraffinwanne ist deshalb darauf zu achten, dass der Wannendurchmesser groß genug ist, um einen Fuß eintauchen zu können. Außerdem sollte das Gerät über einen stufenlos zu regulierenden Thermostaten verfügen. Die optimale Anwendungstemperatur für ein Paraffinhand- oder -fußbad ist individuell verschieden, liegt aber meist zwischen 45 und 55 Grad Celsius.

Kontraindikationen sind offene Wunden und Infektionen der Haut, ferner ein gestörtes Hitzeempfinden, um Hitzeschäden und Verbrennungen durch das Paraffinbad zu vermeiden.

Manuelle Lymphdrainage

Durch Entzündungsvorgänge bei Systemischer Sklerodermie tritt Flüssigkeit aus den Gefäßen in das umliegende Gewebe. Es kommt zu chronischen Schwellungen der Haut, die durch den erhöhten Gewebedruck die bei Sklerodermie ohnehin geschwächte Blutzirkulation weiter reduzieren und auch den Lymphabfluss durch Kompression der Lymphgefäße der Haut stark beeinträchtigen. Von diesen Schwellungen sind vor allem die Unterarme und Hände betroffen, oft auch das Gesicht sowie die Unterschenkel und Füße. Durch die manuelle Lymphdrainage wird der Abtransport der Ödeme wieder möglich (Abbildung 22), was auch zur Verbesserung der Blutzirkulation führt (Abbildung 65) und entzündungsfördernde Stoffwechselprodukte („Schlacken") beseitigt. Auf diese Weise werden auch die Hautspannung (Abbildung 66) und die der Entzündung folgende Fibrosierung reduziert.

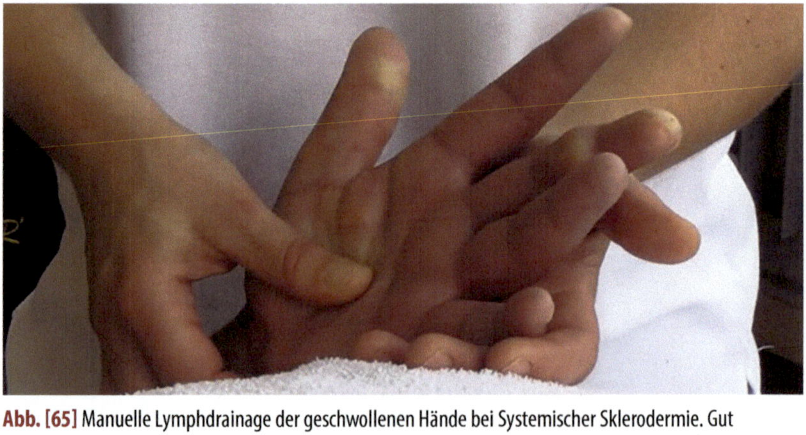

Abb. [65] Manuelle Lymphdrainage der geschwollenen Hände bei Systemischer Sklerodermie. Gut erkennbar ist die rötliche Färbung der Haut unter Therapie als Ausdruck einer besseren Durchblutung der Handfläche und Finger

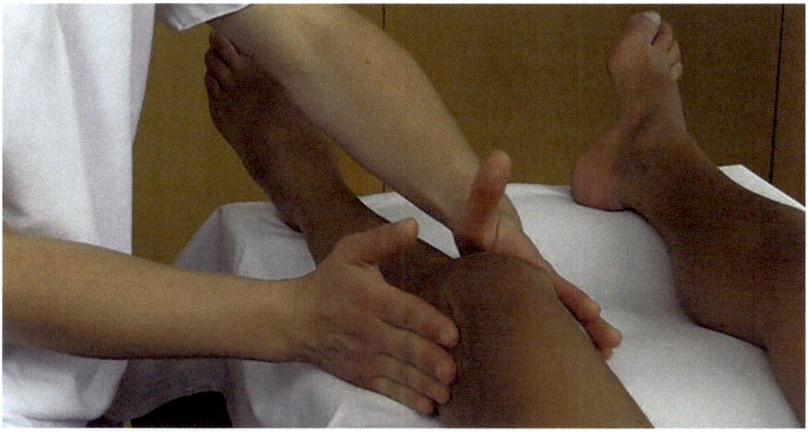

Abb. [66] Manuelle Lymphdrainage der geschwollenen Unterschenkel bei Systemischer Sklerodermie. Durch eine Verbesserung des Abtransports der gestauten Lymphflüssigkeit ist durch die Therapie eine Faltenbildung der zuvor gespannten Haut jetzt wieder möglich

Elastische Wickelungen an Armen und Beinen im Anschluss an die manuelle Lymphdrainage haben sich nicht bewährt, da die vorbestehende geschwächte Mikrozirkulation durch die Kompressionsbinden weiter beeinträchtigt wird.

Es ist wichtig, dass die manuelle Lymphdrainage, je nach Ausmaß des chronischen Ödems, mindestens ein- bis zweimal pro Woche fachgerecht durchgeführt und so lange beibehalten wird, wie das Ödem immer wiederkehrend besteht. Das bedeutet, dass von Anfang an eine Langzeitverordnung der Lymphdrainage sinnvoll ist. An dieser Stelle ist bei den Krankenkassen oft etwas „Überzeugungsarbeit" vom behandelnden Arzt/der behandelnden Ärztin zu leisten, was mit Hinweis auf die Pathogenese der Sklerodermie, also der Krankheitsentstehung und ihrer beeinflussenden Faktoren, meist im ersten Anlauf gelingt, manchmal aber erst mit Widerspruch nach vorgängiger Ablehnung durch den Kostenträger.

Bindegewebsmassage

Bei der Bindegewebsmassage wird durch Zug und Druck auf die Haut sowie auf das darunterliegende Gewebe eine reflektorische Wirkung auf die Blutgefäße erzielt. Besonders die Behandlung des Schultergürtels fördert die Durchblutung der Arme und Hände. Darüber hinaus verbessert die Bindegewebsmassage die Verschieblichkeit der Haut und der darunterliegenden Gewebeschichten (Abbildung 67). Über Nervenbahnen, deren Äste von der Haut zur Wirbelsäule ziehen und von dort über Verzweigungen zu inneren Organen, zum Bewegungsapparat und auch zur Haut zurück, kann die Bindegewebsmassage reflektorisch Störungen innerer Organe z. B. der Lunge oder des Verdauungstraktes regulieren und deren Beweglichkeit verbessern. Weitere Effekte der Bindegewebsmassage sind die Linderung von Schmerzen im Bereich des Bewegungsapparates und die Verbesserung der Gewebeelastizität der Haut (Abbildung 68).

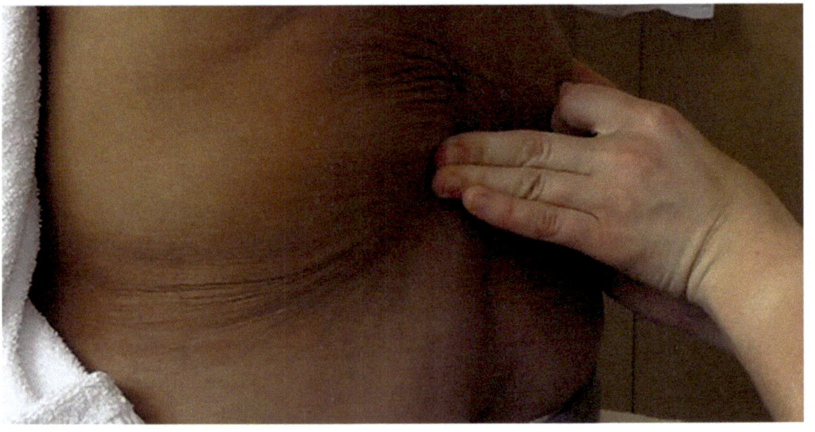

Abb. [67] Bindegewebsmassage bei Systemischer Sklerodermie. Zug und Druck auf die Haut und auf das darunterliegende Gewebe führen zu einer reflektorischen Wirkung auf die Blutgefäße mit Verbesserung der Durchblutung der Gewebeschichten

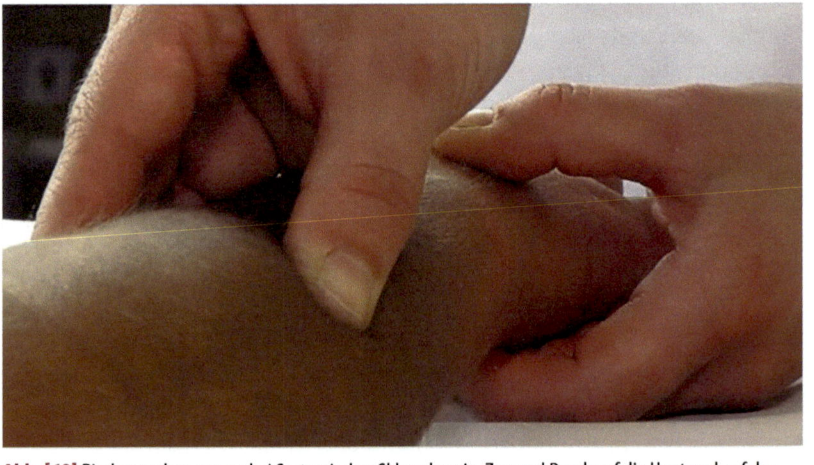

Abb. [68] Bindegewebsmassage bei Systemischer Sklerodermie. Zug und Druck auf die Haut und auf das darunterliegende Gewebe führen zu einer Verbesserung der Verschieblichkeit der Haut und zur Verbesserung der Gewebeelastizität

Biofeedback

Mit der Methode des Biofeedbacks gelingt es, über die Vorstellungskraft des Patienten die Hautdurchblutung zu verbessern. So kann z. B. die Vorstellung anhand eines Bildes am PC, man liege entspannt im Sonnenschein in einem Feld, genügen, ein Wärmegefühl in der Hand hervorzurufen.

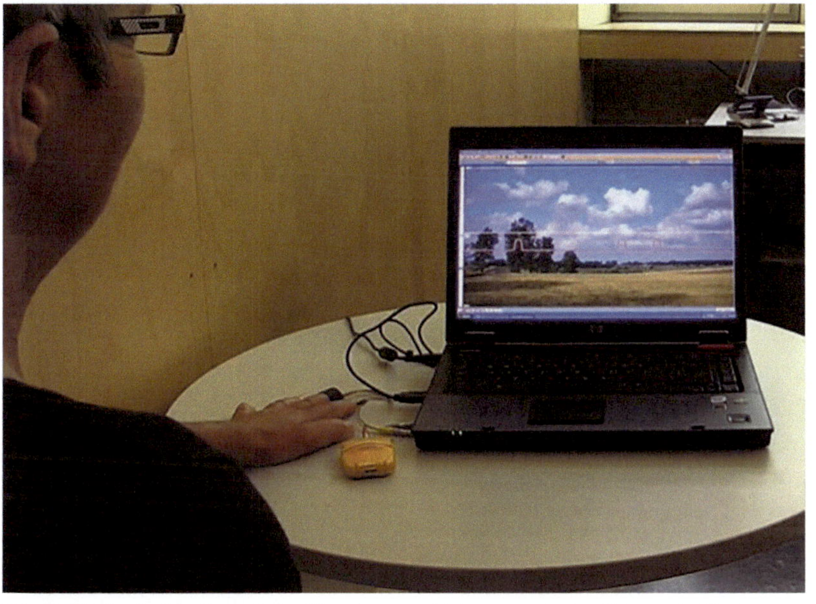

Abb. [69] Biofeedback bei Systemischer Sklerodermie zur Verbesserung der Durchblutung der Hände

Die dem neu gewonnenen Wärmegefühl zugrunde liegende bessere Durchblutung der Hand kann die Patientin anhand eines Temperaturfühlers, der an einem der Finger angebracht ist, am Monitor verfolgen, sichtbar anhand nach oben gerichteter Kurvenausschläge (Abbildung 69 und 70).

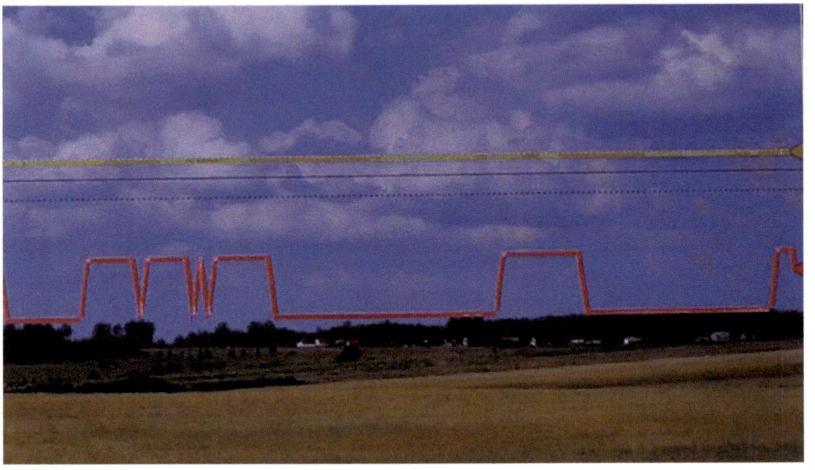

Abb. [70] Biofeedback bei Systemischer Sklerodermie zur Verbesserung der Durchblutung der Hände. Die nach oben gerichteten roten Kurvenausschläge signalisieren die erzielten Temperatursteigerungen der Haut

Diese Methode kann auch verwendet werden, um Raynaud-Anfälle zu unterbrechen. Um die Methode des Biofeedbacks erfolgreich einsetzen zu können, wird eine Einführung und Schulung, die u. a. von dafür ausgebildeten Psychologen angeboten wird, empfohlen.

UVA1-Bestrahlung der Haut

Mit UVA-Licht, einem Teil der natürlichen Sonnenstrahlen, ist es möglich, die bei Sklerodermie verhärtete Haut zu behandeln. Hierbei hat sich das Wellenlängenspektrum des UVA1 besonders bewährt. UVA1-Licht führt dazu, dass bestimmte Enzyme in der Haut, sog. Kollagenasen, aktiviert werden. Diese Enzyme beschleunigen den Abbau des Bindegewebes, wodurch die Haut weicher wird. Der Effekt hält lange an. UVA1-Bestrahlung dämpft außerdem das Immunsystem der Haut und wirkt antientzündlich.
Ein Standardprotokoll für die UVA1-Bestrahlung bei Sklerodermie umfasst 15 bis 30 Bestrahlungen mit einer Einzeldosis pro Bestrahlung von 50-60 J/cm^2, entsprechend einer sog. mittelhoch-dosierten UVA1-Therapie. UVA1-Bestrahlungen werden ambulant zweimal bis dreimal pro Woche, stationär bis 5 Mal pro Woche durchgeführt. Die Therapie ist gut verträglich, kann aber, besonders bei unsachgemäßer Anwendung, das Hautkrebsrisiko erhöhen. UVA-Bestrahlungen sind bei Menschen mit einer Lichtallergie kontraindiziert. Die Bestrahlung muss daher dermatologisch verordnet und überwacht werden.

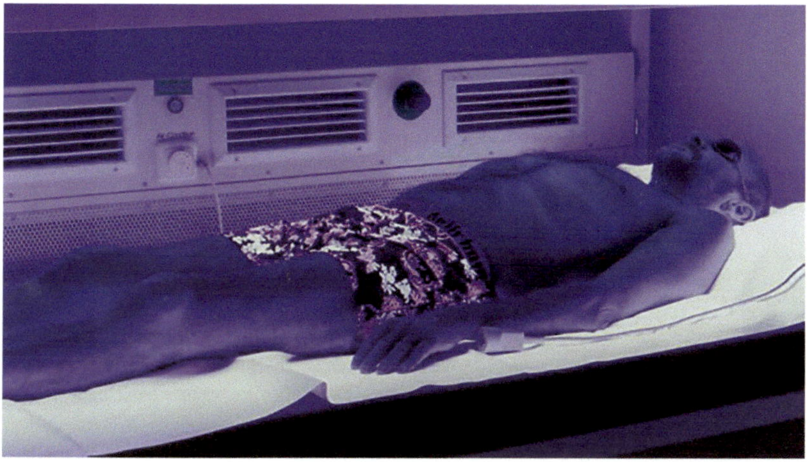

Abb. [71] UVA1-Bestrahlungen der Haut bei Systemischer Sklerodermie zur Therapie der Hautverhärtung

Biomechanische Stimulationstherapie (BMS)

Mit der Biomechanischen Stimulationstherapie gelingt es, durch Vibrationen über die Hautoberfläche Verklebungen des Bindegewebes sehr effektiv zu lösen und damit die eingeschränkte Beweglichkeit der Haut, der Muskulatur, des Kapsel-Band-Apparates, der Sehnen und Gelenke zu verbessern (Abbildung 72).

In Abhängigkeit von der gewählten Frequenz der Schwingungen wird die Durchblutung des Gewebes gesteigert und der Abtransport von Lymphflüssigkeit unterstützt, was zum Abbau von Schwellungen führt. Höhere Schwingungsfrequenzen dienen der Schmerztherapie. Kontraindikationen der BMS-Therapie sind Schwangerschaft, Herz- und Lungeninsuffizienz, künstliche Gelenke und Metallimplantate.

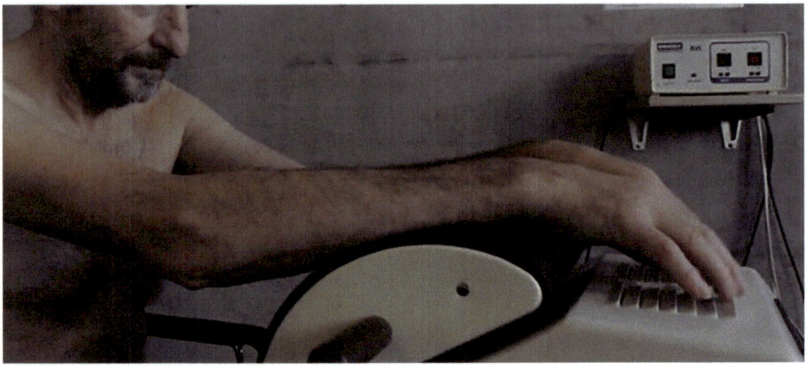

Abb. [72] Biomechanische Stimulationstherapie (BMS) bei Systemischer Sklerodermie zur Verbesserung der Beweglichkeit der Haut, der Muskulatur, der Sehnen und Gelenke

Reflektorische Atemtherapie

Ein großes Problem der Systemischen Sklerodermie ist die Lungenbeteiligung in Form einer Lungenfibrose oder des Lungenhochdrucks. Frühzeitig und zunächst schleichend kommt es zu Störungen des Gasaustausches zwischen Lungen und Blut.

Die reflektorische Atemtherapie, eine spezielle Form der Atemtherapie, fördert die Funktion der Atemmuskulatur, besonders des Zwerchfells, aber auch der Atemhilfsmuskulatur.

Über die Aktivierung von Nervenbahnen, die von der Haut über Nervenstränge entlang der Wirbelsäule zur Lunge führen, wird die Dehnbarkeit der Lunge gesteigert (Abbildung 73). Schon nach wenigen Anwendungen berichten die Betroffenen, wieder besser Luft zu bekommen. Wegen der Gefahr des Lungenversagens bei Sklerodermie ist es sehr wichtig, so früh wie möglich mit der reflektorischen Atemtherapie zu beginnen.

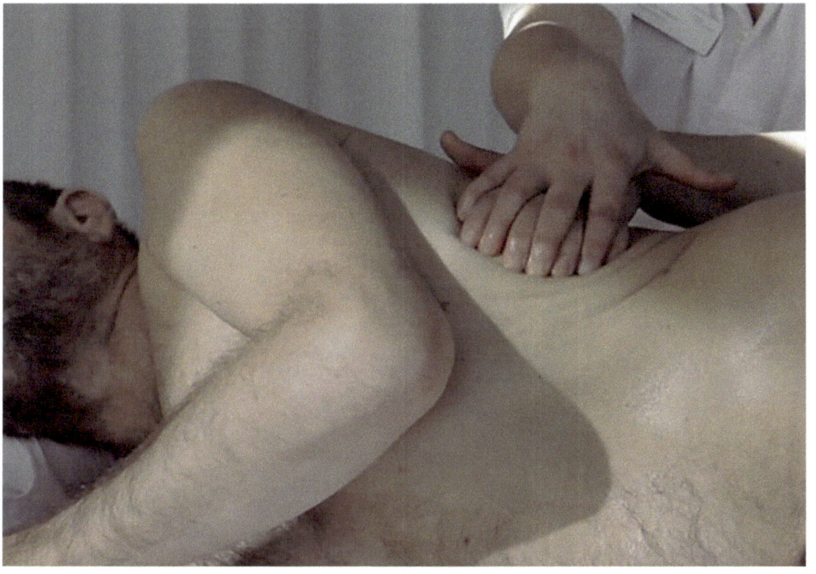

Abb. [73] Reflektorische Atemtherapie bei Systemischer Sklerodermie zur Verbesserung der Dehnbarkeit der Lunge

Ergotherapie

Bereits zu Beginn der Erkrankung klagen Sklerodermiebetroffene oft über Kraftverlust, mangelnde Beweglichkeit, Einbußen im Bereich der Koordination von Bewegungen und Schmerzen in den Händen. Damit verbunden kommt es zu Einschränkungen bei Alltagsaktivitäten und im Beruf und damit verbunden in hohem Maße zu Einschränkungen der Lebensqualität. Diesen Einschränkungen frühzeitig entgegenzuwirken ist Aufgabe der Ergotherapie. Zentrale Ziele sind der Erhalt, die Wiederherstellung oder Verbesserungen der Gelenkbeweglichkeit und der Greiffunktion der Hände. Eine weitere wichtige Aufgabe der Ergotherapie ist die Versorgung der Betroffenen mit Hilfsmitteln im Alltag. Hilfsmittelkataloge können über Verbände der Ergotherapie bezogen werden (Adressen siehe Anhang).

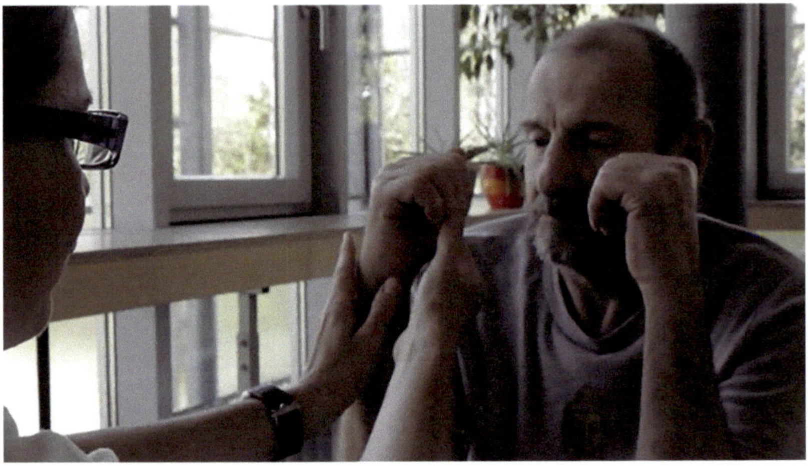

Abb. [74] Ergotherapie bei Systemischer Sklerodermie. Beuge- und Streckbewegungen der Finger- und Handgelenke unter Anleitung zum Erhalt der Handbeweglichkeit und Greiffunktion

Medizinische Trainingstherapie

Die medizinische Trainingstherapie folgt einem genau ausgearbeiteten Trainingsplan, der die individuell unterschiedlichen Trainingsvoraussetzungen und Trainingsziele der Patientinnen und Patienten berücksichtigt, und wird durch speziell geschulte Sportphysiotherapeuten/-innen überwacht. Die Systemische Sklerodermie führt sehr häufig zur nachlassenden Kraft und Ausdauer, Müdigkeit und Erschöpfung. Es ist von großer Bedeutung, dass die Betroffenen von Anfang an ihre Muskelkraft (Abbildung 75) stärken und ihre Ernährung so umstellen, dass ihre eigenen Ressourcen gestärkt werden. Es ist wichtig, dass die Sklerodermiepatienten Arme, Beine und Rumpf regelmäßig trainieren. Die Muskeln sind wichtige Energielieferanten, wirken der Müdigkeit bei Sklerodermie entgegen und sind ein bedeutsamer Wärmespeicher des Körpers.

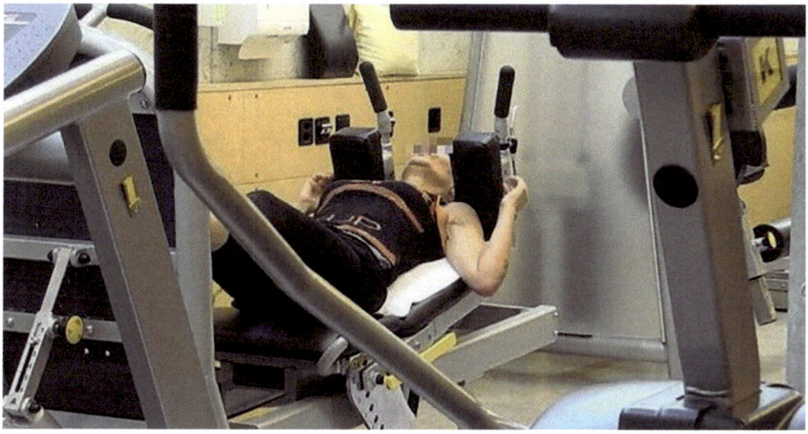

Abb. [75] Medizinische Trainingstherapie (Krafttraining) bei Systemischer Sklerodermie

Ausdauertraining verbessert die Durchblutung und damit die Sauerstoffversorgung des Gewebes (Abbildung 76). Es kommt zur Ökonomisierung der Atmung, d. h. durch eine verbesserte Atemsteuerung, eine bessere Belüftung der Lunge und durch eine bessere Zusammenarbeit der Atemmuskulatur kann mehr Sauerstoff in das Blut übernommen werden. Ein weiterer wichtiger Effekt des Ausdauertrainings ist die Verbesserung des psychischen Wohlbefindens. Ausdauertraining hat den besten positiven Effekt auf die Stimmung und kann insbesondere bei gedämpfter Stimmung viel Lebensfreude vermitteln.

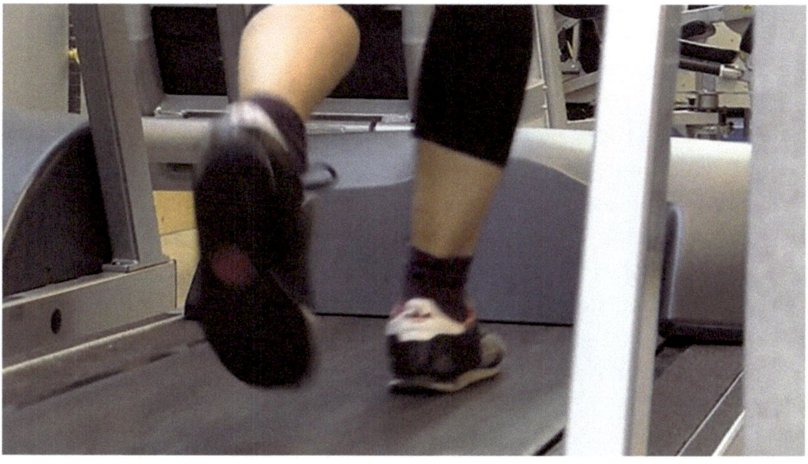

Abb. [76] Medizinische Trainingstherapie (Ausdauertraining) bei Systemischer Sklerodermie

Sklerodermie und Bewegungstraining

Dass körperliche Aktivität ein wichtiger Baustein für den Erhalt und die Verbesserung unserer Gesundheit ist, ist bekannt. Sie verbessert die Blutversorgung der Gewebe und trägt durch die Beanspruchung zur Gewebeheilung bei. Diese Erkenntnis kann auch für die Therapie chronischer Krankheiten genutzt werden. Durch ein „richtig" durchgeführtes Kraft- und Ausdauertraining lassen sich zahlreiche körperliche und psychische Verbesserungen herbeiführen.
Sklerodermiepatienten bewegen sich im Alltag weniger und sind körperlich schlechter trainiert als nicht betroffene Kontrollpersonen. Dieser Trainingsmangel ist bereits in Frühstadien nachweisbar und steht in einem Zusammenhang mit allgemeiner Müdigkeit (Fatigue-Syndrom) und mit Einschränkungen im Gasaustausch zwischen Lunge und Blut. Ziel ist es, diesen Einschränkungen durch ein moderates Bewegungstraining so früh wie möglich entgegenzuwirken.

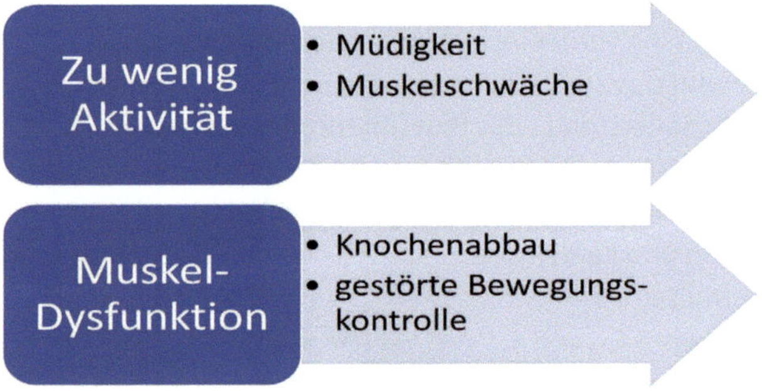
Zu wenig Aktivität
• Müdigkeit
• Muskelschwäche
Muskel-Dysfunktion
• Knochenabbau
• gestörte Bewegungs-kontrolle

Abb. [77] Folgen mangelnder sportlicher Aktivität

Bei Patienten mit verschiedenen Kollagenosen, einschließlich Systemischer Sklerodermie, konnte gezeigt werden, dass ein auf die individuellen körperlichen Voraussetzungen abgestimmtes sportmedizinisch geleitetes Bewegungstraining

- die aerobe Kapazität der Lunge verbessert,
- die Muskelkraft steigert,
- die körperliche Leistungsreserve erhöht,
- den Verlauf von Autoimmunkrankheiten günstig beeinflussen kann.

Von zentraler Bedeutung ist hierbei die Hemmung von Entzündungsvorgängen im Körper (Abbildung 78):

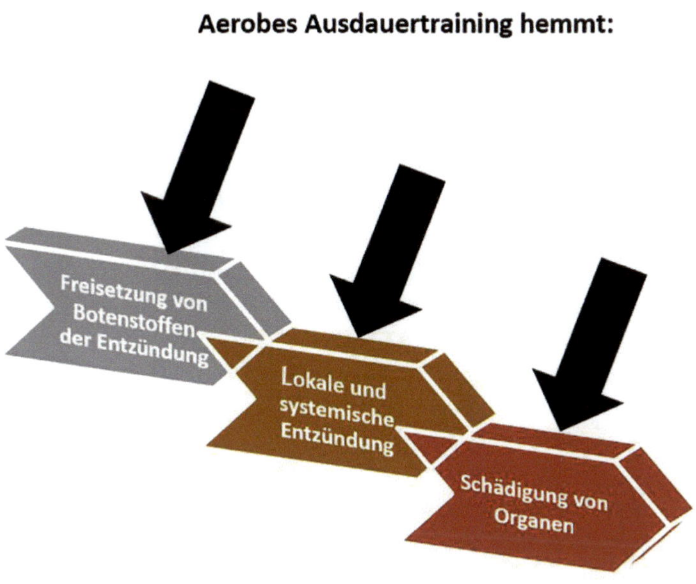

Abb. [78] Antientzündliche Wirkung von sportlichem Ausdauertraining

Ein 8- bis 12-wöchiges sportmedizinisch geleitetes Bewegungstraining verbessert

- die Toleranz gegenüber körperlicher Belastung,
- die Ausdauerleistungsfähigkeit,
- die maximal mögliche Gehstrecke,
- die Muskelkraft sowie
- die allgemeine Lebensqualität

der Betroffenen deutlich.

Gesicherte Effekte von körperlicher Aktivität und Bewegungstraining:

Ausdauertraining verbessert die Herz-Kreislauf-Funktion, die Durchblutung und damit die Sauerstoffversorgung der Gewebe und Organe.

- Es kommt zu einer besseren Kapillarisierung und damit Durchblutung des Gewebes.
- Bewegungstraining ist ein starker Stimulus für die Ausbildung neuer Kapillaren.
- Es kommt zu einer Verbesserung der Fließeigenschaften des Blutes.
- Durch Vermehrung der roten Blutkörperchen (Erythrozyten) nimmt die Sauerstoff-Transportkapazität zu.
- Es kommt zur besseren Ausnutzung des Sauerstoffs aufgrund einer Vermehrung oxidativer Enzyme.
- Die Endothelfunktion der Gefäßwände wird verbessert. Durch das Lauftraining wird die Bildung von Stickstoffmonoxid (NO) in der Gefäßwand erhöht. NO führt zu einer starken Gefäßerweiterung.
- Es kommt zur Steigerung des Herzminutenvolumens.
- Die Herzfrequenz ist in Ruhe und unter Belastung niedriger und erholt sich nach körperlicher Belastung schneller.

Ausdauertraining verbessert die Ökonomie der Atmung.

- Es kommt zur Zunahme der Gasaustauschfläche der Lunge.
- Es kommt zu einer Erweiterung des Kapillarnetzes der Lunge.
- Die Durchblutung der Lunge verbessert sich.
- Es kommt zu einer größeren Durchlässigkeit zwischen Alveole und Kapillare für Atemgase.
- Es kommt zu einer größeren Sauerstoffübernahme von der Lunge ins Blut.
- Atemfrequenz und Atemzugvolumen steigen an.
- Die Atemmuskulatur wird gestärkt.

Ausdauertraining verbessert das psychische Wohlbefinden.

- Die Stresstoleranz wird erhöht. Die Reaktion der Stresshormone Adrenalin und Noradrenalin auf den Körper wird durch regelmäßiges Lauftraining vermindert.
- Die Erschöpfung nach körperlicher Anstrengung nimmt ab.
- Die Depressivität nimmt ab, unter anderem durch eine vermehrte Ausschüttung von „Glückshormonen" (Endorphin, Tryptophan, Serotonin) ins Blut.

- Ein 3-mal wöchentliches Dauerlaufen von 30–40 Minuten zeigte bei Menschen mit leichter bis mittelschwerer Depression ebenso gute Ergebnisse wie eine Gesprächspsychotherapie.
- Die Kombination aus Bewegungstraining mit antidepressiven Medikamenten hatte eine stärkere antidepressive Wirkung als eine medikamentöse Behandlung mit Antidepressiva allein.

Moderates Ausdauertraining reguliert das Immunsystem.
- Durch ein moderates Bewegungstraining wird die Infektanfälligkeit vermindert.
- Die Funktion der T- und B-Lymphozyten verbessert sich.
- Die Funktion der natürlichen Killerzellen wird positiv beeinflusst.
- Entzündungsvorgänge im Körper nehmen ab (u. a. Abnahme des CRP im Serum).

Ausdauertraining reguliert das autonome Nervensystem.
- Es kommt zur Erhöhung des Erholungsnervensystem (Stärkung des Vagotonus).
- Es kommt zur Senkung des Stresshormonspiegels (Dämpfung des Sympathikotonus, geringere Stresshormonausschüttung).

! Es existiert kein Medikament, das derart viele positive Wirkungen im Körper entfaltet wie ein moderates körperliches Ausdauertraining – und dazu, bei richtiger Dosierung, ganz ohne Nebenwirkungen!

! Sklerodermiepatienten, die angaben, sich regelmäßig sportlich zu betätigen, waren weniger ängstlich, weniger depressiv, weniger müde, litten unter weniger Schlafstörungen und weniger Schmerzen als Sklerodermiepatienten ohne regelmäßiges sportliches Training.

! Sportlich aktive Sklerodermiepatienten nahmen stärker am sozialen Leben teil und waren mit ihrem Leben insgesamt zufriedener als Sklerodermiebetroffene ohne sportliche Betätigung.

Sklerodermie und alternative Heilmethoden

Wie bei jeder chronischen Krankheit, für die es noch keine zuverlässigen Medikamente gibt, versuchen Betroffene auf vielfältige Weise Rat und Unterstützung innerhalb und außerhalb der wissenschaftlich etablierten Medizin („Schulmedizin") einzuholen, um ihren Gesundheitszustand zu verbessern. Dies gilt insbesondere für ernste, potenziell tödliche Krankheiten wie z. B. Krebs, aber auch für Systemkrankheiten, wie z. B. der Sklerodermie. Die „Schulmedizin" lernt gerade, diese Sonderwege der Betroffenen, die häufig auf individuellen positiven Erfahrungen beruhen, nicht nur zu akzeptieren, sondern auch zu respektieren, auch und gerade, weil sie zu verstehen beginnt, dass das individuelle Ansprechen auf eine Therapie viel mit der eigenen biologischen Ausstattung und der individuellen Bereitschaft der Körperzellen zu tun hat, auf die eine oder andere medikamentöse Behandlung anzusprechen.

Besonders in der Krebstherapie versucht man schon heute mehr und mehr bereits vor dem Start der Behandlung herauszufinden, ob derjenige oder diejenige Betroffene die „passende" Zellausstattung mitbringt, damit die geplante Therapie gelingen kann (sog. „individualisierte Medizin"). Hier hat ein Umdenken der Schulmedizin stattgefunden und das Vorgehen gegen komplizierte Krankheiten wie z. B. Krebs verändert. Dieses Umdenken wird sich mehr und mehr auch auf andere schwierige chronische Krankheiten ausdehnen und die Planung von Therapiestudien beeinflussen.

Ein anderer interessanter Gesichtspunkt ist in diesem Zusammenhang die Erkenntnis, dass von ernster Krankheit Betroffene durch zusätzliches Eigenengagement bei Therapie und Verhalten ihre Lebensqualität häufig verbessern und damit auch ihre Überlebenswahrscheinlichkeit. Das gilt auch für die Systemische Sklerodermie. Als betreuender „schulmedizinischer" Arzt sollte man die therapeutischen Sonderwege des Patienten deshalb nicht kritisieren, sondern einzig darauf achten, dass die Eigentherapie der Patienten nicht schadet und notwendige Untersuchungen und Behandlungen nicht vernachlässigt werden oder gar unterbleiben. Die folgende Tabelle listet Berichte über ergänzende bzw. alternative Therapien auf, die bei verschiedenen Aspekten der Systemischen Sklerodermie mit unterschiedlichem, in Einzelfällen zum Teil gutem Erfolg zur Anwendung gekommen sind. Wichtig: Es sind keine wissenschaftlich abgesicherten Empfehlungen.

Durchblutungsstörungen, Raynaud-Phänomen

Nachtkerzenöl, Fischöl, Ginkgo biloba, Vitamin E, L-Arginin, Glucosamino-glycane, N-Acetylcystein, Piascledine (Soyabohnen-Avocadoöl-Extrakt), Padma 28 (Indische Kräutermischung)

Biofeedback, Low-Level-Laser, Diodenlaser, Akupunktur, Tiefenoscillation

Bindegewebsvermehrung, Hautverhärtung

Para-Aminobenzoesäure (PABA), Vitamin E, Vitamin D, S-Adenosylmethionin,

Bromelain, Chinesische Kräuter (z. B. Dan Shen, Ban Bian Qi, Ji Xiue Cao),

Piascledine (Soyabohnen-Avocadoöl-Extrakt), Madecassol, Kampferöl, Hyaluronsäure, Curcumin (gelber Ingwer), Sulforaphan (Brokkoli-Extrakt)

Matrix-Rhythmus-Therapie

Schluckstörungen, Reflux

Bromelain, Probiotika (Bifidobacterium infantis, Lactobacillus rhamnosus)

Akupunktur

Blähungen, Verdauungsstörungen

Probiotika (Bifidobacterium infantis, Lactobacillus rhamnosus)

Akupunktur

Stuhlinkontinenz

Biofeedback

Gelenkentzündung, Arthralgien

Piascledine (Sojabohnen-Avocadoöl-Extrakt), Glucosaminoglycane, Chondroitin

Im Zusammenhang mit der Therapie rheumatischer Krankheiten werden noch folgende alternative Heilmethoden genannt:

Bei Schmerzen im Bewegungsapparat
Teufelskralle, Arnika, Hagebutte, Weidenrinde, Weihrauch, Ingwer, Cayenne-Pfeffer
Neuraltherapie

Zur Verbesserung von Bewegungseinschränkungen im Bereich der Muskulatur und der Gelenke
Elastisches Taping, Feldenkrais-Methode

Bei chronischen Entzündungen
Eigenblutbehandlung, Blutegeltherapie

Zur Durchblutungsverbesserung
Ozontherapie, Magnetfeld-Therapie

Diese Auflistung ist sicher nicht vollständig. Sklerodermiepatienten berichten zum Teil auch von individuellen Verbesserungen durch Therapieverfahren der anthroposophischen Medizin, der Homöopathie und der orthomolekularen Medizin.

! Die positive Erfahrung, die der einzelne Sklerodermiebetroffene mit der einen oder anderen alternativen Heilmethode gemacht hat, kann nicht automatisch auf andere Sklerodermiepatienten übertragen werden.

Der Satz „Wer heilt, hat recht" gilt zunächst immer nur für den besonderen Einzelfall. Ob die positive Therapieerfahrung auch auf andere Patienten übertragbar ist, müssen erst gut geplante und wissenschaftlichen Grundsätzen genügende Therapiestudien zeigen.

KAPITEL 12

KAPITEL 12: Heimprogramm Sklerodermie – jetzt helfe ich mir selbst

Für den bestmöglichen Erfolg der Sklerodermie-Therapie ist das sinnvolle Zusammenwirken von medikamentöser Therapie, nicht-medikamentösen Verfahren (Physiotherapie, Physikalische Medizin, Ergotherapie, Medizinische Trainingstherapie, Wundmanagement, Ernährung, kreative Therapien, Psychologie) und Trainingsmaßnahmen wesentlich. Leider kommen die nicht-medikamentösen Therapien und die individuellen Möglichkeiten der Betroffenen, der Krankheit Sklerodermie entgegenzutreten, oft noch zu kurz, und es wird der zur Zeit erreichbare Nutzen der medikamentösen Therapie trotz mancher Fortschritte in den letzten Jahren vielfach überbewertet.
Die Gefahren der Erkankung durch regelmäßige Staging-Untersuchungen frühzeitig zu erkennen und präventiv, noch bevor der Schaden entstanden ist, „gegenzusteuern", ist nach meiner Erfahrung mit der Sklerodermie essenziell. Hierbei spielen die möglichst früh einsetzenden und regelmäßigen nicht-medikamentösen Therapien und die von Anfang an, d. h. bereits mit der Diagnose Sklerodermie, einsetzenden regelmäßigen individuellen Trainingsmaßnahmen der Betroffenen eine zentrale Rolle.
Im Folgenden werden Übungsprogramme für ein individuelles häusliches Therapieprogramm der Sklerodermie vorgestellt.

Allgemeine Bewegungstherapie

Durch die Bindegewebsvermehrung im Rahmen der Sklerodermie kommt es zur Verhärtung der Haut und des Sehnen-Band-Apparates und so zu einer Einschränkung der Beweglichkeit. Weniger Beweglichkeit führt zur Minderbeanspruchung der Muskulatur und damit zum Abbau von Muskelmasse. Weniger Muskelmasse führt zur schnelleren Ermüdung während körperlicher Anstrengung, was den Umfang der Bewegung weiter einschränkt. Durch die Minderbeanspruchung des Bewegungsapparates (Muskulatur, Knochen und Gelenke) drohen außerdem ein vorzeitiger Knochenabbau mit der Gefahr einer erhöhten Knochenbrüchigkeit, die durch eine erhöhte Sturzgefahr infolge Instabilität der tragenden Wirbelsäule, des Beckens und der Beine weiter verstärkt wird (Abbildung 79).

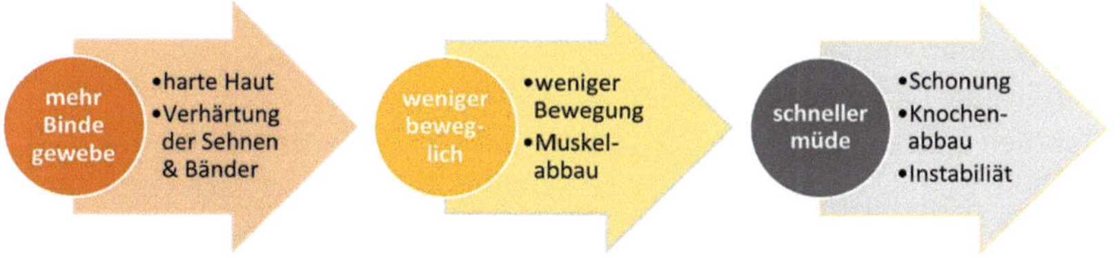
mehr Binde gewebe
•harte Haut
•Verhärtung der Sehnen & Bänder
weniger beweg-lich
•weniger Bewegung
•Muskel-abbau
schneller müde
•Schonung
•Knochen-abbau
•Instabiliät

Abb. [79] Negative Folgen der Bindegewebsvermehrung für den Bewegungsapparat

Durch ein gezieltes und möglichst früh einsetzendes Trainingsprogramm kann dieser Negativspirale der nachlassenden Beweglichkeit entgegengewirkt werden. Hierfür sind schon wenige einfache Übungen ausreichend. Grundsätze für das eigene Üben von Bewegungsabläufen

- Lockere, rhythmische Bewegungsabläufe ohne größere Kraftanstrengung
- Entspannte Körperhaltung
- Nicht im Schmerz üben
- Häufiger am Tag üben
- Falls möglich, Bewegungstherapie mit Wärmeanwendungen kombinieren, z. B. Handübungen im warmen Sand oder im warmen Linsenbad

1. Mit dieser Übung mobilisieren Sie Ihre Wirbelsäule
(Anfänger: 1 x 10, Fortgeschrittene: 2 x 10)

Aus der Ruhestellung (siehe Abbildung unten, a) gehen Sie in den Vierfüßlerstand.

Während Sie einatmen: Stützen Sie sich mit leicht gebückten Armen vom Boden ab, wölben Sie den Rücken langsam nach oben und bilden einen „Katzenbuckel" (siehe Abbildung unten, b). Während Sie ausatmen: Senken Sie Ihren Rücken langsam nach unten zu einem „Pferderücken" und bilden ein Hohlkreuz.

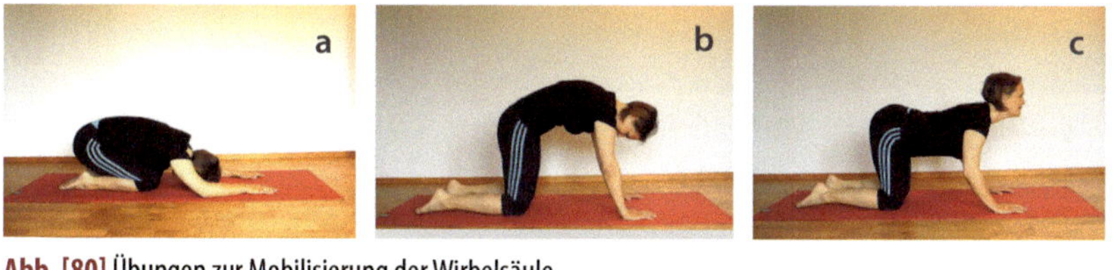
a
b
c

Abb. [80] Übungen zur Mobilisierung der Wirbelsäule

2. Mit dieser Übung kräftigen Sie die vordere Muskelkette einschließlich der geraden Bauchmuskeln
(Anfänger: 1 x 10, Fortgeschrittene: 2 x 10)
Nehmen Sie eine aufrechte Sitzposition ein. Die Beine stehen angewinkelt auf dem Boden, die Arme und Hände zeigen ausgestreckt nach vorne. Atmen Sie langsam ein und senken Sie sich beim Ausatmen mit ausgestreckten Armen und Händen langsam ab. Spüren Sie dabei die Anspannung der Bauchmuskulatur. Ihr Blick bleibt nach vorne gerichtet. Am Ende der Ausatmung berühren Sie mit Rücken, Hinterkopf und Armen den Boden und entspannen sich für ein paar Sekunden.

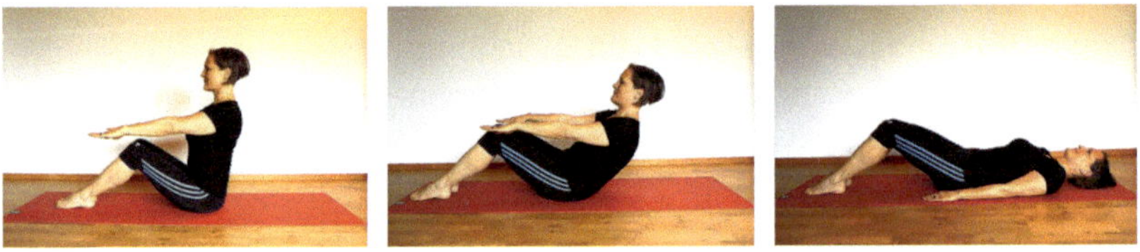

Abb. [81] Übungen zur Stärkung der vorderen Muskelkette einschließlich der geraden Bauchmuskeln

3. Mit dieser Übung trainieren Sie Ihre schrägen Bauchmuskeln
(Anfänger: jede Seite 1 x 10, Fortgeschrittene: 2 x 10)
Sie liegen auf dem Boden, Ihre Füße stützen sich auf einem Hocker oder Stuhl ab. Eine Hand liegt unter dem Kopf (siehe Abbildung unten, a). Sie atmen tief ein. Mit der Ausatmung ziehen Sie den Bauch ein, heben Oberkörper und Schulterblätter vom Boden ab und strecken den freien Arm vor Ihren Beinen schräg zur anderen Seite in Richtung Knie (siehe Abbildung unten, b). Wechseln Sie dann die Seite (siehe Abbildung unten, c).

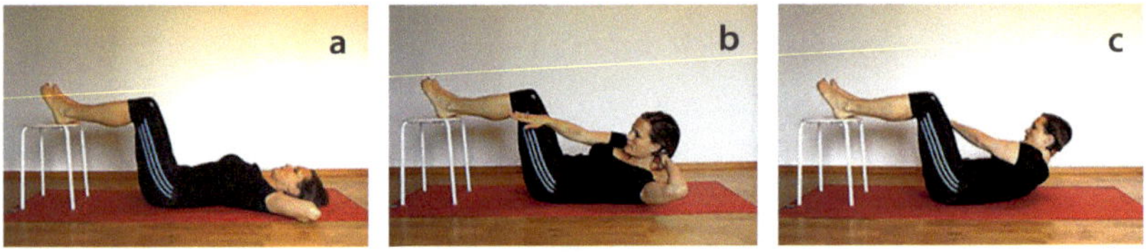

Abb. [82] Übungen zur Stärkung der schrägen Bauchmuskeln

4. Mit dieser Übung trainieren Sie Ihren Beckenboden, Ihre Gesäßmuskeln und stärken den unteren Rücken
(Anfänger: 1 x 10, Fortgeschrittene: 2 x 10)
Sie liegen auf dem Rücken, die Beine sind angewinkelt, Ihre Arme liegen ausgestreckt neben dem Körper. Die Handflächen zeigen nach unten. Sie

atmen ein. Beim Ausatmen heben Sie das Becken an und spannen gleichzeitig Ihre Gesäß- und Beckenbodenmuskeln. Halten Sie diese Position für ca. 5 Sekunden. Dann senken Sie das Becken langsam wieder und ziehen zur Entlastung beide Knie zum Bauch.

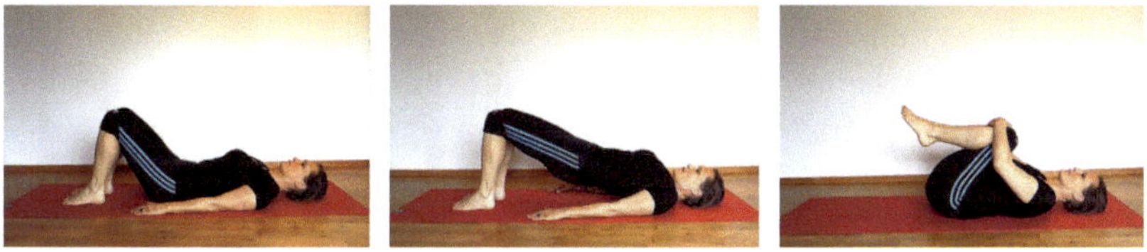

Abb. [83] Übungen zur Stärkung von Beckenboden, Gesässmuskeln und unterem Rücken

5. Mit dieser Übung stärken Sie die gesamte Rückenkette und die Oberschenkelrückseite
(Anfänger: 1 x 10, Fortgeschrittene: 2 x 10)
Ausgangsposition: Sie liegen mit dem Bauch auf einem flachen Kissen, Arme und Beine sind ausgestreckt . Sie atmen ein. Mit dem Ausatmen spannen Sie Gesäß und Rücken an und heben beide Arme vom Boden ab. Halten Sie diese Position für ca. 5 Sekunden. Dann kehren Sie in die Ausgangsposition zurück. Sie atmen erneut ein. Mit dem Ausatmen heben Sie abwechselnd einen Oberschenkel leicht an und führen den Unterschenkel im Knie in eine aufrechte Position (Ober- und Unterschenkel bilden ca. einen rechten Winkel).

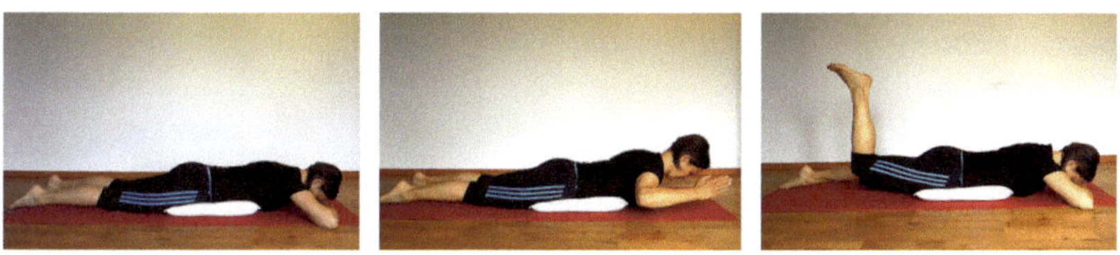

Abb. [84] Stärkung der gesamte Rückenkette und der Oberschenkelrückseite

Hand- und Fingerübungen

27 Knochen, 30 Gelenke und 34 Muskeln steuern die Bewegung unserer Hände. Sie erlauben uns komplexe Handlungen, verleihen ein sensibles Fingerspitzengefühl und ein Höchstmaß an Feinmotorik. Unsere Hände sind in unserem Alltags- und Berufsleben überaus wichtige „Werkzeuge" und ein sensibles Kontaktorgan, mit dem wir mit unseren Mitmenschen kommunizieren und unsere Umwelt „begreifen".

Krankheitsbedingte Veränderungen können diese Kommunikation erheblich stören und Unsicherheiten im sozialen Umgang mit unseren Mitmenschen auslösen – ein wichtiger Aspekt, der in der ärztlichen Sprechstunde oft zu wenig beachtet wird.
Bei kaum einer Krankheit sind Veränderungen der Hände derart ausgeprägt wie bei der Systemischen Sklerodermie. Sie können erhebliche Probleme im Alltag und im Beruf verursachen und die Lebensqualität der Betroffenen stark beeinträchtigen. Trotzdem hat die Therapie von solchen Veränderungen nicht den zentralen Stellenwert, den sie bräuchte.
Ziele der Therapie sind

- Verhinderung von Bewegungseinschränkungen der Hände (Prävention),
- Verbesserung der Beweglichkeit der Hände bei vorhandenen Einschränkungen,
- Erhalt der persönlichen Unabhängigkeit im Alltag und im Beruf,
- Anpassung der häuslichen und Arbeitsplatz-bezogenen Umgebung an die eigenen Bedürfnisse.

Mittel, um diese Ziele zu erreichen, sind

- Medikamente gegen Schmerzen und Entzündung,
- Lymphdrainagen,
- Physikalische Medizin: Wärmestrahlen, Ultraschall, warme Handbäder (Paraffin, Sand, Linsen),
- Ergotherapie: aktive und passive Bewegungsübungen,
- Einsatz von Hilfsmitteln,
- Schulung in den Bereichen: Eigentraining, Gelenkschutz, Alltagsgestaltung.

Neben der (frühzeitigen) Therapie ist auch die Prophylaxe von Hand- und Fingerveränderungen bei Sklerodermie enorm wichtig. Vorschläge für ein tägliches Bewegungsprogramm finden sich im Folgenden.

! Je früher damit begonnen wird, Kraft und Funktion der Hände zu trainieren, desto besser sind die Chancen, diese zu erhalten.

Hand- und Fingerübungen: Aufwärmen der Hände in warmen Linsenbad

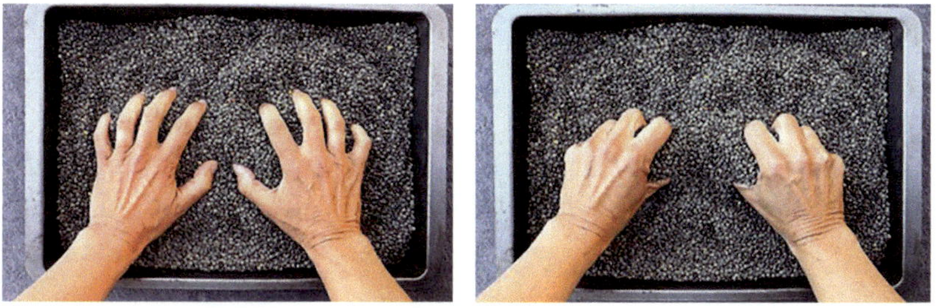

Abb. [85] Hand- und Fingerübungen im warmen Linsenbad

Linsen im Backofen oder in der Mikrowelle auf 38 bis 45 Grad erwärmen. Anschließend mit beiden Händen in die warmen Linsen greifen und zur Faust schließen, danach die Finger so weit wie möglich wieder ausstrecken. 5–15 Minuten täglich.

Hand- und Fingerübungen: Abrollbewegung

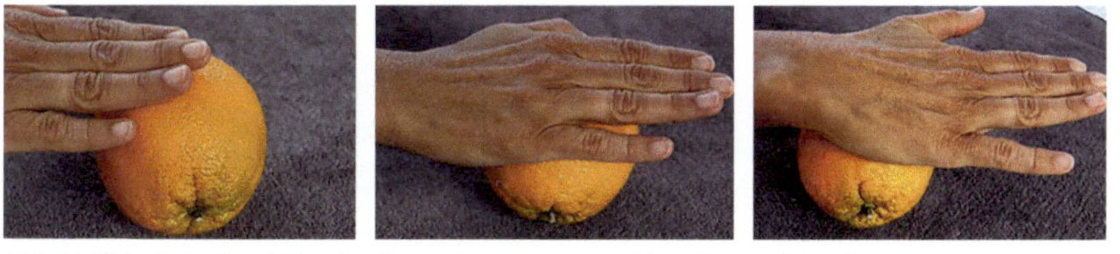

Abb. [86] Die flache Hand über eine Orange langsam hin- und herrollen. Jede Hand 10 x

Hand- und Fingerübungen: Beugen und Strecken der Finger

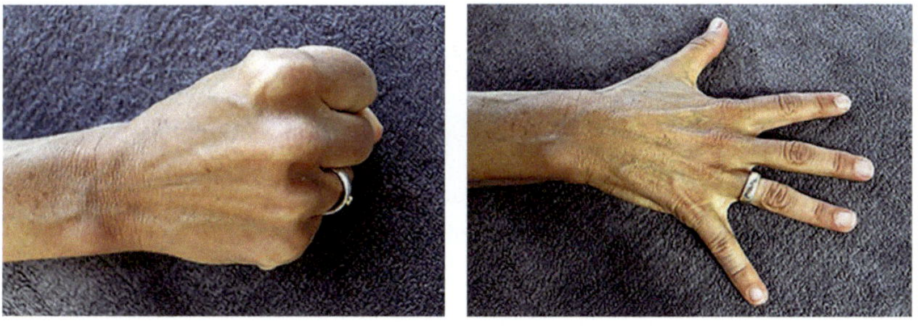

Abb. [87] Die Hand zur Faust schließen. anschließend die Finger ausstrecken und spreizen. Jede Hand 10 x

Hand- und Fingerübungen: Beugen und Strecken der Finger

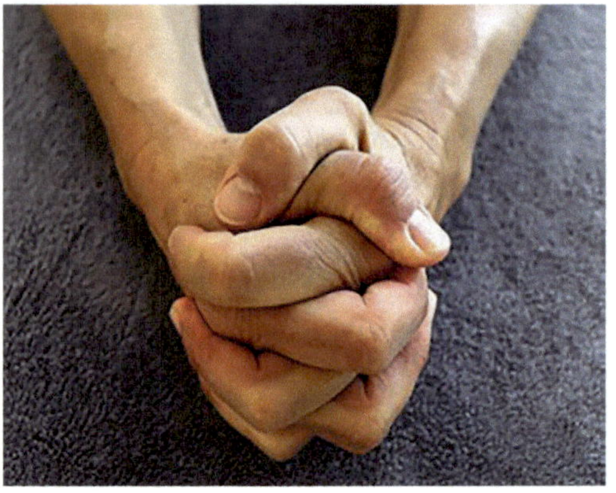

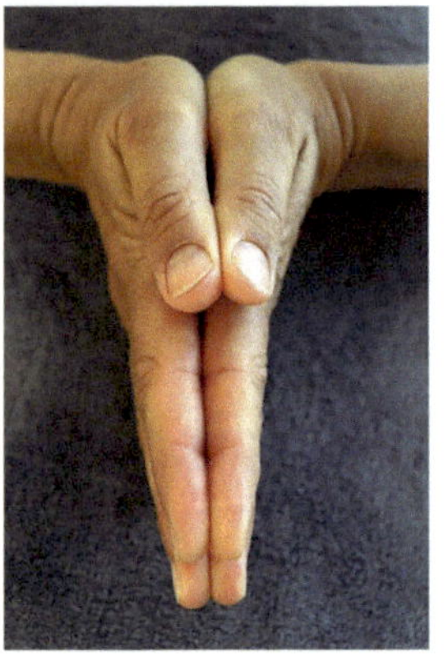

Abb. [88] Die Finger beider Hände ineinanderfalten und anschließend wieder gerade ausstrecken. 10 x

Hand- und Fingerübungen: Kräftigung der Finger- und Handgelenke

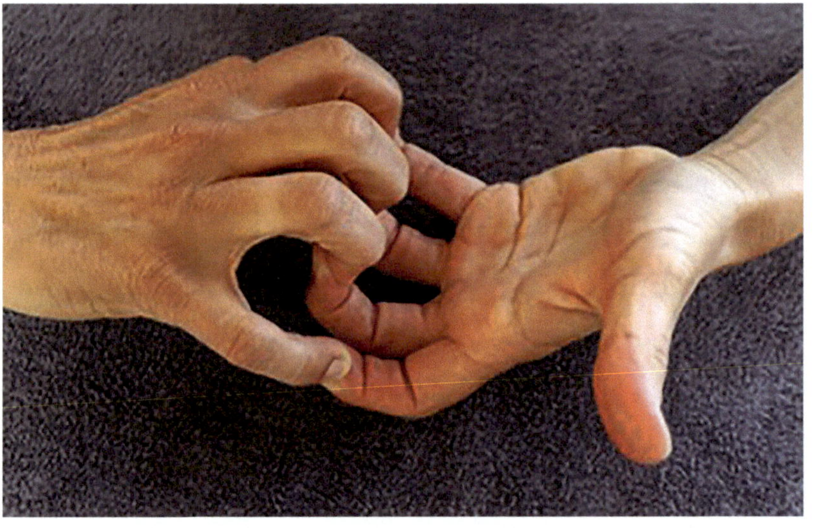

Abb. [89] Die Fingerspitzen miteinander verhaken und anschließend die Hände kräftig auseinanderziehen. 10 x

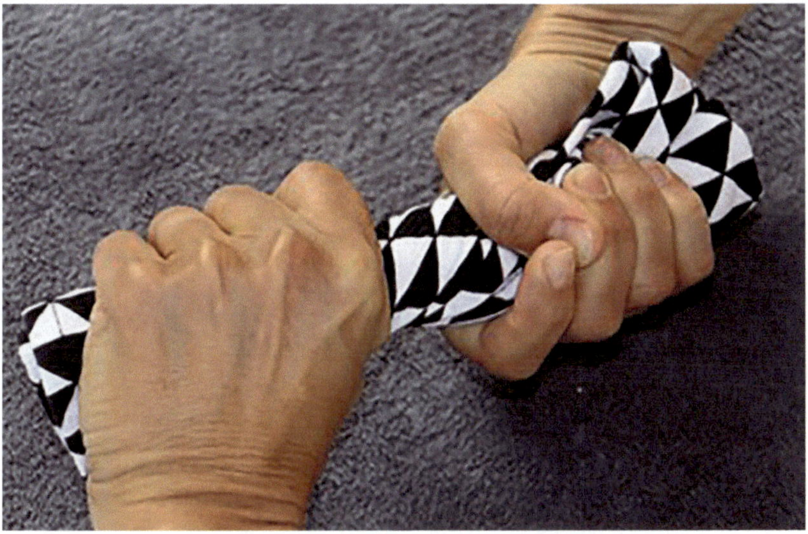

Abb. [90] Ein angewärmtes feuchtes Geschirrtuch kräftig mit beiden Händen auswringen. 10 x

Hand- und Fingerübungen: Kräftigung der Handmuskulatur

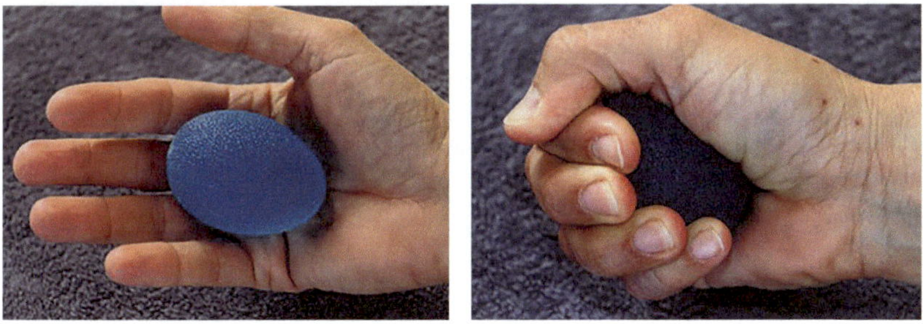

Abb. [91] Mit der Hohlhand ein elastisches „Trainings-Ei“ umschließen und mit den Fingern kräftig zusammendrücken. Jede Hand 10 x

Hand- und Fingerübungen: Kräftigung der Fingermuskeln

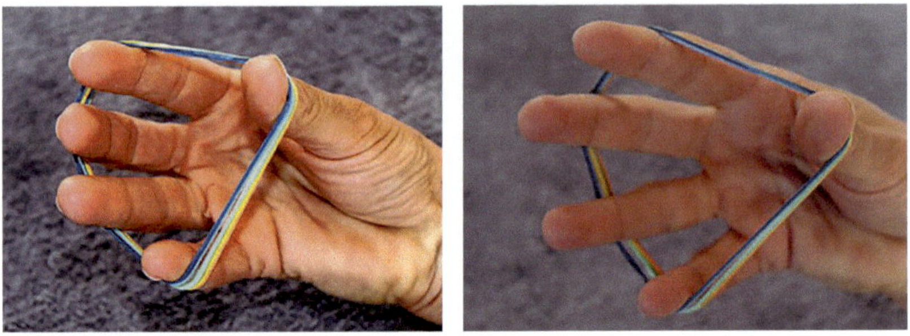

Abb. [92] Mehrere Gummibäder um die Finger spannen und die Finger gegen den elastischen Widerstand nach außen bewegen. Jede Hand 10 x

Hand- und Fingerübungen: Kräftigung der Fingermuskeln

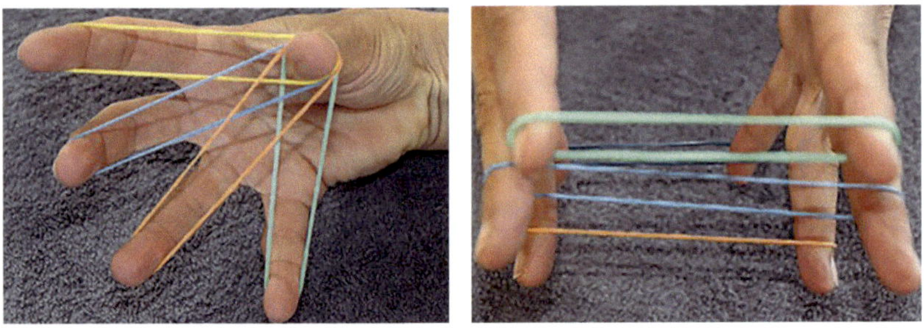

Abb. [93] Gummibänder zwischen Daumen und den übrigen Fingern spannen und die Finger auseinanderziehen. Jede Hand 10 x

Hand- und Fingerübungen: Erhalt der Feinmotorik der Finger

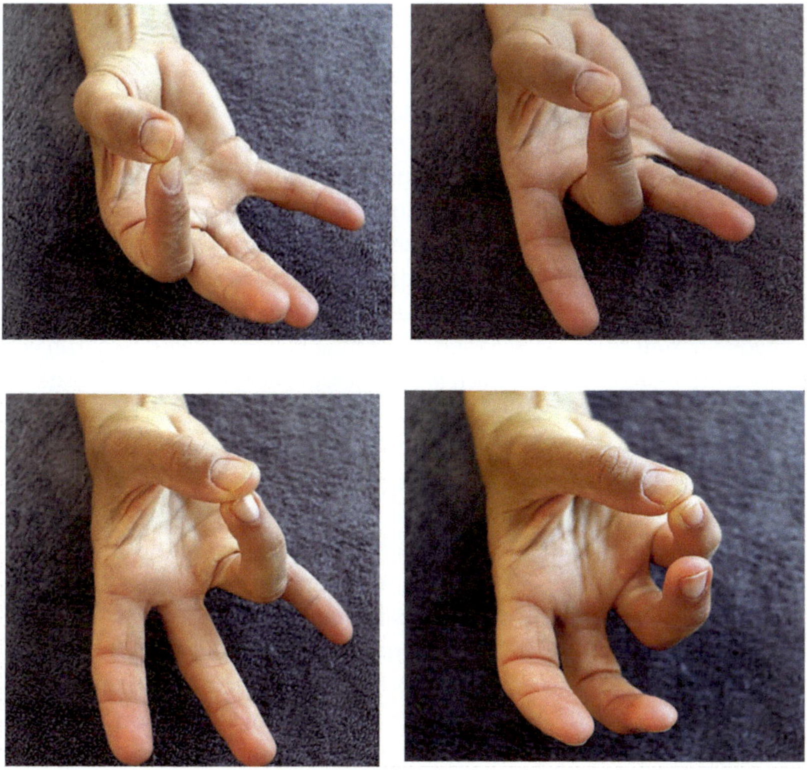

Abb. [94] Mit der Spitze des Daumens nacheinander die Fingerspitzen der übrigen Finger berühren. Jede Hand 10 x

Hand- und Fingerübungen: Erhalt der Feinmotorik der Finger

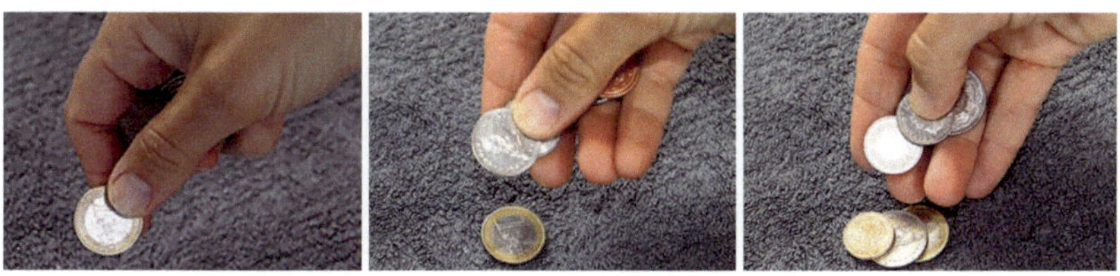

Abb. [95] Münzen zählen: Mehrere Münzen nacheinander zwischen den Fingern auf einer Unterlage auszählen und anschließend die Münzen wieder einzeln in die Hand aufnehmen. Jede Hand 10 x

Atemtraining

Die Lungenfibrose und der Lungenhochdruck sind die häufigsten Ursachen für ernste Verläufe der Systemischen Sklerodermie. Aber auch unterhalb dieser Schwelle schränkt eine Lungenbeteiligung die Lebensqualität der Sklerodermiebetroffenen stark ein, sowohl körperlich als auch psychisch. Beispiele dafür sind eine erhöhte Erschöpfbarkeit und raschere Müdigkeit, eine verminderte körperliche Leistungsfähigkeit und eine vermehrte Atemnot bei körperlicher Belastung oder durch depressive Gemütszustände.

Es ist deshalb nur vernünftig, Lunge und Atmung von Anfang an zu trainieren, in ihrer Funktion zu stärken und damit verbunden auch das Herz-Kreislauf-System zu unterstützen. Die Idee, ein Organ zu stärken, bevor es Schaden nimmt bzw. den Schaden durch regelmäßiges Training so früh wie möglich zu begrenzen, muss sich in der Therapie der Sklerodermie insgesamt noch stärker durchsetzen. Das gilt auch für das lebenswichtige Organ der Lunge. Es ist nicht akzeptabel, dass nach neuer Untersuchung gerade einmal jeder 20. Sklerodermiepatient mit Lungenfibrose zur Verbesserung der Atmung gezielt physiotherapeutisch behandelt wird.

Für die Atmung und damit für die Sauerstoffversorgung des Körpers stehen ca. 300 Millionen Lungenbläschen zur Verfügung und damit eine Gasaustauschfläche von ca. 100 qm. Im Normalfall arbeitet nur ein Teil davon für die täglichen Aufgaben. Für Zusatzaufgaben, z. B. bei starker körperlicher Anstrengung, steht daher eine erhebliche Gasaustausch-Reserve zur Verfügung.

Diese normalerweise ungenutzte Leistungsreserve kann durch ein gezieltes Training der Atemmuskulatur, durch Dehnübungen und durch eine optimierte Atemtechnik verwendet werden, wenn als Folge der Lungenfibrose die Dehnbarkeit der Lunge teilweise eingeschränkt ist und Lungenbläschen geschädigt sind.

Auch beim Lungenhochdruck (s. o.) mit seiner drohenden Überforderung des Herzens kann ein regelmäßiges und gezieltes körperliches Training die Leistungsreserve der Betroffenen nachweislich verbessern und die Lebensqualität steigern.

ZIELE FÜR DAS LUNGENTRAINING SIND:

- Die Verbesserung der Beweglichkeit des Brustkorbs
- Die Kräftigung der Atemmuskulatur
- Die Verbesserung der körperlichen Belastbarkeit

Bei der Lungenfibrose wird Lungengewebe durch Bindegewebe, das sich zusammenzieht, ersetzt. Die Lunge verhärtet sich und schrumpft. Für die Atmung steht weniger funktionstüchtiges Lungengewebe zur Verfügung. Betroffene Patienten versuchen durch eine höhere Atemfrequenz (mehr Atemzüge pro Minute) und kleinere Atemzüge genügend Luft und damit Sauerstoff einzuatmen und dem Zellstoffwechsel zur Verfügung zu stellen. Patienten mit Lungenfibrose geraten zunächst nur bei stärkerer körperlicher Belastung wie zum Beispiel Treppensteigen oder Bergangehen außer Atem (med. *Belastungsdyspnoe*), während die Sauerstoffversorgung des Körpers in Ruhe und bei geringer körperlicher Anstrengung lange Zeit unauffällig bleibt. Schreitet die Steifheit der Lunge mit der Zeit fort, ist für eine ausreichende Atmung eine erhöhte Atemarbeit notwendig, die beim Betroffenen das Gefühl der Atemnot hervorruft.

Im fortgeschrittenen Stadium der Lungenfibrose entwickelt sich nicht selten ein Reizhusten, der z. B. muskuläre Schmerzen im Bereich des Brustkorbs durch Muskelfaserrisse oder Knorpelschäden, Inkontinenz bei Sklerodermie-bedingter Vorschädigung der Beckenbodenmuskulatur und/oder der Schließmuskulatur von Blase und Enddarm hervorrufen kann.

Um der Luftnot vorzubeugen, sollte die Atmung bei Sklerodermie und damit die Lungenfunktion von Anfang an trainiert werden. Aber auch bei bereits eingeschränkter Lungenfunktion ist ein konsequentes Atemtraining von großer Bedeutung, um dem Fortschreiten der Lungenbeteiligung entgegenzuwirken bzw. vorhandene Atemreserven zu mobilisieren und die Lebensqualität zu steigern.

Beim Atmungsvorgang spielen neben den Atemwegen auch das Zwerchfell, das Brustfell, der Brustkorb und die Muskeln, die das Heben und Senken der Rippen ermöglichen, eine Rolle. Die optimale Atemtechnik besteht aus einer Kombination von Bauch- und Brustkorbatmung. So kann die Lunge maximal erweitert und belüftet werden.

Besonders wichtig sind der Zwerchfellmuskel, der den Brustraum vom Bauchraum trennt und mit der Einatmung die untere Öffnung des Brustkorbs erweitert, sowie bestimmte Halsmuskeln, die an den beiden oberen Rippen ansetzen und den Brustkorb beim Einatmen nach oben ziehen und ihn so erweitern. Ferner sind für die Beweglichkeit des Brustkorbs eine gute Funktion der Rippenwirbelgelenke und eine ausreichende Elastizität der Rippenknorpel wichtig. Von Bedeutung sind auch starke Bauchmuskeln, die unter Anspannung den unteren Brustkorbrand absenken und so die Einatmung unterstützen.

Die Trainingsziele basieren auf der Erkenntnis, dass die für die Einatmung besonders wichtigen Muskeln bei Elastizitätsverlust der Lunge gegen einen

höheren Widerstand arbeiten müssen, damit ausreichend Luft und damit genügend Sauerstoff in die Lungenbläschen gelangen können.
Zudem fördert Entspannung, zum Beispiel durch ein bewusstes und langsames Ein- und Ausatmen, einen gleichmäßigen Luftstrom in den Atemwegen, wodurch mit jedem Atemzug mehr Lungenbläschen erreicht werden können und Kohlenstoffdioxid die Lunge verlassen kann. Außerdem sinkt im entspannten Zustand die Atemfrequenz, also die Anzahl notwendiger Atemzüge pro Minute. Dadurch ist weniger Atemarbeit der beteiligten Muskeln nötig.

Entspannungsübung: Bewusstes Ein- und Ausatmen

Legen Sie sich entspannt auf den Rücken. Die Beine sind ausgestreckt, die Hände liegen locker auf Ihrem Bauch.
Spüren Sie, wie sich mit der Einatmung Ihr Bauch leicht anhebt und wie er mit der Ausatmung wieder zurücksinkt.
Stellen Sie sich vor, dass während der Einatmung Ihr Bauch Platz schafft für die Entfaltung der Lunge, wodurch mehr Sauerstoff in die Lunge fließen kann.
Stellen Sie sich vor, dass während der Ausatmung der zurücksinkende Bauch die Lunge leicht nach oben drückt, wodurch Kohlendioxid die Lunge besser verlassen kann.
Versuchen Sie auch, die kurze Pause zwischen der Aus- und Einatmung bewusst wahrzunehmen.

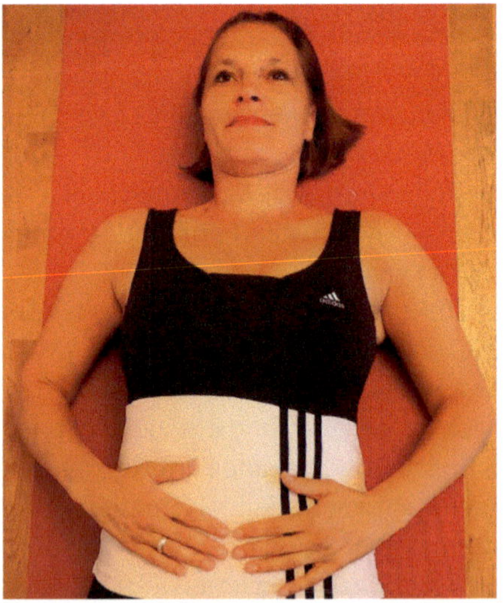

Abb. [96] Entspannungsübung: Bewusstes Ein- und Ausatmen (Anfänger: 1 x 10, Fortgeschrittene: 2 x 10)

Übungen zur Beweglichkeit des Oberkörpers

Setzen Sie sich aufrecht auf einen Hocker. Der Kopf ist leicht gebeugt. Ihre Arme hängen neben dem Körper locker herab, die Hände sind ausgestreckt, die Daumen zeigen nach innen.
Während Sie einatmen, führen Sie die Arme in den Schultergelenken leicht zurück. Die Handflächen weisen jetzt nach vorne, die Daumen zeigen nach außen. Der Kopf ist aufgerichtet, der Blick geradeaus.
Mit der Ausatmung bringen Sie Arme und Kopf wieder in die Ausgangsstellung.

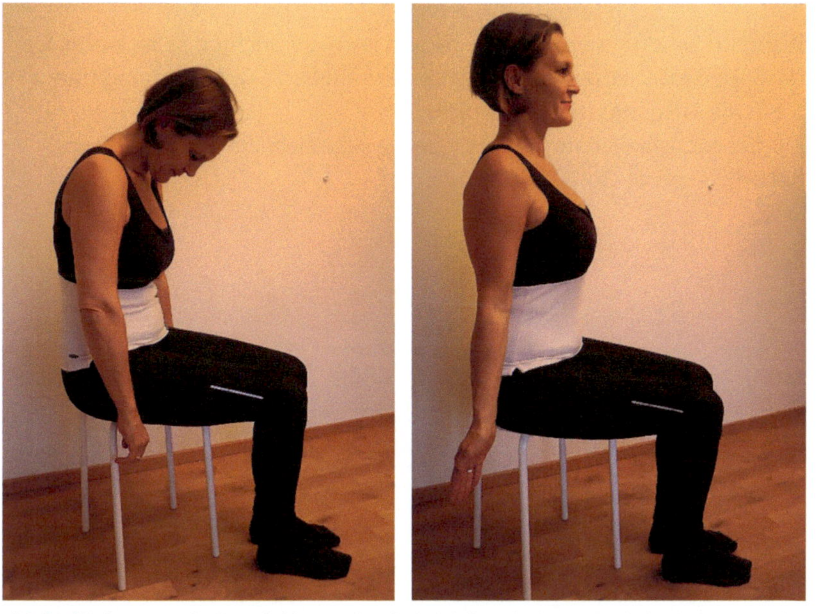

Abb. [97] Verbesserung der Beweglichkeit von Brustkorb, Schultergelenken und Wirbelsäule. Beugen und Strecken des Oberkörpers. (Anfänger: 1 x 10, Fortgeschrittene: 2 x 10)

Setzen Sie sich aufrecht auf einen Hocker. Der Kopf ist gerade, der Blick geradeaus. Ihre Arme hängen neben dem Körper herab, die Hände sind ausgestreckt, die Daumen weisen nach vorn.
Während Sie einatmen, drehen Sie Ihren Oberkörper leicht zur rechten Seite, wobei Sie Ihren Kopf mitdrehen und Ihre linke Hand die rechte Gesäßseite zu berühren versucht.
Mit der Ausatmung gehen Sie wieder in Ihre Ausgangsstellung zurück.
Mit der nächsten Einatmung drehen Sie jetzt den Körper zur anderen Seite.
Setzen Sie sich aufrecht auf einen Hocker. Der Kopf ist gerade, der Blick geradeaus. Ihre Arme sind in den Ellenbogen angewinkelt, Ihre Hände berühren die Schultern.
Während Sie einatmen, beugen Sie sich leicht zur rechten Seite, wobei Sie die linke Gesäßhälfte vom Hocker etwas anheben. Die Ausatmung bringt Sie in die Ausgangsstellung zurück.
Mit der nächsten Einatmung beugen Sie sich leicht zur linken Seite und heben die rechte Gesäßhälfte etwas an.

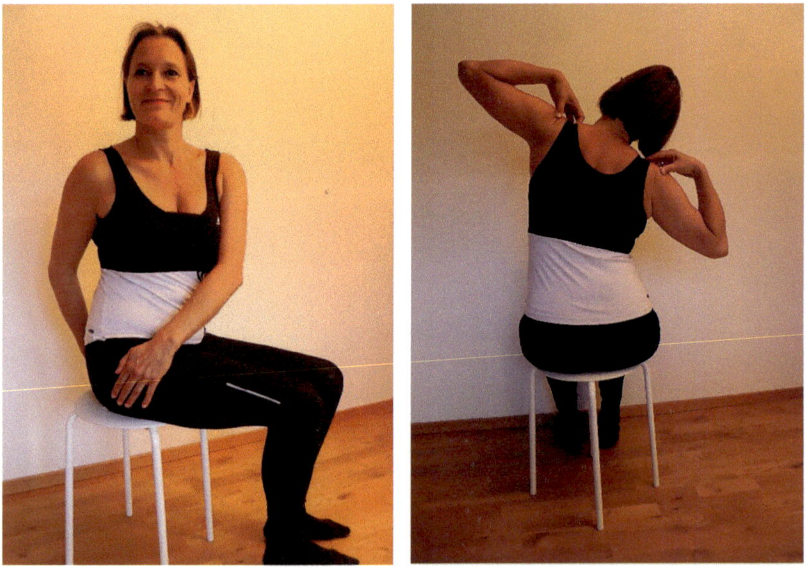

Abb. [98] Verbesserung der Beweglichkeit von Brustkorb, Schultergelenken und Wirbelsäule – Drehung und Seitwärtsbewegung (Anfänger: 1 x 10, Fortgeschrittene: 2 x 10)

Übungen zur Atembewegung

Halten Sie das linke Nasenloch mit dem linken Zeigefinger zu und atmen Sie ohne Unterbrechung durch das rechte Nasenloch ein. Der Mund bleibt geschlossen. Nach einer kurzen Pause atmen Sie durch die linke Nase wieder aus. Dann wechseln Sie die Nasenseite.
Halten Sie das rechte Nasenloch mit dem rechten Zeigefinger zu und unterbrechen Sie den Luftstrom während der Einatmung durch die linke Nasenseite mehrmals kurzzeitig durch Verschluss der linken Nasenseite mit dem linken Zeigefinger. Der Mund bleibt geschlossen. Nach einer kurzen Pause atmen Sie durch die rechte Nase wieder aus. Dann wechseln Sie die Nasenseite.
Fassen Sie mit beiden Händen eine Bauchfalte und atmen Sie diese Falte beim Einatmen gegen den leichten Widerstand Ihrer Hände leicht nach außen.

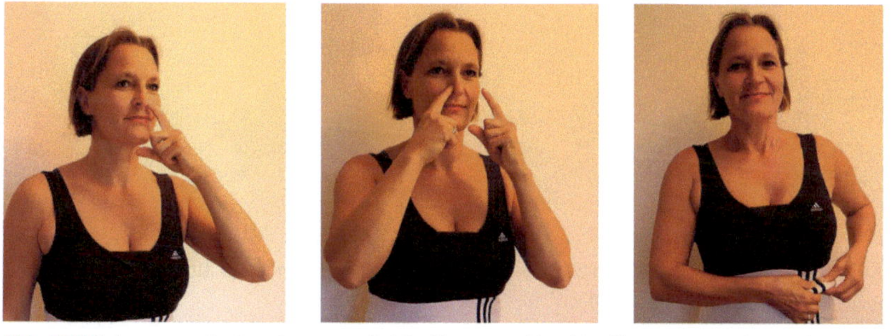

Abb. [99] Verbesserung der Atembewegung bei der Einatmung: Einseitige Nasenatmung ohne und mit Unterbrechung. Wegatmen einer Bauchfalte (Anfänger: 1 x 10, Fortgeschrittene: 2 x 10)

Sie liegen entspannt auf dem Rücken. Die Füße berühren mit den Fußsohlen den Boden. Die Beine sind im Knie angewinkelt.
Beim Ausatmen heben Sie den Kopf langsam an und blicken auf Ihre Knie. Dabei spüren Sie die Anspannung Ihres Bauches.
Mit der Einatmung senken Sie Ihren Kopf wieder langsam auf den Boden.
Sie liegen entspannt auf dem Rücken. Die Füße berühren den Boden. Die Beine sind im Knie angewinkelt. Ihre Hände berühren Ihre gleichseitigen Schultern.
Beim Ausatmen heben Sie den Kopf langsam an und bewegen den rechten Ellenbogen in Richtung des linken Knies. Dabei spüren Sie die Anspannung ihres seitlichen Bauches.
Mit der Einatmung senken Sie Kopf und Arm wieder langsam auf den Boden. Dann wechseln Sie die Seite.

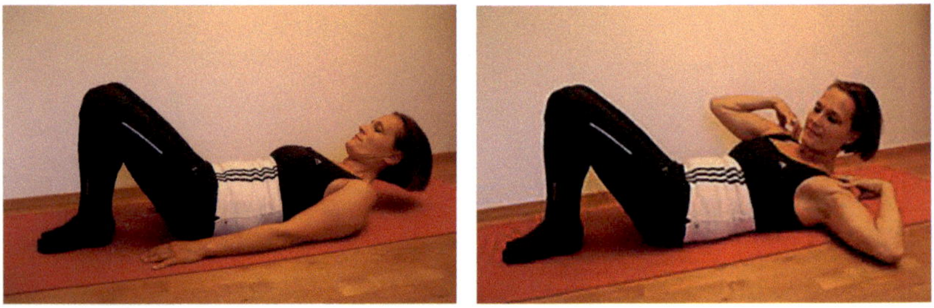

Abb. [100] Kräftigung der geraden und schrägen Bauchmuskeln und Training der Atembewegung (Anfänger: 1 x 10, Fortgeschrittene: 2 x 10)

Übungen zur Muskelkraft in den Armen

Setzen Sie sich gerade auf einen Hocker. Die Beine stehen fest auf dem Boden. Der Kopf ist aufrecht, die Augen sind geradeaus gerichtet. Umfassen Sie das Latexband mit beiden Händen schulterbreit ohne Spannung. Oberarme und Unterarme bilden einen rechten Winkel. Ziehen Sie das Latexband mit beiden Armen langsam auseinander, wobei die Arme weiterhin in den Ellenbeugen einen 90-Grad-Winkel bilden. Halten Sie die Spannung für 5 Sekunden und führen Sie dann die Arme langsam in die Ausgangsstellung zurück.

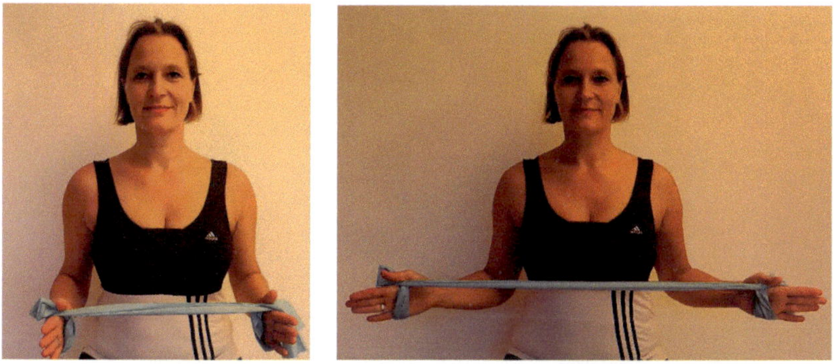

Abb. [101] Verbesserung der Muskelkraft in den Oberarmen und Schultern und damit Steigerung der für die Atmung wichtigen muskulären Belastbarkeit (Anfänger: 1 x 10, Fortgeschrittene: 2 x 10. Hilfsmittel: Latexband)

Setzen Sie sich gerade auf einen Hocker. Die Beine stehen fest auf dem Boden. Der Kopf ist aufrecht, die Augen sind geradeaus gerichtet.
Führen Sie das Latexband hinter Ihre Oberschenkel und umfassen Sie die Enden des Latexbandes spannungsfrei vor Ihrem Oberkörper überkreuzt. Oberarme und Unterarme bilden einen rechten Winkel.
Ziehen Sie das Latexband mit beiden Armen langsam kopfwärts in die Höhe, indem Sie die Arme kopfwärts nach oben ausstrecken.
Halten Sie die Spannung für 5 Sekunden und führen Sie dann die Arme langsam in die Ausgangsstellung zurück.

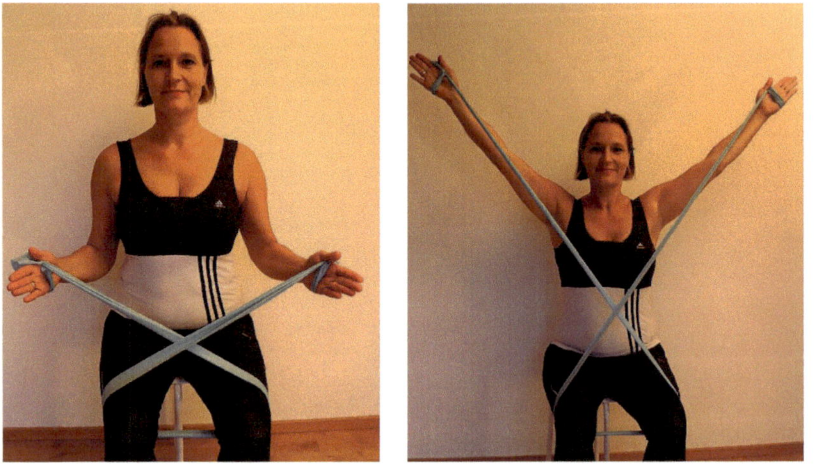

Abb. [102] Steigerung der Muskelkraft in den Armen, den Schultern und zwischen den Rippen. Dadurch Steigerung der für die Atmung wichtigen muskulären Belastbarkeit (Anfänger: 1 x 10, Fortgeschrittene: 2 x 10. Hilfsmittel: Latexband)

Setzen Sie sich gerade auf einen Hocker. Die Beine stehen fest auf dem Boden.
Binden Sie das Latexband oberhalb des linken Knies um den Oberschenkel und umfassen Sie das andere Ende des Latexbandes spannungsfrei mit der rechten Hand.
Ziehen Sie das Latexband mit dem rechten Arm langsam seitlich in die Höhe bis zur Streckung des Armes, wobei der Kopf der Streckung folgt.
Die Augen blicken auf die ausgestreckte Hand.
Halten Sie die Spannung für 5 Sekunden und führen Sie dann den Arm langsam in die Ausgangsstellung zurück.

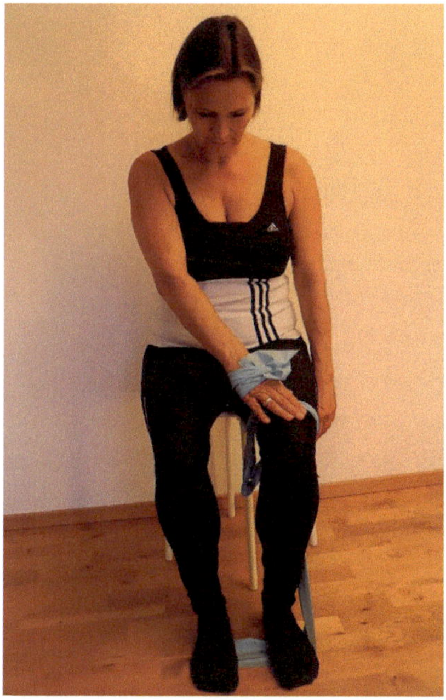

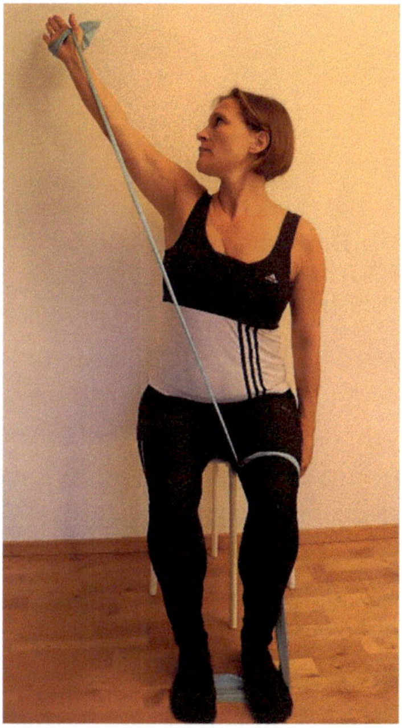

Abb. [103] Verbesserung der Muskelkraft in den Armen, den Schultern und zwischen den Rippen und damit Steigerung der für die Atmung wichtigen muskulären Belastbarkeit (Anfänger: 2 x 5, Fortgeschrittene: 2 x 10. Hilfsmittel: Latexband)

Training der Einatemmuskulatur mit dem PowerBreath Medic plus®

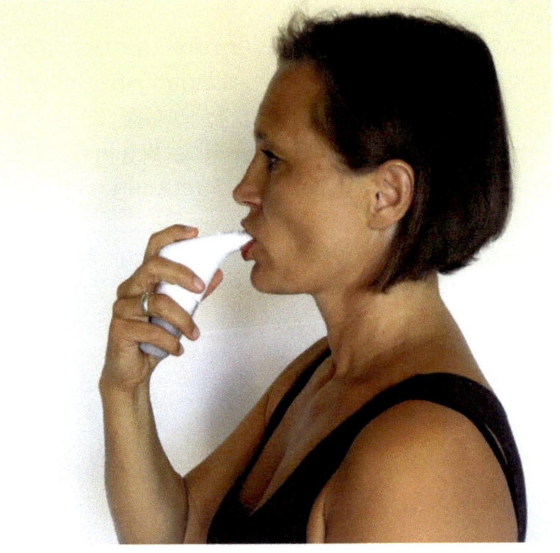

Abb. [104] Training der Atemmuskulatur mit dem Widerstandstrainer POWERBreathe Medic Plus® (30 Atemzüge pro Tag gegen zunehmenden Widerstand während der Einatmung)

Mit dem POWERBreathe Medic Plus® (Abbildung 104) wird gegen einen veränderbaren Widerstand schnell und tief eingeatmet und anschließend sehr langsam ausgeatmet. Es kommt zur Stärkung der Atemmuskulatur mit weniger Luftnot bei körperlicher Belastung, wodurch eine Verbesserung der Lebensqualität resultiert.

Ein vergleichbares Gerät zum Training der Einatmung ist der Threshold® IMT, der zusätzlich über einen Sauerstoffadapter verfügt und so auch ein Training der Atemmuskulatur bei gleichzeitiger Sauerstoffzufuhr ermöglicht.

Kontrolliertes Training der Atemmuskulatur bei Sklerodermie mit dem STMedical®

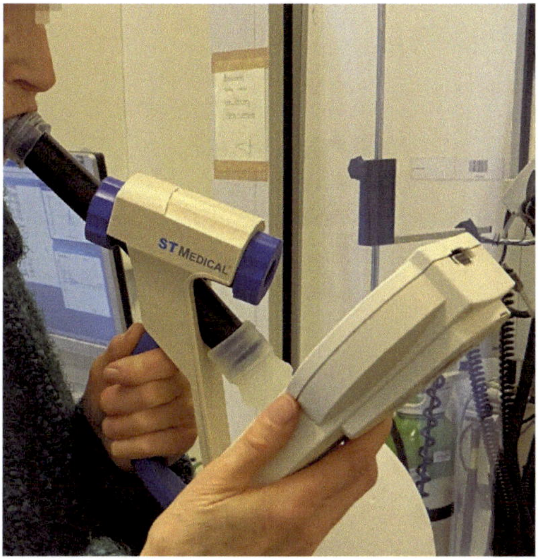

Abb. [105] Training der Atemmuskulatur mit dem ST medical®

Mit dem ST medical® (Abbildung 105) wird durch forciertes Ein- und Ausatmen gegen einen kleinen Widerstand und durch eine kontrollierte Rückatmung von Kohlensäure die Atemmuskulatur gezielt gekräftigt und der gesamte Brustkorb mobilisiert. Das Gerät überwacht mit Anzeigeinstrumenten und Tönen die Atemfrequenz und die optimale Atemtiefe. Lungenfunktion und körperliche Leistungsfähigkeit werden durch das Training signifikant verbessert.
Wichtig sind ein regelmäßiges Training mit dem Gerät (mindestens an 3 bis 5 Tagen der Woche) sowie eine professionelle Einweisung in die korrekte Anwendung durch den verordnenden Arzt oder durch einen Atemtherapeuten. Entscheidend für die Anpassung des Trainingsplans ist das individuelle Leistungsvermögen der Betroffenen.
Wir konnten erstmals bei Patienten mit Systemischer Sklerodermie und Lungenbeteiligung nachweisen, dass ein regelmäßiges Training mit dem ST medical® sowohl die Gehstrecke im 6-Minuten-Gehtest als auch die nach tiefer Einatmung maximal mögliche Menge an Ausatemluft signifikant steigern kann. Ebenso wurde der Gasaustausch zwischen Lunge und Blut verbessert. Betroffene berichteten, dass es ihnen nach einem 3-monatigen Training mit dem Gerät wieder möglich war, Treppen ohne die vorher bekannte Atemnot zu steigen, und die Tagesmüdigkeit abgenommen habe.

BEISPIEL FÜR EIN 3-MONATIGES HEIMTRAINING MIT DEM ST MEDICAL®

1. Monat: Erste Schritte mit dem ST Medical®
3–5 Therapieeinheiten pro Woche.
Ziel: saubere Atemtechnik

Woche 1:	5 x 1 Minute, 20 Atemzüge pro Minute
Woche 2:	3 x 2 Minuten, 20 Atemzüge pro Minute
Woche 3:	5 x 1 Minuten, 22 Atemzüge pro Minute
Woche 4:	3 x 2 Minuten, 22 Atemzüge pro Minute

2. Monat: Aufbautraining
3–5 Therapieeinheiten pro Woche.
Ziel: Atemtechnik festigen

Woche 5:	5 x 1 Minute, 24 Atemzüge pro Minute
Woche 6;	3 x 2 Minuten, 24 Atemzüge pro Minute
Woche 7:	2 x 3 Minuten, 24 Atemzüge pro Minute
Woche 8:	4 x 2 Minuten, 24 Atemzüge pro Minute

3. Monat: Steigerung und Erhalt des Leistungszuwachses
3–5 Therapieeinheiten pro Woche.
Ziel: Leistungsfähigkeit der Atmung verbessern

Woche 9:	5 x 1 Minute, 26 Atemzüge pro Minute
Woche 10:	3 x 2 Minuten, 26 Atemzüge pro Minute
Woche 11:	2 x 3 Minuten, 26 Atemzüge pro Minute
Woche 12:	4 x 2 Minuten, 26 Atemzüge pro Minute

Zur Unterdrückung eines bestehenden Hustenreizes hilft die Atmung gegen einen dosierten Widerstand an Mund oder Nase. Dabei wird mit kleinen bis mittelgroßen Atemzügen ruhig gegen eine Verengung (med. *Stenose*) ein- und ausgeatmet (Abbildung 106).
Ein- und Ausatmen gegen eine mittels Gabelgriff verengte Nase
Ein- und Ausatmen durch eine geschlossene Faust (sog. Faust-Tunnel)

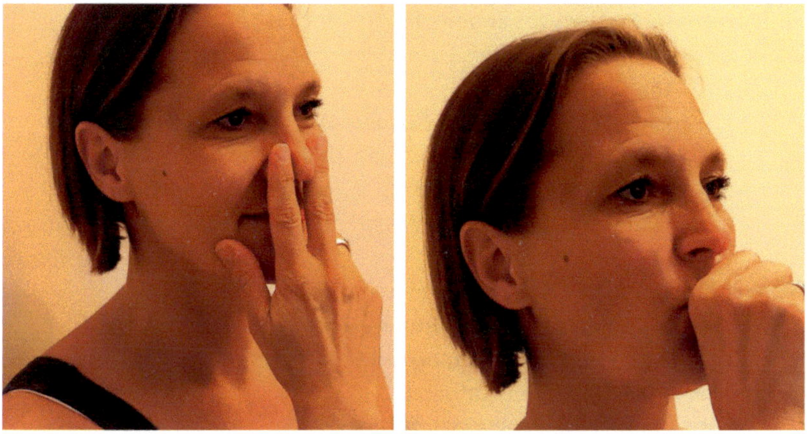

Abb. [106] Maßnahmen zur Unterdrückung des Hustenreizes bei unproduktivem trockenen Husten (Husten ohne Auswurf)

! Zur Vermeidung von Muskelfaserrissen, -krämpfen und Knorpelverletzungen der schrägen Bauchmuskeln als Folge schwerer Hustenattacken sollte der Oberkörper während des Hustenanfalls an einer Wand abgestützt werden, um die schrägen Bauchmuskeln zu entlasten.

Lungensport

Lungensport umfasst die gesamte Bewegungstherapie bei Patienten mit chronischen Atemwegserkrankungen. Lungensport ist sowohl bei Sklerodermie-bedingter Lungenfibrose als auch bei Sklerodermie mit Lungenhochdruck (Pulmonal arterielle Hypertonie, PAH) geeignet und indiziert. Die Trainingsintensität sollte sich dabei stets nach dem aktuellen Krankheitsstatus des einzelnen Betroffenen richten. Das Ausdauertraining im Rahmen des Lungensports steigert die körperliche Belastbarkeit und verbessert die Kondition im Alltag. Messbare Effekte sind eine Abnahme der Atemnot, eine Besserung der körperlichen Belastbarkeit sowie eine Steigerung der Lebensqualität.

Empfohlenes Vorgehen vor Beginn des Trainings
- Medizinische Eingangsuntersuchung (Lungenfacharzt, Herzspezialist, Sklerodermie-Spezialist)
- Wissen aneignen (Sklerodermie-Schulung)
- Erlernen und Üben von Atem- und Selbsthilfetechniken (z. B. bei einem Physiotherapeuten oder während einer Rehabilitationsmaßnahme)
- Trainieren unter Anleitung und selbstständig zu Hause

Voraussetzungen zur Teilnahme am Lungensport sind:
- Eine Mindestgehstrecke im 6-Minuten-Gehtest von 200 Metern
- Eine arterielle Sauerstoffsättigung unter Belastung (25 Watt) von mehr als 90 % (ggf. unter Sauerstoffgabe)
- Ein ausreichend eingestellter Blutdruck
- Keine Störungen der Durchblutung oder bedrohliche Rhythmusstörungen des Herzens im Belastungs-EKG

Beispiel für eine Übungseinheit im Rahmen einer Sportgruppe für Lungensport unter physiotherapeutischer Anleitung
Einleitungsphase (10 Minuten) Abklärung des aktuellen Befindens der Teilnehmer. Besprechung der aktuellen Übungseinheit.
Aufwärmphase (15 Minuten) Vorbereiten der Muskulatur, des Bewegungsapparates und des Herz-Kreislauf-Systems auf die nachfolgende Belastung. Verschiedene Gehformen mit oder ohne Geräte.
Hauptphase (35 Minuten) mit
- Krafttraining (Zirkeltraining, Übung mit Latexbändern)
- Ausdauertraining als Dauerbelastung von mindestens 6 Minuten
- Koordination und Beweglichkeit, z. B. Dreh- und Dehnübungen
- Übungen von Entspannungstechniken z. B. über die Atemwahrnehmung

Abschlussphase (10 Minuten) mit Lockerung der Muskulatur, Normalisierung der Atmung und des Herz-Kreislauf-Systems z. B. mit progressiver Muskelentspannung zur Entspannung

Lauftraining

Ein häusliches Ausdauertraining zur Verbesserung der körperlichen Belastbarkeit ist für Sklerodermiebetroffene sowohl präventiv als auch bei bereits vorliegender Lungenbeteiligung sinnvoll und notwendig – zusätzlich zu den bereits angesprochenen Trainingsmaßnahmen. Um in ein solches Bewegungsprogramm einzusteigen, braucht es die bereits für die Teilnahme am Lungensport geforderten Voruntersuchungen (siehe dort). Außerdem muss das Training in geeigneter Weise überwacht und gesteuert werden.

Trainingsüberwachung – Trainingssteuerung

Das Ausdauertraining soll Sklerodermiebetroffene fördern, um einen Leistungszuwachs zu erreichen, darf sie aber nicht überfordern, um keinen Schaden anzurichten.

Hilfreich ist die Orientierung an der eigenen Herzfrequenz, also an der Anzahl der Herzschläge pro Minute. Herz und Lunge sind gemeinsam für die Bereitstellung des notwendigen Sauerstoffs im Körper verantwortlich: Wenn die Muskulatur unter körperlicher Belastung mehr arbeiten muss, benötigen die Muskelzellen für ihre Energiegewinnung mehr Sauerstoff und es muss als Abfallprodukt des Zellstoffwechsels mehr Kohlendioxid (CO_2) abgeatmet werden. Die Atmung wird daher während körperlicher Anstrengung schneller, um pro Minute mehr Luft und damit mehr Sauerstoff in die Lungen aufzunehmen und CO_2 abzugeben. Das Herz schlägt schneller, um mehr sauerstoffhaltiges Blut pro Minute zu den Zellen zu transportieren.

Die Steigerung der Herzfrequenz lässt sich leicht mit einer sog. Pulsuhr, die wie eine Armbanduhr getragen wird, messen. Gute und günstige Modelle sind im Fachhandel erhältlich.

Wichtig ist nun, das körperliche Training an der maximalen Herzfrequenz auszurichten. Die maximale Herzfrequenz unter körperlicher Belastung ist individuell verschieden und hängt sowohl vom Alter als auch vom Trainingszustand der betroffenen Person ab. Die maximale Herzfrequenz wird von Sportmedizinern auf einem Laufband oder Fahrrad bestimmt. Das körperliche Training sollte gerade so anstrengend sein, dass die Trainingsherzfrequenz 60 % bis 80 % der maximalen Herzfrequenz beträgt.

Beispiel: Wenn die maximale Herzfrequenz eines Patienten 150 Schläge pro Minute beträgt, dann sollte in einem Herzfrequenzbereich von 90 (= 60 % von 150) bis 120 (= 80 % von 150) Schlägen pro Minute trainiert werden. Dieser „gesunde" Trainingsbereich darf nicht bzw. nur kurzzeitig überschritten werden, um den Körper nicht zu überlasten.

MIT FOLGENDER FORMEL KANN DER TRAININGSPULS FÜR UNTRAINIERTE GROB ABGESCHÄTZT WERDEN

Trainingspuls = 180 minus Lebensalter

oder etwas genauer:

Trainingspuls = (220-Lebensalter-Ruhepuls) x 2/3 + Ruhepuls

Die Pulsuhr, die während der sportlichen Belastung am Handgelenk getragen wird, kann so eingestellt werden, dass sie jedes Mal, wenn der optimale Herzfrequenzbereich über- oder unterschritten wird, einen Alarm meldet. Wird die obere Herzfrequenz überschritten, muss die Trainingsbelastung (zum Beispiel das Lauftempo) reduziert werden. Wird die untere Herzfrequenz während des Trainings nicht nur kurzzeitig unterschritten, muss die körperliche Belastung (zum Beispiel das Lauftempo) vorsichtig intensiviert werden.

BEISPIEL FÜR EINEN TRAININGSPLAN FÜR DAS HÄUSLICHE AUSDAUERTRAINING

Zahl der Ausdauer-Trainingseinheiten: 3 x pro Woche

Trainingsbereich: 60 % – 80 % der max. Herzfrequenz (max. HF)

Belastungsgrenze, die nicht überschritten werden darf:

Herzfrequenz > 120 Schläge / Minute

Übungen zur Laufkraft

Stellen Sie Ihren linken Fuß auf eine Treppenstufe. Dann drücken Sie sich kräftig mit dem linken Bein ab und strecken sich in die Höhe. Die Streckung von Bein und Hüfte unterstützen Sie mit dem Hochnehmen des linken Armes. Während Sie den linken Arm nach oben führen, heben Sie den rechten Oberschenkel an und ziehen diesen nach oben. Nach 5 Wiederholungen trainieren Sie die andere Seite.

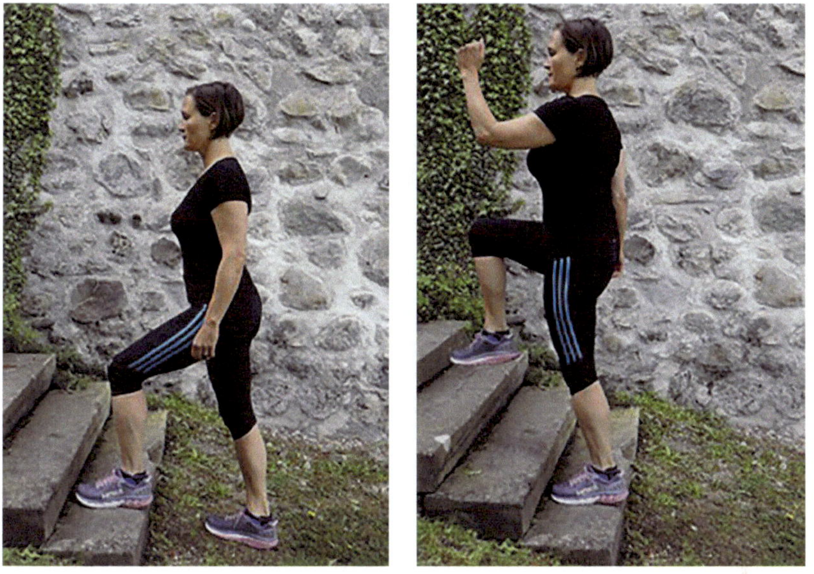

Abb. [107] Lauftraining für Anfänger: Übungen zur Laufkraft (1) Jede Seite: 5 Wiederholungen

Stehen Sie mit geschlossenen Füßen vor einer Treppenstufe. Die Arme sind dicht am Körper und in den Ellenbeugen angewinkelt. Dann stoßen Sie sich kräftig mit beiden Beinen ab und springen bis ca. zur Fußmitte auf die Treppenstufe und ohne Zwischensprung sofort wieder zurück auf den Boden.

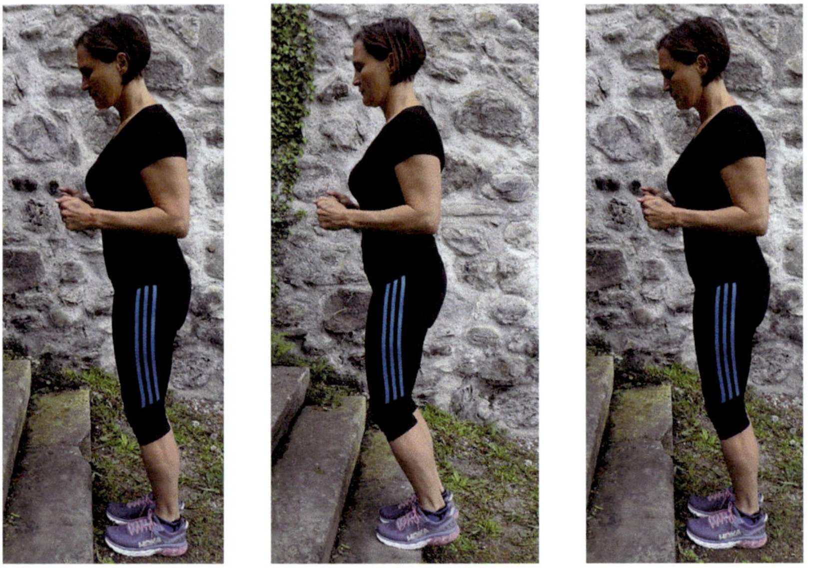

Abb. [108] Lauftraining für Anfänger: Übungen zur Laufkraft. 5 Wiederholungen

Übungen zur Koordination

Gehen Sie aus dem Stand langsam in die Knie und strecken Sie dabei beide Arme parallel nach vorn. Der Rücken bleibt gerade. Die Knie dürfen nicht über die Fußspitzen hinauszeigen. Diese Position 5 Sekunden halten und dann sich langsam wieder aufrichten.

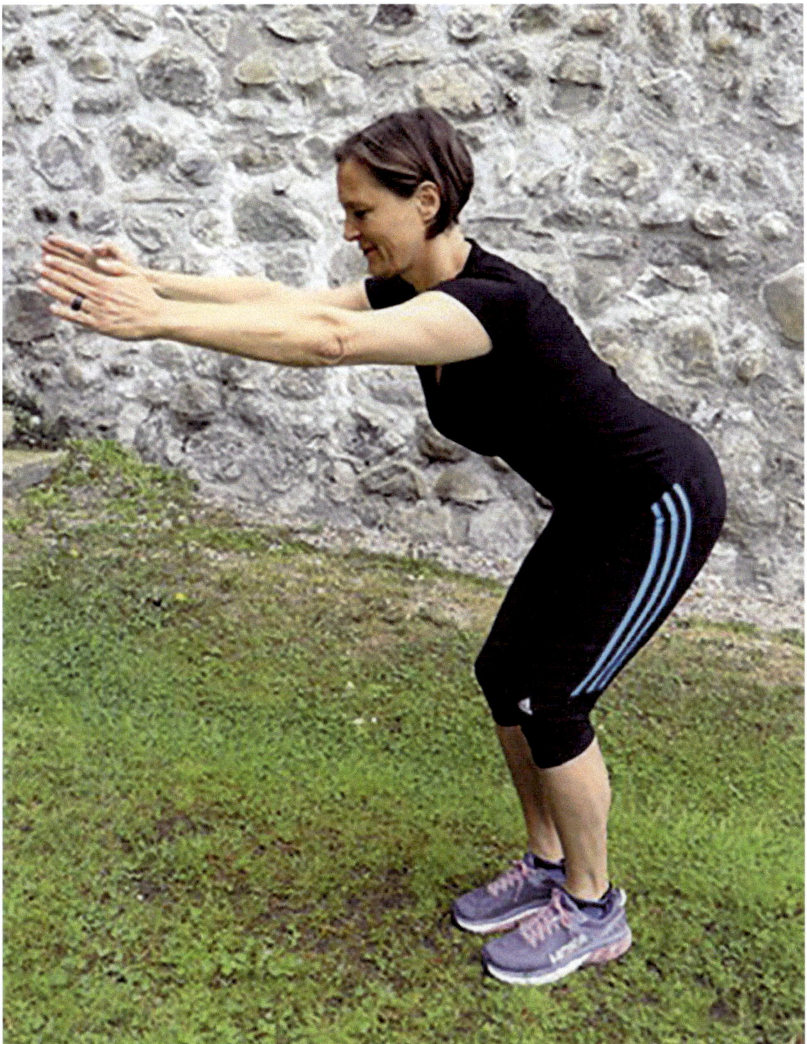

Abb. [109] Lauftraining für Anfänger: Übungen zur Koordination. 5 Wiederholungen

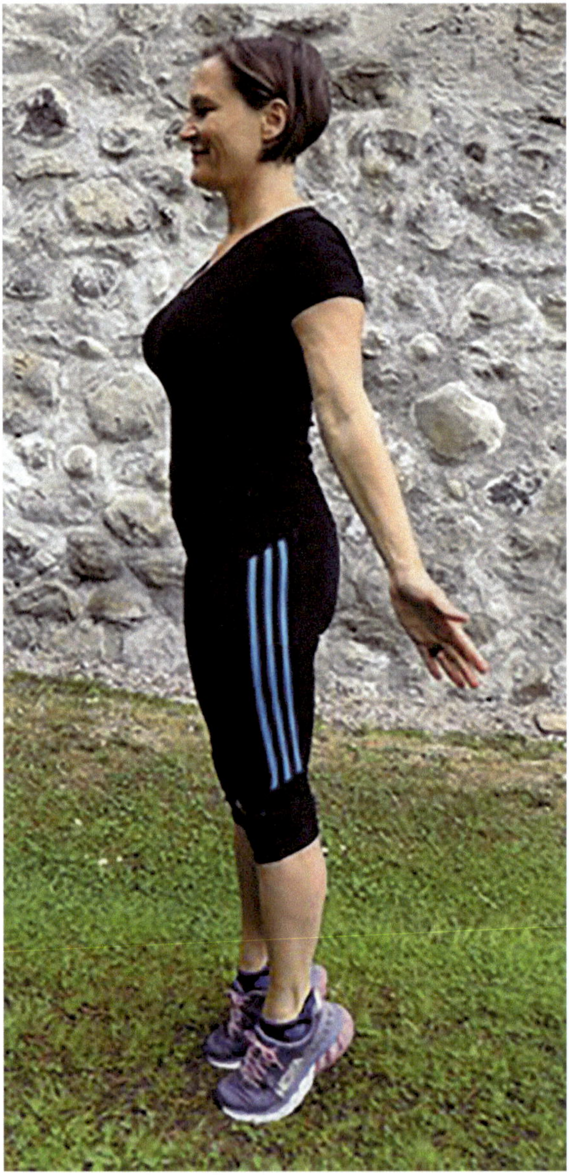

Abb. [110] Lauftraining für Anfänger: Übungen zur Koordination. 5 Wiederholungen

Übungen zur Rumpfstabilisation

Legen Sie sich auf die rechte Seite und stützen Sie Ihren Kopf mit dem rechten Arm ab. Das rechte Bein ist leicht angewinkelt, das linke Bein ist ausgestreckt. Ziehen Sie die Spitze des linken Fußes leicht in Richtung Kopf und spreizen Sie das linke Bein um ca. 45 Grad in die Höhe. Nach 5 Wiederholungen wechseln Sie die Seite.

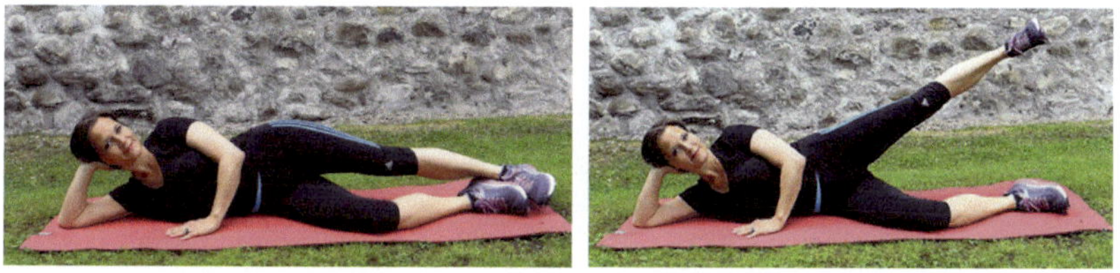

Abb. [111] Lauftraining für Anfänger: Übungen zur Rumpfstabilisation Jede Seite: 5 Wiederholungen

Legen Sie sich auf den Boden, die Arme sind neben dem Körper ausgestreckt, Ober- und Unterschenkel bilden einen rechten Winkel. Während des Ausatmens heben Sie Oberkörper sowie Kopf an und schieben den Oberkörper nach vorne. Die Arme bleiben dabei ausgestreckt, die Zehen sind leicht angezogen. Mit der Einatmung bewegen Sie sich langsam wieder in die Ausgangslage zurück.

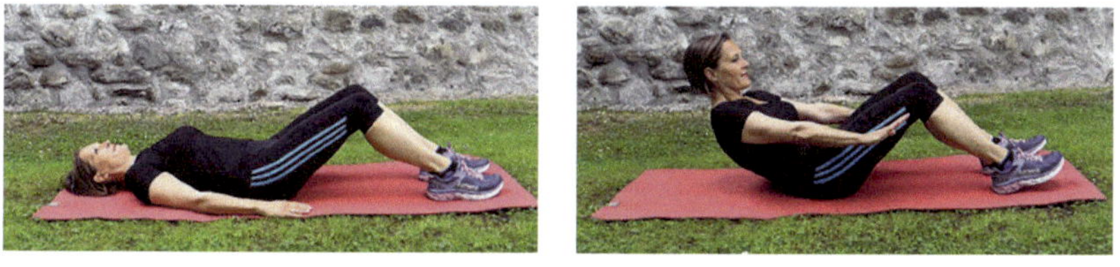

Abb. [112] Lauftraining für Anfänger: Übungen zur Rumpfstabilisation. 2 x 5 Wiederholungen

Übungen zum Lauf-ABC

Richten Sie sich auf, die Arme sind fest am Körper und leicht angewinkelt. Laufen Sie langsam vorwärts und heben Sie bewusst den Unterschenkel bei jedem Schritt leicht an (die Ferse geht in Richtung Gesäß). Versuchen Sie auf diese Weise 4x10 Meter zu überwinden.

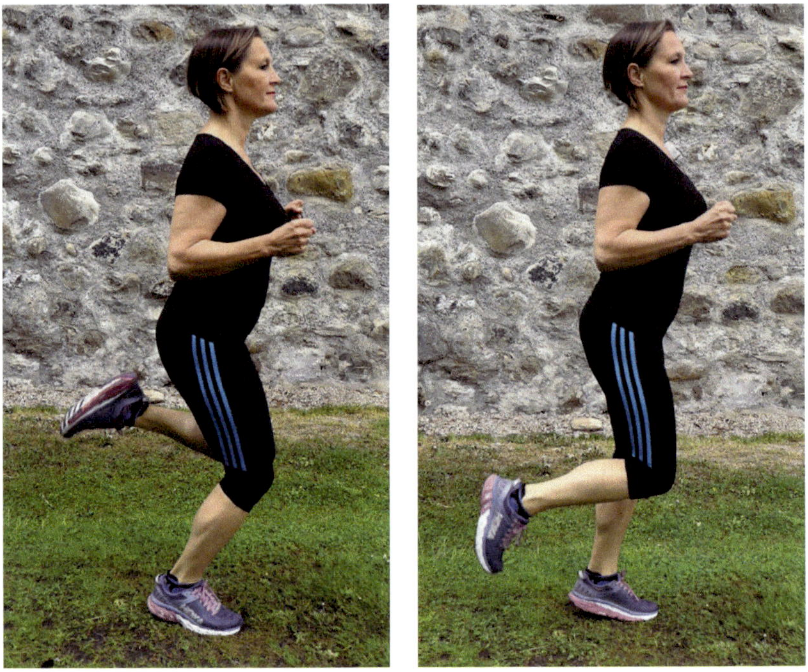

Abb. [113] Lauftraining für Anfänger: Übungen zum Lauf-ABC. 4 x 10 Meter

Sie stehen gerade, der Körper ist leicht angespannt. Die Arme liegen angewinkelt fest am Körper. Der Blick ist geradeaus gerichtet.
Sie springen mit leicht gespreizten Beinen ca. 30 bis 50 cm nach vorn und landen mit gespreizten Beinen auf dem Boden. Mit dem nächsten Sprung nach vorn führen Sie die Beine wieder zusammen. Versuchen Sie, auf diese Weise 4 x 5 Meter zu überwinden.

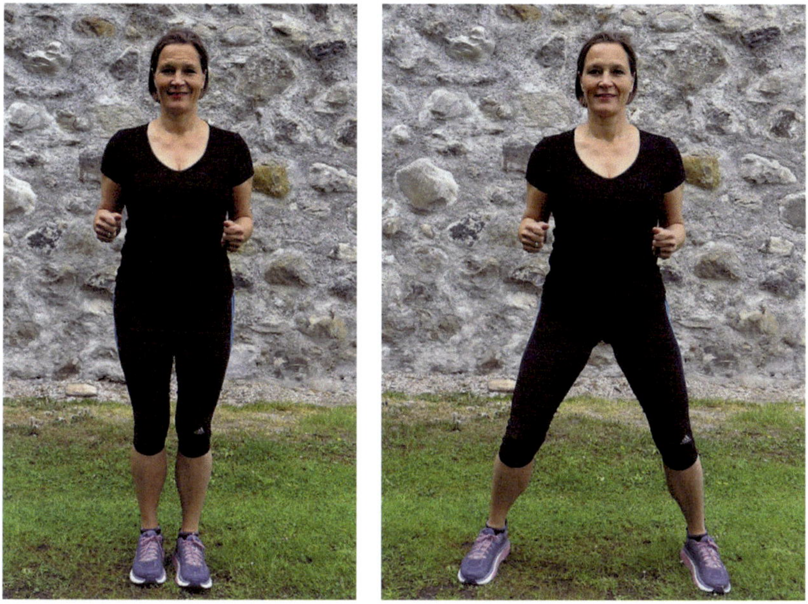

Abb. [114] Lauftraining für Anfänger: Übungen zum Lauf-ABC. 4 x 5 Meter

Trainingspläne für Anfänger und Fortgeschrittene

Laufen mit Gehpausen (Methode nach Galloway)

Beim Thema Laufen („Joggen") denken viele unwillkürlich an eine mühsame, quälende Dauerbelastung des Körpers. Ein wenig trainierter Mensch kann sich einfach nicht vorstellen, Laufstrecken von 5 oder 10 km durchzuhalten, geschweige denn einen Halbmarathon oder Marathon zu schaffen. Dabei ist es aber gerade das richtig dosierte und strukturiert durchgeführte Ausdauertraining, das unserer Gesundheit überaus förderlich ist – auch für chronisch Kranke einschließlich Autoimmunkrankheiten wie der Sklerodermie eine wesentliche Unterstützung bei der Vorbeugung und Therapie von Komplikationen der Erkrankung darstellen kann.
Besonders Laufeinsteiger, aber auch fortgeschrittene Läufer profitieren von der sog. Run-Walk-Run-Methode nach Galloway, der als Olympia-Teilnehmer und späterer Lauflehrer diese Methode weit über die USA hinaus bekannt gemacht und zum Erfolg geführt hat.

! Im Zentrum der Laufen-mit-Gehpausen-Methode nach Galloway stehen regelmäßige Gehpausen zwischen kurzen Laufabschnitten.

Diese Methode hat sich bei Zehntausenden von Läufern weltweit bewährt. Patienten mit Systemischer Sklerodermie konnten durch sie erfolgreich den Berlin-Marathon beenden (siehe Anhang). Ein Marathon ist aber nicht das Ziel – das Ziel ist ein erfolgreiches Ausdauertraining, das die Kraft- und Sauerstoffreserven des Körpers vergrößert, die Durchblutung verbessert, Stress und Müdigkeit abbaut, Vertrauen in die eigenen körperlichen Möglichkeiten stärkt, die Stimmung anhebt und die Lebensqualität insgesamt fördert. Dieses Ziel ist realistisch und auch für Sie als Sklerodermiebetroffene/n erreichbar! Ganz wichtig: Sie bestimmen selbst den Lauf- und Gehumfang und können sich auf einen Laufabschnitt konzentrieren, von dem Sie wissen, dass Sie ihn bewältigen können.

Vorteile der Laufen-mit-Gehpausen-Methode nach Galloway®

- Gehpausen unterteilen die Gesamtstrecke in überschaubare und leicht zu bewältigende Einzelabschnitte.
- Wenn man Gehpausen einlegt, bevor die Laufmuskeln zu ermüden beginnen, ermöglicht man den Muskeln eine sofortige Regeneration, was zu einer höheren Belastbarkeit führt.
- Gehpausen reduzieren die Wahrscheinlichkeit von Verletzungen und Beschwerden.
- Mit Gehpausen erreicht man alle Verbesserungen, die man auch durch das Laufen ohne Gehpausen erreichen kann, aber ohne Erschöpfung oder Schmerzen zu erleiden.
- Gehpausen bewirken, dass man sich nach der Belastung gut fühlt.

Um mit der Laufen-mit-Gehpausen-Methode nach Galloway in ein gesünderes Leben zu starten, empfehle ich Ihnen folgendes Vorgehen:
Lassen Sie sich sportmedizinisch untersuchen (einschließlich EKG, Belastungs-EKG, Herzultraschall und Lungenfunktion sowie Labor) und lassen Sie Ihre maximale Herzfrequenz und Ihre Milchsäurekonzentration im Blut (Laktatspiegel) unter körperlicher Belastung bestimmen. Adressen für mögliche Ansprechpartner finden Sie im Anhang.
Lassen Sie durch eine professionelle Laufbandanalyse klären, welche Laufschuhe für Sie geeignet sind und ob Sie Schuheinlagen benötigen.
Laufen Sie nach einem strukturiertem Trainingsplan unter Beachtung Ihrer durchschnittlichen Herzfrequenz während des Trainings (Laufen mit Pulsuhr). Besorgen Sie sich einen programmierbaren Timer, der Ihnen Beginn

und Ende der jeweiligen Gehpausen und Laufabschnitte mit einem Signalton gut hörbar und mittels Vibration gut fühlbar signalisiert.
Führen Sie ein Lauftagebuch, in dem Sie Ihren Lauffortschritt dokumentieren und Ihre körperlichen und psychischen Eindrücke (Verbesserungen aber auch Beschwerden) während des Trainings und der Trainingspausen festhalten.

So gelingt der Einstieg in das Laufprogramm nach Galloway

- Beginnen Sie mit einem kurzen leichten Spaziergang in einem für Sie angenehmen Tempo und steigern Sie die Dauer Ihres Spaziergangs von Tag zu Tag bis zu einer Dauer von 30 Minuten.
- Gehen Sie am ersten Lauftag 10 Minuten und laufen Sie dann für 5 Sekunden mit relativ lockeren Schritten und ohne, dass Sie Atemnot verspüren. Anschließend gehen Sie für den Rest einer Minute.
- Wenn Sie keine Probleme damit haben, gehen und laufen Sie abwechselnd für insgesamt 5 bis 10 Minuten, und zwar im Rhythmus: 5 Sekunden Laufen – 55 Sekunden Gehen.
- Steigern Sie den Trainingsumfang (Gehen-Laufen-Gehen) von Trainingstag zu Trainingstag um jeweils 3 bis 4 Minuten bis zu einer Gesamtzeit von 30 Minuten, wobei Sie abwechselnd immer 5 Sekunden laufen und anschließend 55 Sekunden gehen.
- Laufen Sie immer mit kleinen Schritten, die Füße dicht am Boden (sog. „schlurfendes" Laufen). Dann arbeiten die Sprunggelenke am effektivsten und Sie vermeiden Schmerzen in den Knien und in den Hüften. Das Ziel ist ein leichter, nur kurzer Bodenkontakt für die Füße.
- Der größte Fehler liegt in zu langen Schritten. Hieraus resultieren die meisten Beschwerden und Verletzungen beim Laufen.
- Reduzieren Sie Ihr Tempo sofort, wenn Sie Atemnot verspüren.
- Legen Sie zwischen den Trainingstagen immer einen Ruhetag ein. Beginnen Sie jedem Trainingstag immer mit 10 Minuten Gehen, um die Muskeln vorzuwärmen.
- Nach einer Woche Training im Rhythmus 5 Sekunden Laufen/55 Sekunden Gehen für insgesamt 30 Minuten ändern Sie Ihren Rhythmus auf 10 Sekunden Laufen/50 Sekunden Gehen. Wenn Sie diesen Rhythmus gut und ohne Atemnot beherrschen, verlagern Sie den Rhythmus

schrittweise auf 15 Sekunden/45 Sekunden, dann auf 20 Sekunden/40 Sekunden, dann auf 30 Sekunden/30 Sekunden.

- Wenn Sie sich nicht gut fühlen, legen Sie eine zusätzliche Gehpause von 2 bis 3 Minuten ein, bis Sie sich wieder erholt haben.
- Beenden Sie jedem Trainingstag mit einem langsamen Gehen von 5 Minuten – und mit einem zufriedenen Lächeln über die erreichte Leistung.
- Orientieren Sie sich beim Laufen an Ihrem Trainingspuls. So können Sie sicher sein, dass Sie sich nicht überlasten.
- Trainiert wird vor allem im Grundlagenausdauerbereich 1 (65–75 % der maximalen Herzfrequenz = mittleres Dauerlauftempo). Beim leichten Dauerlauf (Regenerationslauf) kommt es zum Stressabbau und zur gesundheitlichen Aktivierung der Abwehrkräfte.
- Am besten verbessern Sie Ihre Grundlagenausdauer mit regelmäßigen, nicht zu langen Läufen. Es zählt zunächst nur die Zeit, die Sie auf den Beinen sind. Für Anfänger bzw. Untrainierte ist es das erste Ziel, pro Woche 3 x 30 Minuten ununterbrochen unterwegs zu sein (Laufen mit Gehpausen).

! Sie müssen das Training abbrechen und Ihren Arzt kontaktieren:

- wenn Sie sich nicht wohlfühlen (Herz, Kreislauf, Atmung);
- bei Entzündungen;
- bei Schwellungen;
- bei Funktionsverlust (Fuß, Knie);
- bei Schmerzen, wenn eine Gehpause von 3 bis 5 Minuten nicht hilft.

Einsteiger-Basisprogramm

Ziel: 30 Minuten Laufen mit Gehpausen in 4 Wochen

Laufprogramm für Einsteiger. Ziel: 30 Minuten Laufen mit Gehpausen in 4 Wochen

Tag 1	Tag 2	Tag 3	Tag 4	Tag 5	Tag 6	Tag 7
	10 min Gehen		10 min Gehen		10 min Gehen	
Pause	5 s Laufen 55 s Gehen 3 x	Pause	5 s Laufen 55 s Gehen 9 x	Pause	5 s Laufen 55 s Gehen 12 x	Pause
	5 min Gehen		5 min Gehen		5 min Gehen	

Tag 8	**Tag 9**	**Tag 10**	**Tag 11**	**Tag 12**	**Tag 13**	**Tag 14**
Pause	10 min Gehen	Pause	10 min Gehen	Pause	10 min Gehen	Pause
	10 s Laufen 50 s Gehen (12 x)		10 s Laufen 50 s Gehen (15 x)		10 s Laufen 50 s Gehen (18 x)	
	5 min Gehen		5 min Gehen		5 min Gehen	
Tag 15	**Tag 16**	**Tag 17**	**Tag 18**	**Tag 19**	**Tag 20**	**Tag 21**
Pause	10 min Gehen	Pause	10 min Gehen	Pause	10 min Gehen	Pause
	15 s Laufen 45 s Gehen (18 x)		15 s Laufen 45 s Gehen (21 x)		15 s Laufen 45 s Gehen (24 x)	
	5 min Gehen		5 min Gehen		5 min Gehen	
Tag 22	**Tag 23**	**Tag 24**	**Tag 25**	**Tag 26**	**Tag 27**	**Tag 28**
Pause	10 min Gehen	Pause	10 min Gehen	Pause	10 min Gehen	Pause
	20 s Laufen 40 s Gehen (24 x)		20s Laufen 40 s Gehen (27 x)		20 s Laufen 40 s Gehen (30 x)	Ziel erreicht!
	5 min Gehen		5 min Gehen		5 min Gehen	

Einsteiger-Aufbauprogramm

Ziel: 5 km Laufen mit Gehpausen in 4 Wochen

Laufprogramm für Einsteiger. Ziel: 5 Kilometer Laufen mit Gehpausen in 4 Wochen

Tag 1	**Tag 2**	**Tag 3**	**Tag 4**	**Tag 5**	**Tag 6**	**Tag 7**
	10 min Gehen		10 min gehen		10 min Gehen	
Pause	15 s Laufen 45 s gehen 30 x	Pause	15 s Laufen 45 s gehen 30 x	Pause	15 s Laufen 45 s gehen 3,5 km	Pause
	5 min Gehen		5 min Gehen		5 min Gehen	

Tag 8	Tag 9	Tag 10	Tag 11	Tag 12	Tag 13	Tag 14
Pause	10 min Gehen	Pause	10 min Gehen	Pause	10 min Gehen	Pause
	20s Laufen 40 s Gehen (30 x)		20 s Laufen 40 s Gehen (30 x)		10 s Laufen 40 s Gehen 4 km	
	5 min Gehen		5 min Gehen		5 min Gehen	
Tag 15	**Tag 16**	**Tag 17**	**Tag 18**	**Tag 19**	**Tag 20**	**Tag 21**
Pause	10 min Gehen	Pause	10 min Gehen	Pause	10 min Gehen	Pause
	25 s Laufen 35 s Gehen (30 x)		25 s Laufen 35 s Gehen (30 x)		25 s Laufen 35 s Gehen 4,5 km	
	5 min Gehen		5 min Gehen		5 min Gehen	
Tag 22	**Tag 23**	**Tag 24**	**Tag 25**	**Tag 26**	**Tag 27**	**Tag 28**
Pause	10 min Gehen	Pause	10 min Gehen	Pause	10 min Gehen	Pause
	30 s Laufen 30 s Gehen (30 x)		30s Laufen 30 s Gehen (30 x)		30 s Laufen 30 s Gehen 5 km	Ziel erreicht!
	5 min Gehen		5 min Gehen		5 min Gehen	

Mund- und Schlucktraining

Schluckstörungen (med. *Dysphagie*) sind bei Systemischer Sklerodermie sehr häufig, zumeist für feste Speisen, nach eigener Untersuchung aber auch für Medikamente (Tabletten, Kapseln).

CHECKLISTE BEI VERDACHT AUF DYSPHAGIE

Antwort	Frage
☐ ja	Müssen Sie sich häufig räuspern beim Essen oder Trinken?
☐ ja	Müssen Sie häufig husten beim Essen oder Trinken?
☐ ja	Verspüren Sie häufig Atemnot beim Essen oder Trinken?
☐ ja	Klingt Ihre Stimme häufig gurgelig, nass oder verschleimt nach dem Schlucken?
☐ ja	Tritt während oder nach dem Essen Nahrung aus der Nase oder aus dem Mund aus?
☐ ja	Bleiben Speisereste im Mundraum zurück, nachdem Sie geschluckt haben?
☐ ja	Brauchen Sie deutlich mehr Zeit für eine Mahlzeit als früher?
☐ ja	Verspüren Sie oftmals ein Fremdkörpergefühl im Hals nach dem Schlucken?
☐ ja	Haben Sie in den letzten Wochen ungewollt Gewicht verloren?
☐ ja	Meiden Sie bestimmte Getränke oder Speisen, weil sie Ihnen Mühe bereiten?

Falls Sie eine oder mehrere der obigen Fragen mit **JA** beantwortet haben, sollten Sie Ihre Schwierigkeiten weiter abklären lassen.
Die Abklärung von Schluckstörungen erfolgt vor allem bei Fachärzten/-innen für

- Hals-Nasen-Ohrenerkrankungen (HNO/ORL),
- Magen-Darm-Erkrankungen (Gastroenterologie),
- Kieferorthopädie,
- außerdem bei Spezialisten/-innen für Logopädie.

Am Schluckvorgang selbst sind zahlreiche Muskeln beteiligt, z. B. Gesichtsmuskeln, der Zungenmuskel, die Rachenmuskeln, die Muskulatur der Speiseröhre, aber auch die Lippen, die Schleimhaut von Mund, Kehlkopf, Rachen und Speiseröhre. Für den Schluckvorgang sind auch Zähne, Kieferknochen und Kiefergelenke sowie die Halsmuskulatur von Bedeutung. Notwendig ist nicht zuletzt eine ausreichend elastische Haut, um den darunterliegenden Muskeln genügend Freiraum für ihre An- und Entspannung zu geben.

Die häufigsten Gründe für Schluckstörungen bei Sklerodermie sind die Mundtrockenheit der Patienten infolge mangelnder Speichelbildung sowie Störungen im rhythmischen Bewegungsablauf der Speiseröhre. Nicht selten ist auch der Weitertransport in die Speiseröhre gestört, sodass Speisereste im Übergangsbereich des Rachens zur Speiseröhre verbleiben. Daneben gibt es weitere Gründe für Schluckstörungen bei Sklerodermie (Abbildung 115).

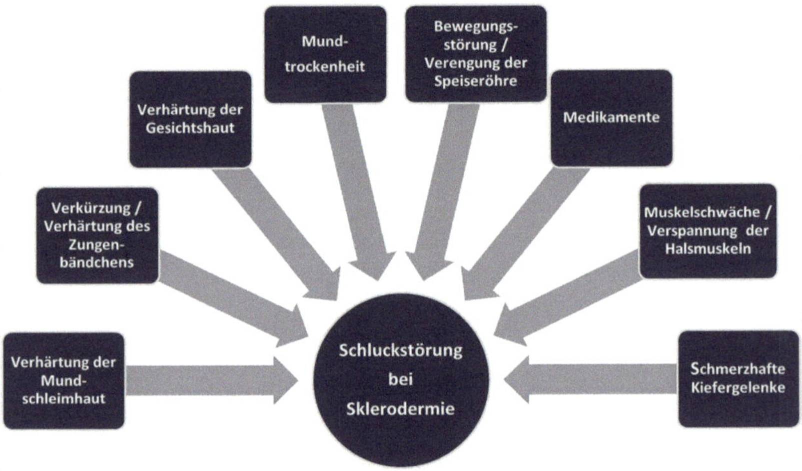

Abb. [115] Ursachen von Schluckstörungen bei Systemischer Sklerodermie

Medikamente, die eine Mundtrockenheit auslösen können (Auswahl)

- Anticholinergika
- ACE-Hemmer
- Angiotensin-II-Rezeptor-Blocker
- Diuretika
- Antidepressiva
- Antihistaminika
- Antiarrhythmika
- Opiate

Medikamente, die durch direkten Kontakt mit der Schleimhaut zur Entzündung der Speiseröhre führen können (Auswahl)

- Antibiotika, z. B. Tetrazykline, Trimethoprim, Clindamycin
- Nicht-steroidale Antirheumatika, z. B. Ibuprofen, Diclofenac
- Acetylsalicylsäure (ASS)
- Biphosponate (Anti-Osteoporosemittel), z. B. Alendronat
- Eisenpräparate (Eisensulfate)
- Vitamin C
- PDE-5-Hemmer, z. B. Sildenafil

Medikamente und Stoffe, die den Bewegungsablauf der Speiseröhre stören können (Auswahl)

- Glucocortikoide (Kortison)
- Statine (Cholesterinsenker)
- Kalziumantagonisten, z. B. Nifedipin, Amlodipin
- Alkohol, Fette, Schokolade

Medikamente, die eine Schluckstörung auslösen oder verstärken können (Auswahl)

- Antidepressiva
- Antipsychotika
- Anticholinergica
- Antiepileptika
- Analgetika (bes. Opioide)
- Antihypertensiva
- Antiemetika, z. B. Metoclopramid

Besondere Risiken der Schluckstörungen sind Fehlleitungen von Speisen in die Luftröhre und damit in die Lunge (Husten, Gefahr einer Lungenentzündung *med.* Aspirationspneumonie) sowie Gewichtsverlust und die Entwicklung von Mangelerscheinungen durch einen veränderten Speiseplan und Vermeidung bestimmter Speisen. Zudem belasten Schluckstörungen und drohendes Verschlucken ganz erheblich die Lebensqualität der Betroffenen bis hin zum sozialen Rückzug.

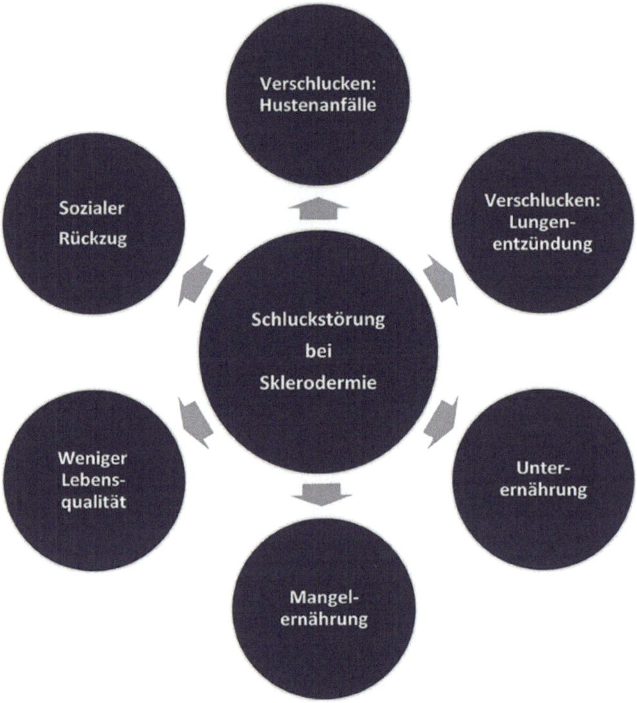
Verschlucken:
Hustenanfälle
Verschlucken:
Lungen-
entzündung
Unter-
ernährung
Mangel-
ernährung
Weniger
Lebens-
qualität
Sozialer
Rückzug
Schluckstörung
bei
Sklerodermie

Abb. [116] Folgen von Schluckstörungen bei Systemischer Sklerodermie

Allgemeine Schlucktechniken, um ein Fehlschlucken zu vermeiden

- Kopf nach vorne neigen, Atem anhalten und schlucken. Nach dem Schlucken sofort räuspern oder husten, eventuell nochmals bewusst nachschlucken
- Im Moment des Schluckens die Nackenmuskeln anspannen, um die innere Halsmuskulatur zu unterstützen, zum Beispiel durch festes Drücken mit den Händen gegen die Tischkante
- Nach dem Kauen die Nahrung für einige Augenblicke auf der Mitte der Zunge halten und erst dann bewusst schlucken

Ansatzpunkte für ein Schlucktraining sind die verschiedenen Phasen des Schluckvorgangs
Phase 1 umfasst den Transport der Speise zum Mund, die Mundöffnung, den einsetzenden Speichelfluss, das Abbeißen und der Lippenschluss.
Phase 2 umfasst die Zerkleinerung und Einspeichelung der Nahrung und den Transport in den hinteren Mundraum, wobei sich die Wangenmuskulatur anspannt und sich die Zunge wellenförmig nach hinten oben bewegt.
Phase 3 beginnt mit dem Auslösen des Schluckreflexes. Mithilfe der einsetzenden Peristaltik des Rachens wird die Speise zur Speiseröhre befördert.
Phase 4 umfasst den Weitertransport der Speise vom Eingang der Speiseröhre in den Magen.

! Wie auch bei anderen Organstörungen sollten die Betroffenen nicht warten, bis der Schaden eingetreten ist, sondern die am Schluckvorgang beteiligten Strukturen trainieren, um drohenden Schluckstörungen vorzubeugen bzw. entgegenzuwirken.

Anmerkung: Bislang existiert kein standardisiertes Trainingsprogramm für die Prophylaxe und Therapie von Schluckstörungen bei Sklerodermie. Die hier gemachten Vorschläge beruhen auf Erkenntnissen der Logopädie zur Behandlung von Schluckstörungen und auf eigenen Erfahrungen bei Sklerodermie. Empfohlen wird zunächst eine Vorstellung der Betroffenen in der Logopädie zur Diagnostik der Schluckstörungen und zur genauen Einweisung in häusliche Trainingsmaßnahmen.
Grundsätzlich gilt:

- Beim Essen aufrecht sitzen
- Diese Sitzposition auch nach dem Essen noch für einige Minuten beibehalten
- Achtsam und langsam essen, kleine Bissen, gründlich kauen
- Den Mund erst leeren, bevor der nächste Bissen genommen wird
- Erst wenn der Mund leer ist, etwas trinken
- Beim Schlucken das Kinn etwas zur Brust neigen
- Nach dem Essen gründliche Mundhygiene

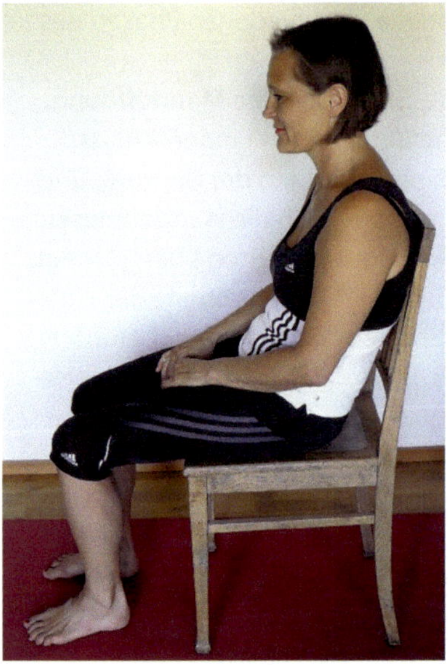

Abb. [117] Inkorrekte Sitzposition beim Essen

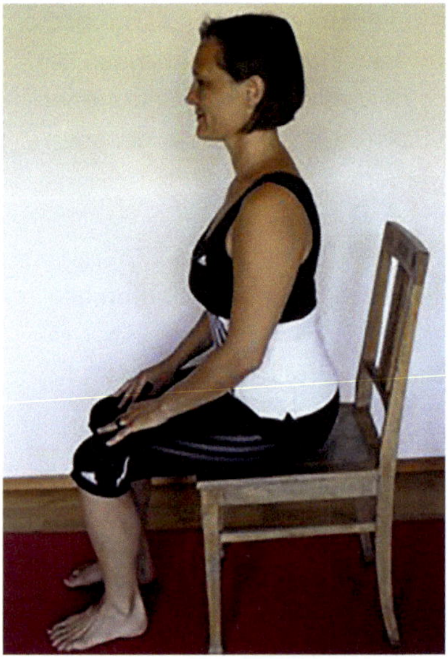

Abb. [118] Korrekte Sitzposition beim Essen

Im Zentrum der Trainingsmaßnahmen stehen:

- Der Erhalt/die Verbesserung der Mundöffnungsweite
  - Training des Lippenbeweglichkeit
  - Training der perioralen und Wangenmuskulatur
  - Training der Kieferbeweglichkeit
- Der Erhalt/die Verbesserung der Zungenbeweglichkeit
  - Training des Zungenbändchens
  - Training des Zungenmuskels
- Die Förderung des Speisebereis vom Rachen in die Speiseröhre
  - Training der Rachenmuskulatur
  - Training des oberen Schließmuskels der Speiseröhre
- Die Förderung des Speisebreis von der Speiseröhre in den Magen
- Die schmackhafte und optisch ansprechende Zubereitung der Speisen in geeigneter Konsistenz

Unterstützende Trainingsmaßnahmen sind:

- Für das Training der Gesichts- und Halsmuskulatur eine ausreichende Rumpfstabilität und Mobilität, zum Beispiel durch Yoga, Feldenkrais oder durch Dehnübungen
- Für die Beweglichkeit der Zunge eine ausreichende Kieferstabilität
- Für eine bessere Dehnfähigkeit der Gesichtsmuskeln die Zufuhr von Wärme, z. B. durch das Auflegen eines warmen Handtuchs auf das Gesicht oder durch Bestrahlung des Gesichts mit einer Wärmelampe
- Bei Mundtrockenheit eine ausreichende Trinkmenge und den Mund regelmäßig mit einer körperverträglichen (med. *isotonen*) Salzlösung ausspülen (Zubereitung: 9 g Salz auf 1 Liter Wasser bzw. einen gestrichenen Teelöffel Salz auf ½ Liter Wasser). Hilfreich sind auch Mundspülungen mit Früchtetee, Salbei oder Kamillentee oder einer Boullion
- Bei trockenen Lippen die Lippenpflege mit einem Fettstift

Training des Mundraumes und der Lippenbeweglichkeit mit dem Faceformer®

Der Faceformer® besteht aus einem kleinen Mundschild mit Lippenkeil, der zwischen Lippen und Zähnen eingeführt wird. Er wird so platziert, dass die Zungenspitze nicht die Zähne berührt.

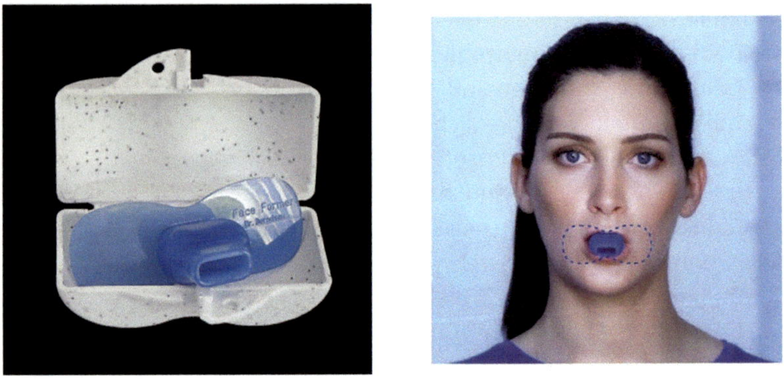

Abb. [119] Faceformer®: Trainingsinstrument zur Verbesserung der Mund- und Lippenbeweglichkeit (Abdruck mit freundlicher Genehmigung Dr. Berndsen GmbH medical, Unna)

Durch Druckausübung von Ober- und Unterlippe auf den Lippenkeil, Halten des Druckes für wenige Sekunden und anschließender Entspannung der Lippen werden die Muskeln des Mundraumes gekräftigt und die Durchblutung von Gesicht und Halsregion gefördert.

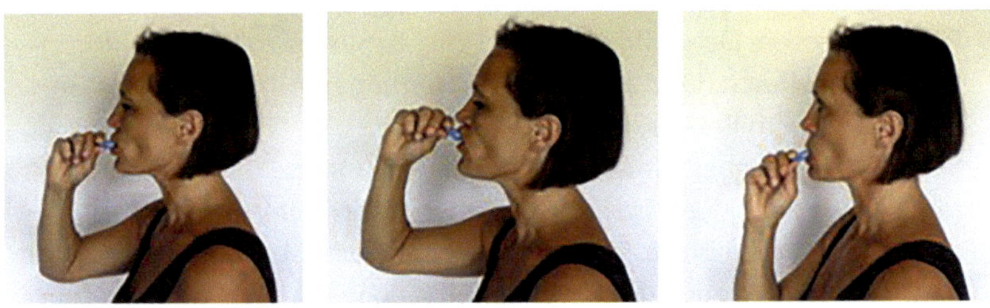

Abb. [120] Training der Lippenbeweglichkeit mit dem Faceformer®

Durch Zug am Lippenkeil nach vorne, nach oben und nach unten wird die Beweglichkeit der Lippen und die in sie einstrahlenden Muskeln verbessert. Damit verbunden kommt es auch zu einer Konturverbesserung der Lippen. Empfohlen wird ein Training von 2- bis 3-mal täglich für jeweils 5–10 Minuten.

Training der Mundöffnungsweite und der Kieferbeweglichkeit mit dem TheraBite™

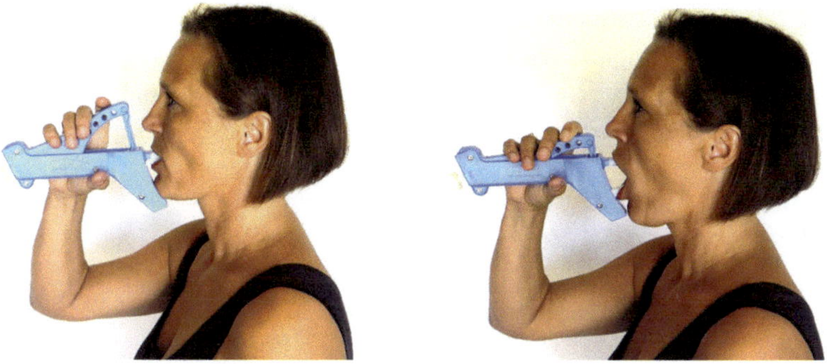

Abb. [121] Training der Mundöffnungsweite und Kieferbeweglichkeit mit dem TheraBite™

Der Mundöffner TheraBite™ erlaubt auf schonende Art und Weise die passive Dehnung des Mundes bei bindegewebigen Verwachsungen und eine anatomisch korrekte Bewegung des Unterkiefers. Der Grad der Dehnung lässt sich regulieren und bei Bedarf arretieren. Gepolsterte Mundstücke schützen die Zähne. Die Wangenmuskulatur wird gestärkt und die Kiefergelenke werden mobilisiert.
Mit den besonderen Einstellmöglichkeiten des Gerätes ist eine genaue Kontrolle der Übungsintensität möglich. Für die Überprüfung des Therapieerfolges steht eine Messhilfe zur Verfügung.
Trainingsplan: Empfohlen wird ein mehrmaliges tägliches Üben mit jeweils 7 Dehnungen nach folgendem Programm: 7 Sekunden Dehnen, 7 Sekunden Pause, 7 Sekunden Dehnen usw.

> **!** Wichtig: stärkeren Schmerz während der Übungen vermeiden!

Training der Zungenbeweglichkeit

Oft kommt es bei Systemischer Sklerodermie zur Verkürzung und Verhärtung des Zungenbändchens, was die Zungenbeweglichkeit einschränkt und Schluckstörungen begünstigt. Es ist deshalb wichtig, die freie Beweglichkeit der Zunge durch Zungenübungen frühzeitig zu trainieren. In vielen Fällen dehnt sich hierdurch das Zungenbändchen.

Trainingsplan zur Verbesserung der Zungenbeweglichkeit

Zunge so weit es geht herausstrecken und 2 Sekunden halten	Zunge bei weit geöffnetem Mund abwechselnd nach oben heben und nach unten klappen	Mit der Zungenspitze abwechselnd den rechten und den linken Mundwinkel berühren	Mit der Zungenspitze abwechselnd an der Oberlippe und an der Unterlippe entlangfahren

Wenn ein Zungenbändchen allerdings so kurz ist, dass die Zungenspitze nur sehr mühsam einen Backenzahn erreicht, sollte daran gedacht werden, diesen Zustand durch einen kleinen chirurgischen Eingriff beim HNO-Arzt oder Kieferchirurgen lösen zu lassen.

Training der hinteren Rachenmuskulatur und des Zugangs zur Speiseröhre

Legen Sie sich auf den Rücken. Heben Sie langsam für eine Minute den Kopf gegen die Brust, sodass Sie Ihre Füße sehen können. Machen Sie 1 Minute Pause. Wiederholung der Übung 3 Mal.

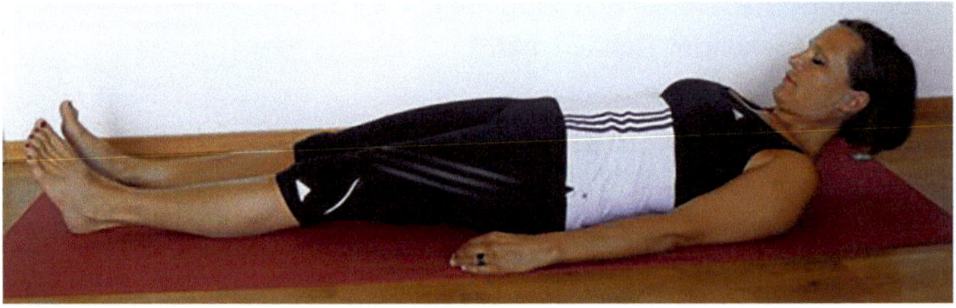

Abb. [122] Training der hinteren Rachenmuskulatur und der Öffnung zur Speiseröhre

Training der hinteren Rachenmuskulatur und des Zugangs zur Speiseröhre mit einem Gummiball

Halten Sie einen Gummiball zwischen Kinn und dem kopfnahen Ende des Brustbeins mit einer Hand fest und drücken Sie mit dem Kinn so kräftig wie möglich gegen den Ball, z. B. 10 Sekunden lang, dann 10 x innerhalb von 10 Sekunden.

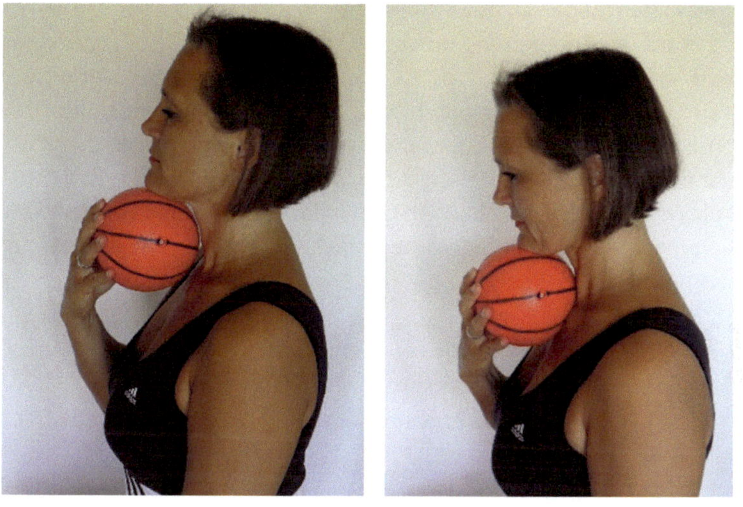

Abb. [123] Training der hinteren Rachenmuskulatur und des Zugangs zur Speiseröhre mit einem Gummiball

Zubereitung schmackhafter und optisch ansprechender Speisen in geeigneter Konsistenz

Falls bei Sklerodermie der Weitertransport der Speisen von der Speiseröhre in den Magen gestört ist, z. B. durch Bewegungsstörungen oder durch Einengungen der Speiseröhre, ist es umso wichtiger, dass die Betroffenen die Konsistenz ihrer Ernährung den erschwerten Transportbedingungen anpassen und sich dabei dennoch ausgewogen ernähren, d. h. ohne Gefahr einer Unter- und/oder Mangelernährung. Hierbei ist von Bedeutung, dass das Essen weiterhin schmackhaft und optisch ansprechend zubereitet wird („das Auge isst mit").

Es gibt mehrere Firmen, die sich darauf spezialisiert haben, für Betroffene mit Schluckstörungen sog. „convience-food" anzubieten, sowohl ernährungsphysiologisch ausgewogene Fertiggerichte als auch schmackhafte Rezepte für die eigene Zubereitung.

Rezeptsammlungen für die Zubereitung ausgewogener, schmackhafter und optisch ansprechender Speisen und Getränke für Betroffene mit Kau- und Schluckstörungen finden sich im Internet sowie im Buchhandel (Adressempfehlungen siehe Anhang).
Wichtig ist, dass sich die Auswahl und Zubereitung der Speisen und Getränke am Grad der Schluckstörung orientiert, um die bestmögliche Passage vom Mund in den Magen zu gewährleisten.
Während es bei der Zubereitung meist darum geht, die Konsistenz der Nahrung so zu verfeinern, dass die Passage in den Magen störungsfrei erfolgt, kann es sinnvoll sein, Getränke durch die Zugabe von Andickungsmittel in ihrer Konsistenz so zu erhöhen, dass die Passage verlangsamt und damit das Risiko des Verschluckens herabgesetzt wird. Die Andickungsmittel dürfen nur die Konsistenz, nicht aber den Geschmack der Getränke verändern. Es existieren mehre Anbieter für solche Andickungsmittel (siehe Adressliste im Anhang).

! Wichtig ist, bei Schluckstörungen mit ungewollter Gewichtsabnahme sowie zum Ausgleich einer möglichen Fehl- und Mangelernährung frühzeitig eine Beratung durch Ernährungsfachkräfte (Ernährungsmediziner, staatlich anerkannte Ernährungsberater/-innen) in Anspruch zu nehmen.

KAPITEL 13

KAPITEL 13: Rehabilitation der Systemischen Sklerodermie

Die stationäre Rehabilitation der Systemischen Sklerodermie am Beispiel der Reha Rheinfelden – persönliche Anmerkungen

Rehabilitation bedeutet Hilfe bei der Bewältigung einer chronischen Krankheit. Kernmerkmale einer chronischen Krankheit sind: kontinuierliche Beschwerden, die Notwendigkeit einer kontinuierlichen medizinischen Behandlung, verminderte Leistungsfähigkeit, psychische Belastungen, Lebensstilveränderungen und ein unvorhergesehener Krankheitsverlauf. Dies trifft auch auf die Systemische Sklerodermie zu.

Die Komplexität der Behandlung der Systemischen Sklerodermie mit verschiedenen Medikamenten, verschiedenen nicht-medikamentösen Therapien einschließlich psychologischer Unterstützung sowie eigenverantwortlichen Trainingsmaßnahmen, ergänzt durch Wissensvermittlung, erfordert einen enormen Zeitaufwand, der ambulant kaum zu realisieren ist.

Aus diesem Grund wurde von mir, nach 10-jähriger Leitung einer interdisziplinären Fachklinik in Deutschland mit dem Schwerpunkt Sklerodermie, 2007 das Europäische Rehabilitationszentrum für Sklerodermie und Sklerodermie-ähnliche Krankheiten an der Reha Rheinfelden initiiert und bis 2020 von mir geleitet. So entstand das erste umfassende Spezialzentrum dieser Art in der Schweiz mit einem breiten Angebot an Diagnostik und Therapie sowie regelmäßigen Schulungsmaßnahmen für Betroffene aus dem In- und Ausland.

Ein weiteres wichtiges Anliegen war mir die Gründung einer schweizweiten Sklerodermie-Selbsthilfevereinigung sowie die Durchsetzung der Verordnungsfähigkeit von Medikamenten (Sildenafil und Tadalafil) gegenüber den Schweizer Krankenkassen zur Therapie des Raynaud-Syndroms. Medikamente, die heute bei Systemischer Sklerodermie allgemein empfohlen werden. Wichtig war mir auch aufzuzeigen, dass ein professionell geleitetes aerobes Ausdauertraining geeignet ist, den Verlauf der Systemischen Sklerodermie nachhaltig zu verbessern (siehe Anhang „Das Marathon-Projekt").

Bedeutsam ist, dass nicht nur das betreuende fachärztliche Personal der Klinik einschließlich der Konsiliarärztinnen und Konsiliarärzte, sondern alle Therapeutinnen und Therapeuten im Laufe der Zeit zu Spezialisten der Krankheit Systemische Sklerodermie wurden. Das macht einen Unterschied, den die Betroffenen rasch merken.

Fachpersonal Stationäre Rehabilitation der Sklerodermie der Reha Rheinfelden

- **Ärzte und Ärztinnen** für Rheumatologie, Innere Medizin, Neurologie, Physikalische Medizin und Rehabilitation sowie Traditionelle Chinesische Medizin
- **Konsiliarärztinnen und -ärzte** für Dermatologie, Pneumologie, Kardiologie, Angiologie, Gastroenterologie, Orthopädie, Chiropraktik, HNO, Urologie, Radiologie
- **Therapeutinnen und Therapeuten** für Physiotherapie und Physikalische Medizin, Ergotherapie, Sporttherapie, Logopädie, Ernährungstherapie, Musik- und Tanztherapie
- **Psychologinnen und Psychologen**
- **Pflegekräfte** einschließlich Intensivpflege und Wundpflege

Das Europäische Rehabilitationszentrum für Sklerodermie bietet neben einer umfassenden interdisziplinären Diagnostik eine breite Palette medikamentöser und nicht-medikamentöser Therapien einschließlich verschiedener spezieller apparativer Behandlungen sowie Schulungen für betroffene Patientinnen und Patienten, ferner Seminare für externe Therapeutinnen und Therapeuten zur Weiterbildung auf dem Gebiet der Sklerodermie.

Therapiebausteine Stationäre Rehabilitation Sklerodermie an der Reha Rheinfelden

- **Medikamentöse Therapie** (inkl. Infusionstherapien, Immunsuppression und Immunmodulation)
- **Physiotherapie** (inkl. Lymphdrainagen, Bindegewebsmassagen, Reflektorische Atemtherapie, Beckenbodengymnastik, Krankengymnastik, Medizinische Trainingstherapie)
- **Physikalische Therapien** (inkl. wIRA-Ganzkörper-Hyperthermie, Biomechanische Stimulation)

- **Ergotherapie** (inkl. Paraffinbäder, Hilfsmittelabklärung, Abklärung der Wohnsituation)
- **Logopädie** (Trainingstherapie bei Schluckstörungen und Heiserkeit)
- **Therapie chronischer Wundheilungsstörungen (modernes Wundmanagement)**
- **Schmerztherapie**
- **Traditionelle Chinesische Medizin** (inkl. Akupunktur, Phytotherapie)
- **Klinische Psychologie**
- **Kreative Therapien** (Musiktherapie, Tanztherapie)
- **Ernährungsberatung, Ernährungstherapie**
- **Schulung** von Patientinnen und Patienten

Die Kernelemente der verschiedenen Behandlungsmöglichkeiten der Systemischen Sklerodermie habe ich in den vorangegangenen Kapiteln des Buches ausführlich dargestellt. Ich bin sehr froh, dass nach vielen Jahren der Anstrengung und Betonung der Bedeutung nicht-medikamentöser Therapien für den Erfolg der Behandlung dieser schwierigen Krankheit, 2024 das Europäische Forschungsnetzwerk für Rheumatologie EUSTAR die nicht-medikamentösen Therapiebausteine in ihre Empfehlung aufgenommen hat.

Während der stationären Rehabilitation können Sklerodermie-Betroffene innerhalb einer kurzen Zeitspanne von 3–4 Wochen die positiven Wirkungen zahlreicher verschiedener und bewährter nicht-medikamentöser Strategien „am eigenen Leib" erfahren (Anmerkung: nicht jede bewährte Therapie der Sklerodermie ist für jeden gleichermaßen gleich gut wirksam und geeignet). Am Ende der stationären Rehabilitation steht dann eine Zusammenstellung individuell wirksamer Therapieelemente, die für jeden Betroffenen eigene bestmögliche Akzente setzt.

Ein weiterer Baustein zur nachhaltigen Verbesserung und Stabilisierung der Krankheit wäre eine regelmäßige individuelle Kontrolle und Korrektur der von den Betroffenen zu Hause selbstständig durchgeführten Übungen, z. B. unter Online-Anleitung durch das Fachpersonal der Klinik.

Wissenschaftliche Untersuchungen zur Wirksamkeit der einzelnen Therapiebausteine müssen vorangetrieben werden. Hilfreich wäre z. B. die Schaffung eines nationalen oder internationalen Erfahrungs-Registers z. B. mit Anbindung das SCLERODERMA PATIENTCENTERED INTERVENTION NETWORK (SPIN), welche die individuellen Therapie-Erfahrungen von Betroffenen mit Sklerodermie kontinuierlich sichtet und auswertet, als möglichen Ausgangspunkt für nachfolgende wissenschaftliche Überprüfungen und Empfehlungen.

In diese Richtung zielt auch das wegweisende Forschungsprojekt Sclero-CARE meines Nachfolgers, Herrn PD Dr. Dr. Ulrich Gerth, der 2020 nach mir die Führung des Europäischen Rehabilitationszentrums für Sklerodermie übernommen und das Reha-Zentrum an das Europäische Forschungsnetzwerk für Sklerodermie (EUSTAR) angeschlossen hat, mit dem Aufbau einer Datenbank für Sklerodermie-Betroffene, um eine Forschungslücke im Bereich der nicht-medikamentösen Therapien zu schließen und entsprechende Behandlungsempfehlungen zu erarbeiten. Hierzu sollen über einen Zeitraum von 5 Jahren alle stationären und ambulanten Therapieoptionen und die zum Krankheitsbild gehörenden diagnostischen Messwerte erfasst werden.

Wie erfolgreich eine 3–4-wöchige stationäre Rehabilitation der Systemischen Sklerodermie ist, kann zum Beispiel anhand des sog. 6-Minuten-Gehtests abgelesen werden. Dabei werden die innerhalb von 6 Minuten mögliche Gehstrecke der Betroffenen zu Beginn der stationären Rehabilitation und am Ende der stationären Rehabilitation miteinander verglichen. Es ist eindrucksvoll, dass diese für Betroffene mögliche maximale Gehstrecke im Durchschnitt um 50 Meter gesteigert werden konnte – ein Zielwert, der auch in internationalen Studien für die Überprüfung der Wirksamkeit neuer Medikamente für die Systemische Sklerodermie herangezogen wird.

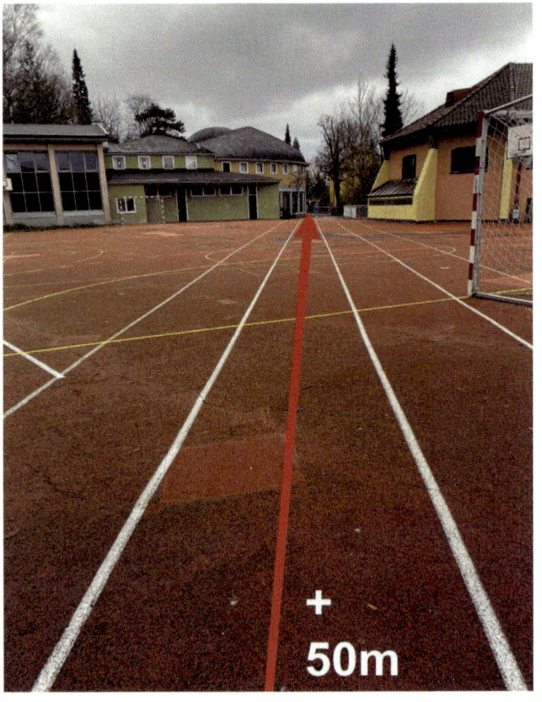

Abb. [124] Erfolg der stationären Rehabilitation der Systemischen Sklerodermie: Durchschnittlich eine um 50 Meter längere Gehstrecke im 6- Minuten-Gehtest am Ende der stationären Reha.

„Wenn ich vorher gewusst hätte, dass mir diese Therapie so gut hilft, wäre ich schon früher gekommen", ist ein Satz, der mir von zahlreichen Patientinnen und Patienten mit Systemischer Sklerodermie während ihrer stationären Rehabilitation immer in Erinnerung bleiben wird.

Ausblick: Von Vorteil für die medizinische Versorgung von Patientinnen und Patienten mit Systemischer Sklerodermie wäre es, wenn es in der Zukunft gelänge, Diagnostik und Therapie dieser seltenen und komplizierten Krankheit zwischen universitären Zentren und Reha-Zentren miteinander zu verzahnen.

ANHANG

ANHANG

Das Marathon-Projekt

Wie in diesem Buch bereits an anderer Stelle ausgeführt, hat das ohne Sauerstoffschuld durchgeführte sportliche Ausdauertraining (aerobes Ausdauertraining) zahlreiche positive Wirkungen auf die Herz-, Kreislauf- und Atemfunktion sowie auf die Psyche der Trainierenden. Darüber hinaus besitzt diese Trainingsform entzündungshemmende Wirkung, die auch im Rahmen von Autoimmunkrankheiten einschließlich der Systemischen Sklerodermie genutzt werden kann. Hierzu existieren mehrere wissenschaftliche Untersuchungen verschiedener Untersuchergruppen über Trainingszeiträume von bis zu 12 Wochen.

Die Frage des Marathon-Projektes lautete: Ist auch ein längeres kontinuierliches und professionell geleitetes aerobes Ausdauertraining bei Systemischer Sklerodermie möglich und von körperlichem Nutzen und wäre es möglich, Patienten körperlich so weit zu trainieren, dass sie erfolgreich an einem Marathon (= 42,195 km Laufstrecke) teilnehmen können?

Es ist ein bis heute weltweit einmaliges Pilotprojekt, das Mut machen soll, die eigenen Körperkräfte trotz Systemischer Sklerodermie herauszufordern.

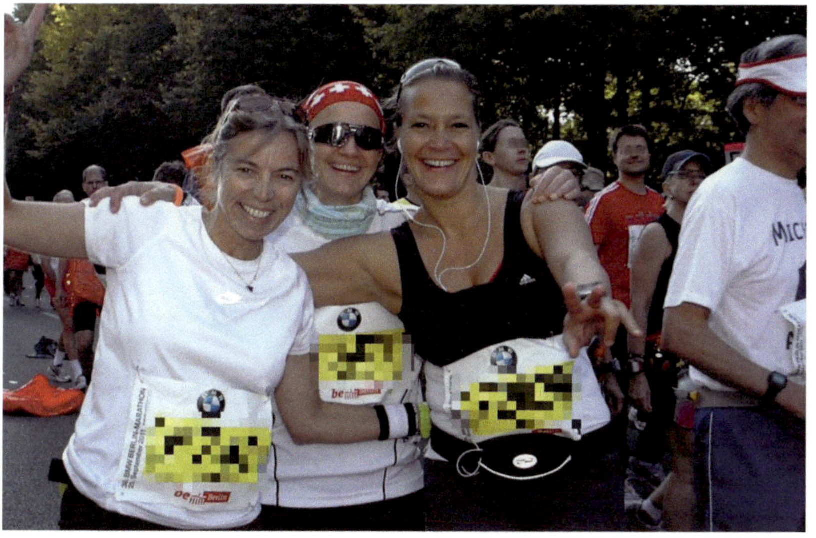

Abb. [124] Patientinnen mit Systemischer Sklerodermie: Gut gelaunt unmittelbar vor dem Start zum erfolgreich absolvierten Berlin-Marathon (42,125 km)

Dieses Pilotprojekt startete im Oktober 2010 am Europäischen Reha-Zentrum für Sklerodermie an der Reha Rheinfelden/Schweiz mit der Rekrutierung von 5 Patienten mit Systemischer Sklerodermie im Alter von 36 bis 48 Jahre (4 Frauen, 1 Mann). Außerdem nahm noch eine 55-jährige Patientin mit ausgedehnter zirkumskripter Sklerodermie teil. 2 Patientinnen litten unter einer ACA-positiven limitierten Systemischen Sklerodermie. Eine Patientin und ein Patient litten unter einer Scl70-positiven diffusen Systemischen Sklerodermie, eine weitere Patientin ohne Hautverhärtungen („sine scleroderma“) war gleichfalls Scl70 positiv.
Bei allen Teilnehmern war die Krankheit innerhalb der letzten 3 Jahren erstmals diagnostiziert worden. Alle Patienten litten unter einem ausgeprägten Raynaud-Phänomen und unter einem Fatigue-Syndrom, 3 der 5 Patienten hatten eine Speiseröhrenbeteiligung mit Refluxösophagitis, eine Patientin eine beginnende Darmbeteiligung, eine Patientin fraglich ein Raynaud-Phänomen des Herzens. Der einzige männliche Patient der Teilnehmergruppe mit diffuser Systemischer Sklerodermie hatte kurz zuvor einen Lungenerguss gehabt, der punktiert werden musste. Keiner der Teilnehmer stand unter einer immunsuppressiven Therapie. Die folgende Tabelle fasst die klinischen Daten der Patienten nochmals zusammen.

Name (Abkürzung)	Alter (J), Geschlecht	Diagnose (Jahr)	ANA-Titer	ENA	Organbeteiligung & Beschwerden
V.B.	48, w	lssc (2007)	5120	ACA	RP, Haut, Darm? Fatigue
A.D.	43, w	lssc sine scleroderma (2007)	320	Scl70	RP, Speiseröhre, RP des Herzens? Fatigue
S.O.	36, w	lssc (2008)	40960	ACA	RP, Haut, Speiseröhre, Fatigue
A.B.	44, w	dssc (2009)	1280	Scl70	RP, Haut, Speiseröhre, Fatigue
Y.O.	38, m	dssc (2009)	10240	Scl70	Haut, RP, Lunge, Fatigue

Medizinische Untersuchungen und Support

Vor Beginn des Marathontrainings wurden alle Teilnehmer in einer Sportklinik (Olympia-Stützpunkt Basel) sportmedizinisch genau untersucht und das körperliche Leistungsvermögen gemessen, einschließlich der Bestimmung der maximalen Herzfrequenz und des Laktatspiegels (Milchsäurekonzentration im Blut) unter ansteigender körperlicher Belastung auf dem Laufband. Weitere Schwerpunkte der Untersuchung waren Belastungs-EKG und Herzultraschall, eine ausführliche Lungenfunktionsanalyse einschließlich Bestimmung des Gasaustausches und eine komplette Laborbestimmung. Die Untersuchungen wurden 3 und 9 Monate nach Start des Marathontrainings wiederholt, außerdem nochmals nach dem Finish des Marathons. Verschiedene medizinische Institute und Firmen unterstützen das Pilotprojekt großzügig mit ihrem fachlichen Wissen sowie finanziell und personell. So stand z. B. ein von der Sportklinik finanzierter Marathontrainer, der das Projekt praktisch und wissenschaftlich begleitete, während der gesamten Vorbereitungszeit bis zum Marathon zur Verfügung.

Praktische Durchführung

Das Training, das jeder Teilnehmer über die Monate hinweg selbstständig am jeweiligen Heimatort durchgeführt hat, startete nach einer gemeinsamen Laufeinführung einschließlich notwendiger Dehn- und Kräftigungsübungen der Muskulatur und des Sehnen-Band-Apparates am 1. November 2010.

Die nachfolgenden Laufeinheiten wurden jeweils akribisch von der Sportklinik via GPS-Sensoren (Herzfrequenzüberwachung mittels Pulsuhren) über das Internet überwacht und, wo notwendig, korrigiert. Zusätzlich traf sich die Gruppe insgesamt 4 x innerhalb der Vorbereitungsperiode in der Reha Rheinfelden zu einem gemeinsamen Lauftraining plus Schulung des Laufstils, der richtigen Ernährung während des Trainings und während des Marathons. Außerdem gab es eine Fortbildung zur Verletzungskunde beim Laufen plus entsprechender medizinischer Versorgung einschließlich Physiotherapie.

Pro Woche wurden von jedem Teilnehmer 3 bis 4 Laufeinheiten durchgeführt mit einem Wochenpensum von insgesamt 10 bis 20 km innerhalb der ersten 3 Monate, von 20 bis 30 km innerhalb des 2. Drittels der Laufvorbereitung (Monate 4 bis 6) und von 30 bis 40 km innerhalb des letzten Drittels (Monate 7 bis 9).

Das erste Zwischenziel war ein gemeinsamer 10-km-Lauf im März 2011 (Birslauf bei Basel), das 2. Zwischenziel war ein gemeinsamer 30-km-Lauf im Juni 2011 rund um den Schluchsee im Schwarzwald. Der große Tag und Lohn aller Mühe war der 25.9.2011 – der Berlin-Marathon, zusammen mit ca. 40.000 anderen Athletinnen und Athleten.

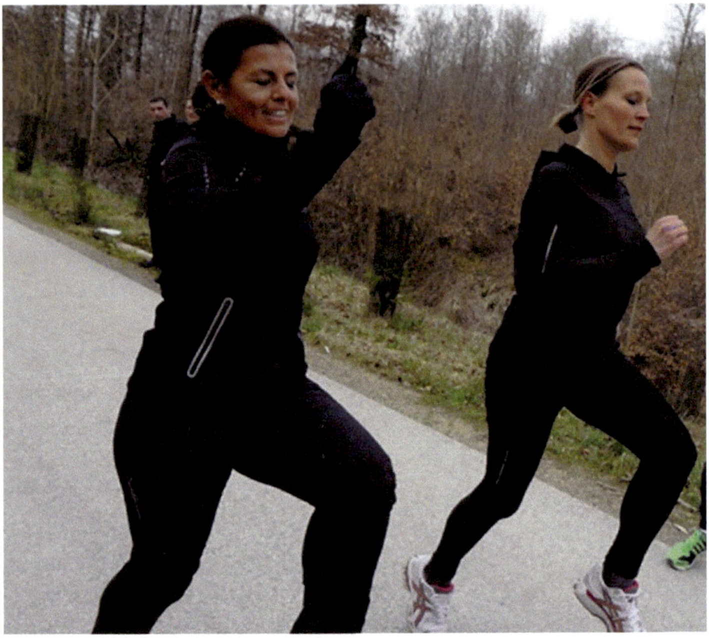

Abb. [125] Patienten mit Systemischer Sklerodermie – Laufstilübungen im Rahmen des Marathontrainings

Ergebnisse

Alle 6 Sklerodermiepatienten haben den Berlin-Marathon (=42,195 km) nach 11 Monaten intensiven Trainings ohne gesundheitliche Schäden erfolgreich absolviert. Eine Leistung, die in einer Studiengruppe niemals zuvor von Patienten mit Systemischer Sklerodermie vollbracht worden ist. Es konnte deutlich gemacht werden, dass Patienten mit Systemischer Sklerodermie, die zuvor keine Erfahrung mit Langstreckenläufen hatten, bei ausreichender Motivation und unter optimalen Trainingsbedingungen zu solch einer Maximalleistung fähig sind. Alle Teilnehmer haben darüber hinaus nicht nur persönlich profitiert (Stolz auf die erbrachte körperliche Höchstleistung, neuer Lebensmut und Zuversicht), sondern auch hinsichtlich ihrer Systemkrankheit:

Positive Wirkung des Marathontrainings auf die Systemische Sklerodermie

- Keine Raynaud-Anfälle bei 4 von 5 Teilnehmern (zuvor im Schnitt bis zu 10 Anfälle pro Tag).
- Schwimmen ohne Raynaud-Anfälle im relativ kühlen Schluchsee bei 3 von 5 Teilnehmern. Zuvor kein Baden im See möglich.
- Keine Raynaud-Anfälle beim Salatrichten bei 4 von 5 Teilnehmern. Zuvor kein Salatrichten ohne Raynaud-Anfälle möglich.
- Weniger Fingerschwellung bei 2 von 5 Teilnehmern. Tragen von Ringen wieder möglich.
- Weniger Hautverhärtung bei 2 von 5 Teilnehmern.
- Verschwinden des Fatigue-Syndroms bei allen Teilnehmern.
- Abfall des ANA-Titers bei allen Teilnehmern.
- Dauerhaftes Verschwinden des Scl70-Antikörpers im Serum bei einer Teilnehmerin im Frühstadium der Sklerodermie ohne Hautverhärtung.
- Abfall des zuvor erhöhten NT-pro BNPs im Serum (Marker für Herzinsuffizienz)

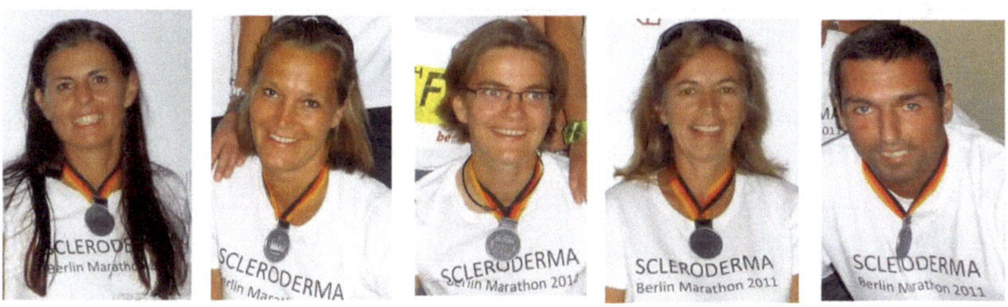

Abb. [126] Glückliche Sklerodermiepatienten nach erfolgreichem Finish des Berlin-Marathons

Fazit

Mit dem Pilotprojekt wurde gezeigt, dass Betroffene mit Systemischer Sklerodermie unter optimalen Trainingsvoraussetzungen in der Lage sind, sportliche Höchstleistungen zu erbringen. Die positiven Erfahrungen, die jeder einzelne Teilnehmer durch das aerobe Ausdauertraining für sich und den Verlauf seiner Krankheit gemacht hat, haben bis heute, also noch mehr als 10 Jahre nach dem Marathon, angehalten. Keiner der Patienten benötigt bis heute immunsuppressive Medikamente. 3 der 5 Patienten sind danach noch mehrere Halbmarathons und Marathons gelaufen.

Glossar

A

ACA

Abkürzung für Anti-Centromer-Antikörper. Es handelt sich um Sklerodermie-spezifische Antikörper, die häufig bei Betroffenen mit limitierter systemisch Sklerodermie im Blut nachweisbar sind, aber nur selten bei Betroffenen mit einer diffusen Systemischen Sklerodermie.

Aerob

Stoffwechselvorgänge im Körper, für die Sauerstoff benötigt wird.

Allergie

Bei einer Allergie reagiert des Immunsystem des Menschen überempfindlich zum Beispiel auf Stoffe aus der Umwelt oder, selten auch auf körpereigene Stoffe.

alpha-Linolensäure

Es handelt sich um eine 3-fach ungesättigte Fettsäure, die in vielen Pflanzenölen vorkommt z. B. im Leinöl, Walnussöl, Rapsöl. Im Körper wird diese Säure zu Bausteinen umgewandelt, die sich gegen Entzündungsprozesse im Körper richten.

Alveole

Lungenbläschen. Der Ort in der Lunge, wo Luftsauerstoff in das Blut übertritt und Kohlensäure (CO_2) aus dem Blut in die Lunge gelangt.

ANA

Abkürzung für Antinukleäre Antikörper. Es handelt sich um eine Familie von Autoantikörpern, die bei verschiedenen entzündlich-rheumatischen Erkrankungen einschließlich der Systemischen Sklerodermie im Blut in erhöhter Konzentration nachgewiesen werden können.

Angeborenes Immunsystem

Teil des Immunsystems aus Enzymen und sog. Fresszellen, das schnell, aber unspezifisch auf eindringende Erreger (Bakterien, Viren, Pilze) reagiert und mit einer Entzündungsreaktion versucht, diese Erreger unschädlich zu machen.

Antizentromer-Antikörper
Abkürzung: ACA. Es handelt sich um Sklerodermie-spezifische Autoantikörper, die häufig bei Betroffenen mit limitierter Systemischer Sklerodermie im Blut nachweisbar sind, aber nur selten bei Betroffenen mit einer diffusen Systemischen Sklerodermie.

Antihistaminika
Eine Gruppe von Medikamenten, die sich gegen den Botenstoff Histamin im Körper richtet. Histamin wird besonders im Rahmen von Allergien, aber auch im Rahmen nicht-allergischer Entzündungsreaktionen von sog. Mastzellen und basophilen Granulozyten freigesetzt. Antihistaminika blockieren im Körper die Wirkung von Histamin.

Antikörper
Antikörper sind spezifische Abwehreiweiße, die im Körper von Plasmazellen (spezialisierte B-Lymphoyzten) gebildet und freigesetzt werden. Antikörper richten sich normalerweise nur gegen Fremdeiweiße. Ausnahme bilden sog. Autoantikörper, die sich im Rahmen von Autoimmunkrankheiten gegen körpereigene Strukturen richten.

Antioxidantien
Antioxidantien richten sich gegen schädliche Sauerstoffmoleküle im Körper (sog. Sauerstoffradikale) und machen diese unschädlich. Zu den Antioxidantien gehören z. B. bestimmte Vitamine (z. B. Vitamin A, Vitamin E, Vitamin C).

antioxidativ
Bezieht sich auf die Wirkung von Antioxidantien

Arachidonsäure
Eine Fettsäure, die der Körper selbst bilden kann, darüber hinaus in unterschiedlicher Menge auch mit der Nahrung zugeführt wird. Arachidonsäure wird einerseits in Zellmembranen benötigt, andererseits gilt sie als entzündungsfördernd. Bei Rheuma-Erkrankungen wird versucht, über eine Arachidonsäure-arme Ernährung Entzündungsprozesse im Körper abzuschwächen.

ARC
Englische Abkürzung für Acute Renal Crisis (dt.: akute renale Krise). Es handelt sich um eine lebensbedrohliche Nierenkomplikation im Rahmen der Systemischen Sklerodermie, die sich oft mit einem allmählichen oder plötzlichen Anstieg des Blutdrucks ankündigt.

arteriell
Bezieht sich auf Arterien im Körper. Arterien und ihre Verzweigungen sind Gefäße, die vom Herzen wegführen. Arterien des Körperkreislaufes enthalten sauerstoffreiches Blut, Arterien des Lungenkreislaufes enthalten sauerstoffarmes Blut.

Arthralgien
Gelenkschmerzen

Arthritis
Gelenkentzündung

Ästhetische Dermatologie
Ein Spezialgebiet der Dermatologie, das sich mit kosmetischen Korrekturen des Hautbildes beschäftigt, z. B. Korrekturen von Narben, von Altersveränderungen der Haut oder von natürlichen oder krankheitsbedingten Strukturveränderungen der Haut.

Autoantikörper
Antikörper (Abwehreiweiße), die sich gegen körpereigene Strukturen richten.

Autogenes Training
Ein Entspannungsverfahren, das regulierend auf eine Verbesserung der Durchblutung, der Muskelentspannung und der Funktion innerer Organe abzielt.

Autoimmunkrankheit
Eine Gruppe von Krankheiten, die als Folge eines fehlregulierten Immunsystems mit Ausbildung von Autoantikörpern entstehen.

Autologe hämatopoetische Stammzelltransplantation
Eine hoch spezialisierte Therapie zur Transplantation eigener Blut-Stamm-

zellen (Vorläuferzellen für verschiedene Immunzellen des Körpers), die seit einigen Jahren auch bei verschiedenen Autoimmunkrankheiten einschließlich rasch verlaufender Formen der diffusen Systemischen Sklerodermie eingesetzt wird. Die Blut-Stammzellen werden nach Vorbehandlung aus dem Blut gewonnen, zur Vermehrung stimuliert und dann in den Körper zurückinfundiert. Die Autologe hämatopoetische Stammzelltransplantation wird derzeit nur an wenigen medizinischen Zentren duchgeführt.

Autologe Myoblasten
Körpereigene Vorläuferzellen von Muskelzellen (sog. Muskelbildungszellen)

B

Belastungsdyspnoe
Übermäßige Atemnot bei körperlicher Anstrengung/Belastung

Benzodiazepine
Eine Gruppe von Medikamenten, die angstlösend, beruhigend und muskelentspannend wirken.

Betablocker
Eine Gruppe von Medikamenten, die den Herzschlag herabsetzen und den Blutdruck senken.

Biofeedback
Ein Verfahren, das unbewusst ablaufende Prozesse im Körper, z. B. die Durchblutung der Hände, über die Betrachtung von Bildern auf einem Monitor, die Erwärmung und Hitze signalisieren, willentlich verbessert.

Bio-psycho-soziales Modell von Krankheit
Modell der WHO, das Krankheit und ihre Folgen als ein Zusammenwirken von körperlichen, psychischen und sozialen Einflüssen begreift.

B-Lymphozyten
B-Lymphozyten sind ein Teil der weißen Blutkörperchen und gehören zum erworbenen Immunsystem. B-Lymphozyten können, nachdem sie sich in Plasmazellen umgestaltet haben, auf einen fremden Reiz hin Antikörper bilden.

Botox
Kurzname für Botulinumtoxin

Botulinumtoxin
Ein aus Bakterien (Clostridium botulinum) gewonnenes Toxin, das die Informationsübertragung zwischen Nervenzellen und zwischen Nerven- und Muskelzellen hemmt bzw. blockiert

C

Calcinosis
Kalkablagerungen im Gewebe

Calcinosis cutis
Kalkablagerung in der Haut

Convience-food
Vorgefertigte Lebensmittel (Fertiggerichte)

CREST-Syndrom
Abkürzung für eine limitierte Systemische Sklerodermie mit den Hauptmerkmalen Verkalkung der Haut (Calcinosis), Raynaud-Syndrom, Speiseröhrenbeteiligung (englisch: Esophagus), Verhärtungen der Fingerhaut (Sklerodaktylie) und Gefäßerweiterungen (lat. Teleangiektasien).

CT
Abkürzung für Computer-Tomogramm. Beim CT handelt sich um ein spezielles radiologisches Untersuchungsverfahren, das zahlreiche Schnittbilder des Körpers ermöglicht und dadurch eine höhere Genauigkeit der Darstellung des Körpers und seiner Organe zulässt als ein konventionelles Röntgenbild.

D

Depigmentierungen
Vorübergehender oder dauerhafter Verlust der normalerweise leicht bräunlichen Hautfarbe

Dermis
Mittlere Hautschicht, die wegen ihres Reichtums an Bindegewebe auch Lederhaut genannt wird. In der Dermis finden sich zahlreiche Blutgefäße, Nervenbahnen und Drüsen.

Diffuse Systemische Sklerodermie
Form der Systemischen Sklerodermie mit ausgedehnter Hautbeteiligung einschließlich der Haut der Oberschenkel und Oberarme sowie der Haut von Brust und Bauch.

Digitale Ulzerationen
Geschwüre der Haut im Bereich der Finger und/oder Zehen.

Diuretika
Eine Gruppe von Medikamenten, die die Harnbildung und Harnausscheidung fördern.

Divertikulitis
Entzündung im Bereich der Ausstülpungen (Divertikel) der Dickdarmschleimhaut.

dSSc
Abkürzung für (engl.) diffuse systemic scleroderma (synonym: diffuse systemic sclerosis) dt.: diffuse Systemische Sklerodermie (synonym: diffuse Systemische Sklerose).

DU
Abkürzung für **D**igitale **U**lzerationen.

Dysfunktion
Fehlfunktion

Dysphagie
Schluckstörung

E

Endothelfunktion
Funktion der Innenauskleidung bzw. der Innenhaut von Gefäßen, dem sog. Endothel.

Enzymatisch
Eine Enzymfunktion betreffend. Ein Enzym ist ein biologisch wirksamer Stoff des Körpers, der bestimmte Stoffwechselvorgänge im Körper beschleunigt.

Epidermis
Die oberste Hautschicht, die den Körper nach außen und nach innen schützt. Die Epidermis besteht zum größten Teil aus Zellen, die bestimmte Eiweiße (Keratine) enthalten und deshalb Keratinozyten genannt werden. Außerdem finden sich in ihr die Pigment-bildenden Zellen, die für die Bräunung der Haut verantwortlich sind, sowie spezielle Immunzellen.

Erworbenes Immunsystem
Unser lernfähiges Immunsystem, das vor allem aus T- und B-Lymphozyten besteht, die bei Kontakt mit Fremdsubstanzen diese genau identifizieren und dann abwehren können. Nach einem Erstkontakt bleiben sog. Gedächtniszellen als „Wachposten" im Gewebe zurück. Bei einem erneuten Kontakt mit dem gleichen Fremdmaterial reagieren diese sofort und senden Signale zur Vermehrung der Lymphozyten, was die Abwehrleistung steigert und beschleunigt.

Esophagus
Englisch für Ösophagus = Speiseröhre

F

Fatigue-Syndrom
Müdigkeits-Syndrom

Feldenkrais
Eine Form der Körperschulung, die durch „Bewusstheit durch Bewegung" dafür sorgen will, schmerzerzeugende oder sonst wie schädliche Bewegungsmuster zu ändern. Im Zentrum stehen langsam und ruhig ausgeführte Bewegungen, die aufeinander aufbauen und unter Anleitung in kleinen Schritten gelernt und ausgeführt werden.

Fibrinauflagerungen
Fibrin ist ein klebriges Eiweiß, das bei der Blutgerinnung und Wundheilung benötigt wird. Bei vielen chronischen Wunden entwickelt sich zu viel Fibrin aufgrund einer beständigen Entzündungsreaktion. Diese Fibrinbeläge behindern die Abheilung der Wunden. Sie müssen deshalb entfernt werden, um die Wundheilung wieder in Gang zu setzen.

Fibroblasten
Zellen, die das Bindegewebe bilden.

Fibrose
Endzustand einer pathologischen Vermehrung von Bindegewebe

Fibrosierung
Bildung einer pathologischen Vermehrung von Bindegewebe

Filtrationsrate
Filterleistung der Niere pro Zeiteinheit

Folsäure-Antagonist
Gegenspieler der Folsäure

FVC
Abkürzung für Forced Vital Capacity (dt.: Forcierte Vitalkapazität). Gemeint ist das Lungenvolumen, das nach maximaler Einatmung mit maximaler Geschwindigkeit (forciert) ausgeatmet werden kann. Die forcierte Vitalkapazität ist bei einer Lungenfibrose vermindert, da weniger intaktes Lungenvolumen zur Verfügung steht.

G

Gastritis
Magenschleimhautentzündung

Gastroenterologen
Fachärzte/ Fachärztinnen für Magen-Darm-Erkrankungen

GFR
Abkürzung für Glomeruläre Filtrationsrate. Gemeint ist die Filterleistung der Nieren in den Nierenkörperchen (lat. Glomeruli).

Gingiva
Zahnfleisch. Der Teil der Mundschleimhaut, der die Zähne umgibt.

H

H2-Antihistaminika
Gruppe von Medikamenten, die die Wirkung von Histamin 2 = kurz „H2“ blockiert

H2-Atemtest
Ein Test zum Nachweis von im Dickdarm bei bestimmten Magen-Darm-Erkrankungen nur unvollständig aufgenommenen Kohlenhydraten. Durch bakterielle Zersetzungsprozesse der Kohlenhydrate werden im Darm vermehrt Wasserstoffionen (H2) gebildet, die in das Blut gelangen und anschließend über die Lunge abgeatmet und in der Ausatemluft gemessen werden können.

H2-Blocker
Gruppe von Medikamenten (H2-Antihistaminika), die die Wirkung von Histamin 2 = kurz „H2" blockiert

Hämoglobin
Roter Blutfarbstoff, verleiht dem Blut seine rote Farbe. Es handelt sich um ein Eiweiß innerhalb der roten Blutkörperchen, das Sauerstoff und Kohlenstoffdioxid im Blut bindet und weitertransportiert.

Hauptbronchus
Die linke und die rechte Lunge verfügen beide um ein zentrales Luftleitungssystem, das sich vom linken und rechten Hauptbronchus bis zu den Lungenbläschen immer weiter aufzweigt.

Helicobacter pylori
Ein Bakterium, das sich im Magen vermehren kann und als Auslöser eines Magengeschwürs (Magenulcus) infrage kommt

Hepatitis
Leberentzündung

Herzfrequenz
Anzahl der Herzschläge pro Minute.

Herzinsuffizienz
Herzschwäche

Herzrhythmusstörungen
Sammelbegriff für ein zu langsam, ein zu schnell oder ein unregelmäßig schlagendes Herz

Hyperpigmentierungen
Übermäßige Braunverfärbung der Haut

Hyperplasie
Vergrößerung eines Gewebes oder Organs durch Zunahme der Zellzahl

Hypogammaglobulinämie
Zu wenig Gammaglobuline im Blut. Gammaglobuline umfassen die Immunglobuline und damit die Gesamtheit aller Antikörper. Eine Hypogammaglobulinämie bedeutet deshalb auch einen Antikörpermangel im Blut.

Hypoxie
Sauerstoffmangel des Gewebes

I

Iliosakralgelenk
Kreuzbein-Darmbein-Gelenk. Es verbindet die untere Wirbelsäule (Os sacrum) mit dem Becken (Os ilium).

Immundefekt
Eine krankhafte Störung des Immunsystems

immunsuppressiv
Das Immunsystem schwächend, die Abwehrleitung des Immunsystems unterdrückend

Immunsuppressiva
Eine Gruppe von Medikamenten, die auf das Immunsystem immunsuppressiv wirken

Immunsystem
Das System des Körpers zur Abwehr von fremden Zellen, entarteten eigenen Zellen, schädlichen Mikroben oder Schadstoffen

Interleukin 6 (IL-6)
Interleukin 6 ist ein Botenstoff der Zellen (ein sog. Zytokin), der bei Entzündungen freigesetzt wird.

Interventionelle Therapie

Eine Therapie, die eine technische Maßnahme erfordert, z. B. einen operativen Eingriff oder eine Laserbehandlung.

Isoton

„Iso" – „ton" heißt übersetzt „gleicher" – Tonus", gemeint ist, dass 2 verschiedene Flüssigkeiten, z. B. eine Kochsalzlösung und das menschliche Blut, auf die Gefäßwand den gleichen Druck ausüben. Der Druck entsteht durch die in der Flüssigkeit gelösten Teilchen. Ein Volumenverlust in den Gefäßen, z. B. durch einen vorausgegangenen Blutverlust, kann so vorübergehend durch die Infusion einer isotonen Kochsalzlösung kompensiert werden.

K

Kalziumantagonisten

Eine Gruppe von Medikamenten, die den Einstrom von Kalzium in die Zellen blockiert. Kalziumantagonisten werden zur Blutdrucksenkung eingesetzt. Wegen ihrer gefäßerweiternden Wirkung werden sie auch beim Raynaud-Syndrom verwendet.

Kalziumkanal-Blocker

Ein anderer Begriff für Kalziumantagonisten

Kapillaren

Die kleinsten Gefäßadern im Körper. Sie bestehen nur aus einen dünnen Zellschicht. Im Bereich der Kapillaren findet der Sauerstoff- und der Nährstoffaustausch zwischen dem Blut und den umliegenden Zellen statt.

Kapillarisierung

Die Versorgung des Gewebes mit Kapillaren

Kardiomyopathie

Erkrankung des Herzmuskels

Karpalband

Ein bindegewebiges Band, das sich quer über den Karpaltunnel spannt

Karpaltunnelsyndrom

Der Karpaltunnel ist eine Vertiefung im Bereich der Innenseite des Handgelenks, durch die wichtige Nervenbahnen, die die Finger versorgen, verlaufen.

Quer zum Karpaltunnel spannt sich eine feste Bindegewebsmembran, das sog. Karpalband. Beim Karpaltunnelsyndrom drückt das Karpalband auf die unter ihm verlaufenden Nervenbahnen, was zum Kribbeln oder Taubheitsgefühl der Finger oder auch zu Schmerzen in der betroffenen Hand führen kann.

Klappenfibrose
Bindegewebige Verhärtung von Herzklappen.

Kognitive Verhaltenstherapie (KVT)
Eine spezielle Form der Psychotherapie, die die aktuellen psychischen Probleme einer Person analysiert und auf eine Veränderung des Verhaltens der Person zielt.

Kollagen
Eine Gruppe von Eiweiß-Strukturen des Körpers, die den Organen, z. B. der Haut, und den Geweben, z. B. dem Bindegewebe, Festigkeit verleiht.

Kolostomie
Operation zur Anlage eines künstlichen Darmausgangs.

Konsistenz
Festigkeit

Kontraktur
Verkürzung bzw. Schrumpfung von Muskeln, Sehnen oder Bändern, die zur vorübergehenden oder bleibenden Bewegungseinschränkung z. B. eines oder mehrerer Gelenke führen kann.

Kosmetische Dermatologie
Fachrichtung innerhalb der Dermatologie, die sich mit kosmetischen Behandlungen beschäftigt, um das individuelle Aussehen der Patienten zu verbessern.

L

Laser
Gebündeltes Licht einer speziellen Wellenlänge. In der Medizin werden Laserstrahlen zur Behandlung verschiedener Störungen verwendet, wobei, je nach Aufgabenstellung und zu behandelndem Gewebe, verschiedene Laser eingesetzt werden.

Laserbehandlung
Therapie mittels eines Lasers

Laxantien
Abführmittel. Medikamente, die den Stuhlgang fördern.

Letalität
Sterblichkeit. Bezieht sich auf alle Personen, die an derselben Krankheit leiden.

Limitierte Systemische Sklerodermie
Eine Systemische Sklerodermie mit begrenztem Hautbefall (Gesicht, Dekolleté, Hände und angrenzende Unterarme, Füße und angrenzende Unterschenkel)

Linksherzinsuffizienz
Schwäche des linken Herzens

Linolsäure
Linolsäure ist eine Fettsäure, die mit der Nahrung aufgenommen werden muss, da der Körper sie nicht selbst herstellen kann. Sie gehört zu den sogenannten Omega-6-Fettsäuren. In der Haut erfüllt Linolsäure eine wichtige Schutzfunktion. Sie ist darüber hinaus Grundlage für die Bildung der Arachidonsäure, die für Entzündungen von Bedeutung ist.

Logopäden
Therapeuten und Therapeutinnen, die sich um die Therapie von Schluckstörungen und um Erkrankungen der Stimmbildung kümmern

lSSc
Abkürzung für (engl.) limited Systemic Sclerosis (synonym: limited systemic scleroderma) dt: limitierte Systemische Sklerose (synonym: limitierte Systemische Sklerodermie)

Lungenkapazität
Ein Maß für die Lungenleistung

LVEF
Abkürzung für links-ventrikuläre Ejektionsfraktion. Beschreibt die „Auswurfleistung" der linken Herzkammer. Die LVEF ist ein Maß für die Beurteilung einer Herzschwäche.

Lymphdrainage
Ein Behandlungsverfahren zur Therapie des Lymphödems.

Lymphödem
Schwellungszustände als Folge eines ungenügenden Abtransports von Lymphflüssigkeit.

Lymphozyten
Sie gehören zu den weißen Blutkörperchen und sind Abwehrzellen des „spezifischen" Immunsystems. Nach einem Erstkontakt mit schädigenden Eindringligen oder unbelebten Schadstoffen merken sich die Lymphozyten spezielle Merkmale der Eindringlinge. Kommt es zu einem erneuten Kontakt mit den Eindringlingen, vermehren sich die Lymphozyten sehr schnell und attackieren die Eindringlinge in großer Zahl.

M

Madonnenfinger
Ein entbehrlicher Begriff für die Verschmälerung der Finger bei systemischer Sklerodermie als Folge der Sklerosierung der Haut

Magnetresonanz-Tomografie (MRT)
Ein spezielles radiologisches Verfahren zur Anfertigung von hochauflösenden Schnittbildern des Körpers. Hierbei werden die magnetischen Eigenschaften der Zellen ausgenutzt, um Strukturen im Körper besser sichtbar zu machen.

Makrophagen
Sie gehören zu den weißen Blutkörperchen und sind Abwehrzellen des „unspezifischen" Immunsystems. Sie sind als sog. Fresszellen schnell zur Stelle, um schädigende Eindringlinge wie z. B. Bakterien oder unbelebte Schadstoffe in sich aufzunehmen und abzubauen, können aber nur zwischen „fremd" und „nicht fremd" unterscheiden. Sie können sich im Unterschied zu den Lymphozyten spezielle Merkmale der Eindringlinge nicht merken.

Nach einem erneuten Kontakt mit den Eindringlingen kommt es zu keiner raschen Vermehrung der Makrophagen.

Manometrie
Ein Verfahren zur Druckmessung von Schließmuskeln im Körper, z. B. des Enddarms oder der Speiseröhre

Manuelle Lymphdrainage
Lymphdrainage (siehe dort), die mit speziellen Ausstreichungen und Handgriffen der Therapeutin/des Therapeuten ausgeführt wird (im Unterschied zu apparativen Verfahren der Lymphdrainage)

Matrix-Rhythmus-Therapie
Eine spezielle apparative Bindegewebsbehandlung unter Einsatz rhythmischer Pulsationen, die vom Behandlungsgerät auf das zu behandelnde Gewebe ausgeübt werden

Mediterrane Kost
Eine gesunde Kostform mit reichlich Obst und Gemüse sowie Omega-3-reichen Fettsäuren. Weitere Merkmale sind die Reduktion von Fleisch, Teigwaren, zuckerhaltigen Süßspeisen sowie Omega-6-haltigen Fettsäuren

Membran
Feine Hülle z. B. von Zellen (äußere und innere Zellmembranen), Geweben und Organen. Sie dienen dem Schutz der Zellen, Gewebe und Organe und ihrem Informationsaustausch mit der Umgebung.

Mikroinfarkte
Verschluss kleinster Gefäße der Haut oder anderer Organe mit der Gefahr des Absterbens von Zellen, die von den Verschlüssen betroffen sind.

Mikrozirkulationsstörungen
Störungen des Blutflusses im Bereich kleinster Gefäße

Mitochondrien
Kraftwerke der Zellen, Orte der Energiegewinnung der Zellen

Motilität
Unwillkürliche Bewegungen im Körper/seiner Organe, z. B. Motilität der Speiseröhre

MRT
Abkürzung für Magnetresonanz-Tomografie (siehe dort)

Multimodale Schmerztherapie
Umfassende, mehrere medizinische Teilbereiche nutzende Therapie chronischer Schmerzen mit medikamentösen und nicht-medikamentösen sowie psychologischen Verfahren

Muskelatrophie
Schwinden der Muskulatur durch Abnahme des Muskelvolumens z. B. als Folge mangelnden Trainings bzw. Inaktivität der Muskeln

Myalgien
Muskelschmerzen

Myokardfibrose
Bindegewebsablagerungen im Herzmuskel, Ersatz von Herzmuskelzellen durch Bindegewebe

Myokarditis
Herzmuskelentzündung

Myokard-Perfusionsszintigrafie
Szintigrafisches Verfahren zur Darstellung der Durchblutung im Herzmuskel

Myositis
Muskelentzündung

N

Natriumthiosulfat
Farblose Kristalle, die Schwefel enthalten und in der Medizin als Gegenmittel gegen Blausäurevergiftung zur Anwendung kommen. Natriumthiosulfat, z. B. in eine Creme eingearbeitet, ist wahrscheinlich auch zur Behandlung kleinerer Kalkablagerungen in der Haut geeignet.

Natürliche Killerzellen (NK-Zellen)
Natürliche Killerzellen gehören zu den weißen Blutzellen und sind Teil des angeborenen unspezifischen Immunsystems. Sie sind in der Lage, abnormale Zellen wie Tumorzellen und virusinfizierte Zellen zu erkennen und abzutöten.

Nervenscheide
Umhüllung von Nervenzellen aus einer mehrfachen Doppelschicht aus Zellmembranen

Nervus medianus
Er ist ein wichtiger Nerv für die Muskeln und für die Hautempfindungen des Armes.

Nervus tibialis posterior
Der Nervus tibialis („Schienbeinnerv") ist einer der beiden Hauptäste des Ischias-Nerven. Der hintere Anteil des Schienbeinnerven wird als Nervus tibialis posterior bezeichnet.

Neuraltherapie (NT)
Die Neuraltherapie zielt auf die Behandlung von Störungen des vegetativen Nervensystems. Durch Einspritzung von Procain, eines lokalen Betäubungsmittels, in kleinen Mengen an einer bestimmten Stelle des Nervensystems wird nach den Vorstellungen der Neuraltherapie-Medizin die Selbstregulierung (Autoregulation) des Körpers stimuliert, sodass eine Selbstheilung einsetzen kann. Das Verfahren ist in der wissenschaftlichen Medizin („Schulmedizin") nicht allgemein anerkannt.

Neuroleptika
Eine Gruppe von Medikamenten, die im Gehirn die Andockstellen von Dopamin blockieren. Neuroleptika wirken psychotischen Symptomen wie Halluzinationen und Wahnvorstellungen entgegen.

Neuropathische Schmerzen
Neuropathische Schmerzen, allgemein als Nervenschmerzen bekannt, entstehen durch Schädigungen oder Erkrankungen von Nervenstrukturen.

no brain – no itch
Eine Redewendung, die besagen will, dass ohne ein funktionierendes Gehirn kein Juckreizerlebnis möglich ist

no brain – no pain
Eine Redewendung, die besagen will, dass ohne ein funktionierendes Gehirn kein Schmerzerlebnis möglich ist

NSAR
Abkürzung für Nicht-steroidale Antirheumatika, einer Gruppe von antientzündlich wirkenden Schmerz- und Rheumamitteln

Nukleinsäurebildung
Bildung von Nukleinsäuren. Nukleinsäuren sind chemische Bausteine der Erbsubstanz.

Nukleus
Zellkern

O

Obstipation
Verstopfung

Ödeme
Schwellungen des Körpers durch Flüssigkeitsansammlung im Gewebe

Omega-3-Fettsäuren
Gruppe von essenziellen Fettsäuren, die der Körper nicht selbst bilden kann und deshalb mit der Nahrung aufnehmen muss. Sie sind wichtig für das normale Wachstum, für die Zellmembranen, für das Sehen und für das zentrale Nervensystem. Omega-3-Fettsäuren sind reichlich in bestimmten Pflanzenölen (Leinöl, Walnussöl, Rapsöl) sowie in Fisch (Sardinen, Sardellen, Makrelen, Heringe und Lachs) vorhanden. Omega-3-Fettsäuren wirken gefäßerweiternd, entzündungshemmend, senken den Blutfettspiegel und den Blutdruck.

Omega-6-Fettsäuren
Gruppe von essenziellen Fettsäuren, die der Körper nicht selbst bilden kann und deshalb mit der Nahrung aufnehmen muss. Mengenmäßig bedeutsam

ist vor allem Linolsäure, die besonders reichhaltig in Sonnenblumen- und Distelöl, aber auch in Fleisch vorhanden ist. Aus Linolsäure bildet der Körper z. B. Arachidonsäure. Arachidonsäure ist über die Bildung von Sauerstoffradikalen zur Abwehr schädlicher Substanzen in der Lage, wirkt aber auch gefäßverengend und entzündungsfördernd. Arachidonsäure findet sich vor allem in tierischen Fetten, Muskelfleisch, Eiern und Innereien.

Opiate
Eine Gruppe von stark wirkenden Schmerzmitteln. Opiate können abhängig machen. Die Verschreibung von Opiaten unterliegt der Betäubungsmittelverordnung und erfordert besondere Rezepte.

Ösophagus
Speiseröhre

Ösophagitis
Entzündung der Speiseröhre

Osteopenie und Osteoporose
Verschiedene Schweregrade des Knochenabbaus

Oxidative Enzyme
Enzyme, die für ihre Wirkung Sauerstoff benötigen

Oxidativer Stress
Zellstress, der durch Bildung von reaktiven Sauerstoffradikalen (Sauerstoffmoleküle mit negativer Ladung) entsteht. Entzündungsprozesse und Alterungsprozesse von Zellen werden im Zusammenhang mit reaktiven Sauerstoffradikalen gesehen.

P

PAH
Abkürzung für Pulmonale arterielle Hypertonie. Bezeichnet eine besondere Form des Bluthochdrucks in der Lunge, die durch eine Verengung der Gefäße, die vom rechten Herzen in die Lunge ziehen, zustande kommt. Da das rechte Herz gegen den erhöhten Blutdruck in der Lunge arbeiten muss, droht eine Überlastung des Herzens.

Parodontitis
Entzündung des Zahnhalteapparates

Perikardfibrose
Fibrose der äußeren Bindegewebshaut des Herzens

Perikarditis
Entzündung der äußeren Bindegewebshaut des Herzens

Perioral
Um den Mundbereich herum

Perkutane tibiale Nervenstimulation
Ein therapeutischen Verfahren, das durch die Haut hindurch Nervenbahnen im Bereich des Unterschenkels stimuliert

Phenothiazine
Medikament mit antihistaminer (gegen Histamin gerichteter) Wirkung

Plaque-induzierte Gingivitis
Entzündung der Mundschleimhaut im Bereich der Zähne, ausgelöst durch schädliche Ablagerungen im Mundbereich, z. B. durch Ansammlung von Bakterien

Polyneuropathie
Krankhafte Veränderung von Nerven des peripheren Nervensystems

PPI
Abkürzung für Protonenpumpen-Inhibitoren. Eine Gruppe von Medikamenten, die die Bildung von Magensäure bremsen („Säureblocker"). Bekannte Vertreter dieser Gruppe sind z. B. Pantoprazol, Esomeprazol, Omeprazol und Lansoprazol.

Präalbumin
Vorstufe des Eiweißes Albumin

Präeklampsie
Eine gefährliche Schwangerschaftserkrankung mit Bluthochdruck und Ödembildung der Haut

Prävention
Im medizinischen Kontext: Verhaltensweisen und Maßnahmen zur Verhinderung von Krankheit

Progressive Muskelentspannung
Ein Entspannungsverfahren, das auf einer willentlichen Muskelanspannung und Muskelentspannung beruht

Prokinetika
Eine Gruppe von Medikamenten, die die Beweglichkeit der Muskulatur des Verdauungstraktes und damit den Weitertransport der Nahrung im Verdauungstrakt unterstützt

Propriozeptive neuromuskuläre Fazilitation (PNF)
Eine Behandlungsmethode, die zur Bewegungsverbesserung des Körpers führt und innerhalb der Physiotherapie, Ergotherapie und Logopädie zur Anwendung kommt

Prostaglandine
Wirkstoffe, die von der Arachidonsäure abgeleitet werden und eine Rolle bei der lokalen Schmerzvermittlung spielen. Sie sind außerdem bei der Entstehung von Fieber und im Rahmen von Entzündungsprozessen von Bedeutung.

Protonenpumpenhemmer
Siehe „PPI".

Pruritus
Juckreiz

Pseudoobstruktion
Scheinbare Obstruktion im Verdauungstrakt. Kein echter Verschluss, aber ein funktioneller Stopp des Weitertransports der Nahrung.

Pulmonal arterielle Hypertonie
Lungenhochdruck durch Einengung der Lungenarterien

Pulmonaler Hochdruck, Pulmonale Hypertonie
Lungenhochdruck

Q

Qi Gong
Atemübungen, Körper- und Bewegungsübungen, Konzentrationsübungen und Meditationsübungen, die der Harmonisierung und Regulierung des Körpers dienen

R

Raynaud-Phänomen/-Anfall/-Syndrom
Anfallsartiger kompletter oder inkompletter Verschluss der kleinen Gefäße, meist der Finger, aber auch der Zehen. Mögliches Frühzeichen einer Systemischen Sklerodermie.

Rechtsherzinsuffizienz
Überlastung des rechten Herzens

Rektale Dehnungsreize
Dehnungsreize im Bereich des Enddarms, die Stuhldrang auslösen

Remission
Rückbildung von krankhaften Veränderungen des Körpers und/oder Krankheitszeichen

S

Sakrale Neuromodulation
Eine Therapie, die Einfluss auf die Nervenbahnen im Bereich der unteren Wirbelsäule nimmt

Sauerstoffradikale
Negativ geladene Sauerstoffmoleküle

Scl70-Antikörper
Spezifische Antikörper bei diffuser Systemischer Sklerodermie
(synonym: anti Topoisomerase I – Antikörper)

SCT
Abkürzung für Stem Cell Transplantation (dt.: Stammzelltransplantation)

Stenose
Verengung

Stuhlinkontinenz
Ungewollter Stuhlabgang

Subcutis
Fettschicht der Haut unterhalb der Dermis (Lederhaut)

T

T- und B-Lymphozyten
T- und B-Lymphozyten gehören zu den weißen Blutzellen. Es sind spezielle Immunzellen mit verschiedenen Aufgaben: Abwehr von schädlichen Mikroben und Tumorzellen durch die Zellen selbst (T-Lymphozyten), Abwehr durch die Freisetzung von Antikörpern (B-Lymphozyten). Beide Zelltypen spielen eine Rolle bei Autoimmunkrankheiten, wenn sich die Abwehr gegen körpereigene Strukturen richtet.

Teleangiektasien
Dauerhafte Erweiterung kleinster Hautgefäße

Temperomandibuläre Dysfunktion
Schmerzen und ihre Folgen für umliegende Gewebestrukturen, ausgelöst durch funktionelle Störungen im Bereich der Kaumuskulatur und/oder der Kiefergelenke

Tendinitis
Entzündung von Sehnen

Tenovaginitis
Entzündung von Sehnenscheiden

TENS
Abkürzung von Transkutaner elektrischer Nervenstimulation. Reizstrombehandlung zur Schmerztherapie oder Muskelstimulation.

Thrombozyten
Blutplättchen. Teil der weißen Blutzellen. Wichtig für die Abdichtung der Innenhaut der Gefäße nach einer Verletzung.

TMD
Abkürzung für Temperomandibuläre Dysfunktion (siehe dort)

Transaminasen
Leberenzyme

U

Ulzera
Geschwüre

UVA
Teil des Sonnenlichts mit einem Wellenlängenbereich von 315 nm bis 380 nm

V

Vagotonus
Betrifft den Erregungszustand (Tonus) des Vagusnerven

Vitalkapazität
Ein Maß für die Atemluft, die der Mensch nach maximaler Ausatmung maximal einatmen kann. Ein wichtiger Parameter für die Beurteilung der Lungenfunktion.

W

wIRA
Abkürzung für wassergefilterte Infrarot-A-Strahlen (Wellenlängenbereich 780 nm bis 1400 nm). Bei den Infrarot-A-Strahlen handelt es sich um Wärmestrahlen mit großer Eindringtiefe in die Haut. Durch einen vorgeschalteten Wasserfilter werden die schmerzhaften Anteile des Infrarotlichts (Infrarot-B und Infrarot-C) herausgefiltert, sodass auch bei längerer Bestrahlung keine Schmerzen im Bereich der Haut auftreten.

X

Xerodermie
Hauttrockenheit

Y

Yoga
Ganzheitlicher Ansatz, um Körper, Geist und Seele in Einklang zu bringen. Beinhaltet körperliche Übungen zur Muskelanspannung und Muskelentspannung.

Nützliche Adressen

Allgemeine Informationen zur Systemischen Sklerodermie/Leben mit Sklerodermie
https://www.morethanscleroderma.com/de/

Regelmäßige neue Informationen aus der Wissenschaft für Sklerodermie-Betroffene
https://www.sklerodermie-aktuell.info
https://www.sklerodermie.ch

Selbsthilfeorganisationen Sklerodermie

Deutschland
https://www.sklerodermie-selbsthilfe.de/
https://scleroliga.de/

Schweiz
www.sclerodermie.ch

International
https://fesca-scleroderma.eu/our-members/

Kliniken mit besonderer Sklerodermie-Erfahrung

Deutsches Netzwerk Systemische Sklerodermie (DNSS)
https://www.sklerodermie.info/das-dnss/beteiligte-kliniken

European Scleroderma Trials and Research group (EUSTAR)
https://eustar.org/centers

Europäisches Zentrum für die Rehabilitation der Sklerodermie
https://www.reha-rheinfelden.ch/patienten/stationaer/sklerodermie/

Zahnklinik mit besonderer Sklerodermie-Erfahrung
Zahnärztliche Chirurgie und Poliklinische Ambulanz der Universität Witten-Herdecke
https://unizahnklinik-witten.de

Wirkung und Nebenwirkung von Medikamenten

Arzneimitteldatenbank:
www.compendium.ch

Beipackzettel in Medikamentenpackungen:
https://www.patienteninfo-service.de/a-z-liste/
Schädlichkeit von Medikamenten bei Schwangerschaft und Stillzeit
https://www.embryotox.de/arzneimittel/

Therapeutinnen und Therapeuten für Physiotherapie

Deutschland
Deutsche-Therapeutenauskunft.de
http://www.deutsche-therapeutenauskunft.de/

Bundesverband selbstständiger Physiotherapeuten
https://ifk.de/patienteninformationen/therapeutensuche

Schweiz
Physioswiss
https://physioswiss.ch/praxissuche/?view=list

Sanasearch.ch
https://www.sanasearch.ch/de/methoden/physiotherapie/

Österreich
Physioaustria
https://www.physioaustria.at/therapeutinnensuche-name-ort

physiotherapie.at
https://www.physiotherapie.at/

Therapeutinnen und Therapeuten für Ergotherapie

Deutschland
Deutscher Verband der Ergotherapeuten
https://dve.info/service/therapeutensuche

Schweiz
ErgotherapeutInnen-Verband Schweiz
https://www.ergotherapie.ch/ergotherapeutIn-finden

Österreich
Ergotherapie Austria – Bundesverband der Ergotherapeutinnen und Ergotherapeuten Österreichs
https://www.ergotherapie.at/therapeutinnen-suche

Therapeutinnen und Therapeuten für manuelle Lymphdrainage

Deutschland/Schweiz/Österreich
Dr. Vodder Akademie
https://www.vodderakademie.com/service/info/therapeutenfinder.html

Deutschland
Asdonk Online – Therapeutensuche
https://www.asdonk-online.de/hilfe-fuer-betroffene/therapeutensuche.html

Schweiz
ErfahrungsMedizinisches Register EMR
https://emr.ch/methodeinfo/lymphdrainage

Schweiz. Fachverband für Manuelle Lymphdrainage
https://www.sfml.ch/content/therapeutenliste/

Österreich
Physioaustria
https://www.physioaustria.at/therapeutinnensuche-umgebung

Therapeutinnen und Therapeuten für Beckenbodentraining

Deutschland/Schweiz/Österreich
Deutsche Kontinenz Gesellschaft
https://www.kontinenz-gesellschaft.de/expertensuche

Deutschland
Deutsche Gesellschaft für Beckenbodengesundheit
https://www.beckenboden-gesundheit.org/kontakt/

Schweiz
pelvisuisse
https://www.pelvisuisse.ch/therapeutinnen-suche/

Österreich
Beckenboden Gesellschaft Österreich
https://www.beckenboden-gesellschaft.at/suche/

Therapeutinnen und Therapeuten bei Schluckstörungen

Deutschland
Deutscher Bundesverband für Logopädie e.V.
www.dbl-ev.de/service/logopaedensuche

Deutsche Bundesverband für akademische Sprachtherapie und Logopädie
http://www.dbs-ev.de/

Schweiz
dysphagie.ch
https://www.dysphagie.ch/deutsch/adressen-dysphagietherapie

Österreich
logopädieaustria
www.logopaedieaustria.at/logopaedin-suche

logopaeden.at
https://www.logopaeden.at

Einrichtungen für Sportmedizinische Untersuchungen

Deutschland
Deutsche Gesellschaft für Sportmedizin und Prävention
https://www.dgsp.de
[über Quicklinks – Liste der empfohlenen Sportmediziner]

Schweiz
swissolympic
https://swissolympic.ch/ueber-swiss-olympic/kontakte/institutionen-finden?
In die Suchmaske eingeben: medical center

Österreich
Leistungssport Austria
https://www.leistungssport.at/services/sportmedizin/tauglichkeitsuntersuchung/verzeichnis-untersuchungsstellen/

Zentren und Ambulanzen für Schmerztherapie

Deutschland
Deutsche Gesellschaft für Schmerzmedizin
https://www.dgschmerzmedizin.de/ueber-die-dgs/regionale-schmerzzentren-dgs/

Deutsche Schmerzgesellschaft
https://www.schmerzgesellschaft.de/einrichtungen

Schweiz
Swiss Pain Society
https://swisspainsociety.ch/de/

Swiss Society for Interventional Pain Management
https://www.ssipm.ch/facharzt-finden

Österreich
Österreichische Schmerzversorgung
https://www.oesg.at/oesg/unser-angebot/schmerzeinrichtungen/index.html

Allianz chronischer Schmerz
https://www.schmerz-allianz.at/schmerz-einrichtungen/

Psychotherapeutinnen und Psychotherapeuten

Deutschland
Bundespsychotherapeutenkammer
https://www.bptk.de/patient-innen/#psychotherapeutensuche

Deutsche Psychotherapeuten Vereinigung
https:///www.dptv.de/psychotherapie/psychotherapeutensuche/

Psychotherapie Informationsdienst
https://www.psychotherapiesuche.de/

ProPsychotherapie
https://www.therapie.de/therapeutensuche/

Schweiz
Föderation der Schweizer Psychologinnen und Psychologen
https://www.psychologie.ch/psychologensuche

Assoziation Schweizer Psychotherapeutinnen und Psychotherapeuten
https://psychotherapie.ch/wsp/de/psychotherapeutin-psychotherapeut-finden/

Schweizerische Gesellschaft für Psychiatrie und Psychotherapie
https://www.psychiatrie.ch/

Österreich
therapeuten.at
https://www.therapeuten.at/psychotherapeutinnen

Österreichischer Berufsverband für Psychotherapie
https://www.psyonline.at/

Ernährungsberater/innen

Deutschland
Deutsche Gesellschaft für Ernährung e. V.
https://www.dge.de/ernaehrungsberatung/

Verband der Diätassistenten – Deutscher Bundesverband e.V.
https://www.vdd.de/diaetassistenten-suche/

Schweiz
Schweizerischer Verband der Ernährungsberater/innen
https://svde-asdd.ch/beraterinnen-suche/

Österreich
Verband der Ernährungswissenschaften Österreichs
https://www.veoe.org/experts/getYourExpert

Rezeptvorschläge für schmackhafte und ausgewogene Speisen bei Schluckstörungen

https://bestcon-food.de/rezepte/
https://www.oetker-professional.de/inspiration-know-how/rezept-ideen
https://www.nutricia.de/ernaehrungstherapie.html

Trainingsgeräte

Gerät zum Training der Atemmuskulatur ST Medical™, Idiag AG, 8320 Fehraltorf Mülistrasse 18, Schweiz Tel. +41 (0)44 908 58 58, info@idiag.ch, https://www.idiag.ch/

Gerät zum Training der Atemmuskulatur mit dem Widerstandstrainer POWERBreathe Medic Plus™ , HaB GmbH, Porschestr. 4, 21423 Winsen Deutschland Telefon: +49 (0) 4171 – 890 81 70, www.powerbreathe.de

Gerät zum Training der Mundöffnungsweite und Kieferbeweglichkeit (TheraBite™ Atos Medical GmbH), Mülheimer Straße 3-7, 53840 Troisdorf, Deutschland, Telefon +49 (0)800 53 53 667 info.de@atosmedical.com, https://www.atosmedical.de/

Gerät zum Training der Mund- und Lippenbeweglichkeit Faceformer™, Dr. Berndsen GmbH medical, Wasserstr. 25, 59423 Unna, Deutschland, Telefon: +49 2303-89991, service@drberndsen.de, https://drberndsen.de/

Gymboss Intervall-Timer® für Laufprogramme mit Gehpausen. www.gymboss.com. Zu beziehen auch über Sportgeschäfte und die bekannten Online-Händler im Internet.

Buchempfehlungen

Aufbau und Funktion des menschlichen Körpers auf einfache und anschauliche Weise kennenlernen und verstehen – dies gelingt oft dann besonders gut, wenn wir versuchen, komplizierte Zusammenhänge Kindern zu erklären, so auch in den beiden Büchern **Der menschliche Körper für clevere Kids** und **Das Körper-ABC des kleinen Medicus**. Beide Bücher vermitteln auch dem Erwachsenen mit einfacher Sprache und anhand von gut bebilderten Beispielen wichtige Einblicke in den menschlichen Bauplan und seine Funktionen – eine Grundvoraussetzung für das Verständnis von Krankheiten:
Richard Walker, John Woodward, Shaila Brown und Ben Morgan: Der menschliche Körper für clevere Kids, Dorling Kindersley, München, 2013
Dietrich Grönemeyer: Das Körper-ABC des kleinen Medicus. Rowohlt, Reinbeck bei Hamburg, 2015

Der Umgang mit der eigenen chronischen Krankheit erfordert von Betroffenen – unabhängig von der Art der Krankheit – verschiedene Strategien im Rahmen eines optimalen Selbstmanagements. Diese Herangehensweisen werden im Buch **Gesund und aktiv mit chronischer Krankheit leben** gut strukturiert, in leicht verständlicher Form und dabei sehr ausführlich dargestellt. Das Buch bietet auch eine gute Hilfestellung für die Bewältigung der chronischen Krankheit Systemische Sklerodermie.
Jörg Halsbeck, Sylvie Zanoni und Ilona Kickbusch (Hrsg.) Gesund und aktiv mit chronischer Krankheit leben. Careum, Zürich, 4. korrigierte Auflage 2019

Übungen zur Verbesserung der Beweglichkeit sind ein zentraler Baustein der nicht-medikamentösen Therapie der Systemischen Sklerodermie. Als Ergänzung zur Physiotherapie in Praxis und Klinik sind regelmäßige und richtig ausgeführte häusliche Eigenübungen von größter Bedeutung. Hierbei helfen die Bücher **Physiotherapie für zu Hause** und **Übungen in der Physiotherapie** durch eine strukturierte Therapieplanung und eine klare

Bebilderung. Dem Buch „Übungen in der Physiotherapie" liegt zudem eine CD bei, die eine Kopie der Übungsbeispiele ermöglicht. Eine klare Empfehlung ist auch das Buch von Professor Froböse und seinen Co-Autoren: **Fit im Alter** mit vielen Hintergrundinformationen und mit praktischen Anleitungen zu den Themen Fitness, gesunde Ernährung, Entspannung und Lebenseinstellungen.
Gabriele Kiesling: Physiotherapie für zu Hause, Riva, München, 3. Auflage 2019
Renate Wiesner: Übungen in der Physiotherapie, Thieme, Stuttgart-New York, 2019
Ingo Froböse, Matthias Riedl, Johannes Pantel, Anna Cavelius: Fit im Alter – Den Körper fit halten, geistig frisch bleiben und das Leben geniessen, Gräfe und Unzer, München, 3. Auflage, 2020

Der überragende prophylaktische und therapeutische Wert des Ausdauersports als sogenannte „Polypill" wurde in den letzten Jahren bei verschiedenen chronischen Krankheiten erkannt und erforscht, einschließlich seines großen Nutzens für die Behandlung von Kollagenosen einschließlich der Systemischen Sklerodermie. Wie man Untrainierte auf schonende Weise langsam und erfolgreich an aeroben Ausdauersport heranführen kann, hat Jeff Galloway wie kein anderer für den Laufsport gezeigt mit der von ihm propagierten Run-Walk-Run-Methode, nachzulesen z. B. in seinem Buch **Die Run Walk Run Methode. Jeder kann laufen.**
Eine einfache Trainingsanleitung, um mit dem Laufen zu beginnen, und eine sinnvolle Ergänzung zum Buch von Galloway, Die Run-Walk-Run Methode, beschreibt der Fitnesstrainer und Ernährungsberater Holger Meier in seinem Buch **Besser Laufen für Anfänger** mit Schritt-für-Schritt-Anleitungen, zahlreichen Übungen und instruktiven Bildern, die den Einstieg in das Lauftraining erleichtern.
Jeff Galloway: Die Run Walk Run Methode. Jeder kann laufen, Meyer & Meyer, Aachen, 2016
Holger Meier: Besser Laufen für Anfänger - Einfache Bausteine für ein effektives Training, Meyer & Meyer, Aachen, 2021

Die Frage, welche Nahrungsmittel und Speisen bei chronischen Entzündungen helfen, und wie ich mit geeigneter Ernährung chronischen Entzündungen vorbeugen kann, wird eingehend und mit zahlreichen Rezepten unterlegt im Buch **Heimliche Entzündungen – Das Kochbuch** von Frau Bürkle beantwortet. Die Autorin ist Ingenieurin für Ernährungstechnik mit dem Schwerpunkt Diätetik und unterrichtet als Dozentin angehende

Ernährungsberater. Das Buch, in der 4. Auflage erschienen, zeichnet sich durch sachliche Informationen aus und liest sich dennoch spannend, und es motiviert zum Umdenken.
Silvia Bürkle, Heimliche Entzündungen – Das Kochbuch, Königsfurt-Urania, Krummwisch, 2021

Wie kann ich durch Änderungen meines Lebensstils - Gesündere Ernährung, mehr Bewegung, besserer Schlaf und Pflege sozialer Kontakte - den wichtigsten Alterskrankheiten, die heute in der westlichen Welt unser Leben begrenzen - Herz-Kreislauf-Erkrankungen, Diabetes, Krebs und Demenz - gezielt entgegenwirken? In seinem wissenschaftlich aktuellen, hoch spannenden und dabei auch für medizinische Laien gut verständlichen Buch **Outlive – Wie wir besser und länger leben können als wir denken** - fasst der Mediziner Dr. Peter Attia die neuesten Erkenntnisse zur Prävention von chronischen Alterskrankheiten, die zugleich heute die häufigsten Todesursachen sind, zusammen. Die präventiven Strategien, die in diesem Buch aufgezeigt werden, sind auch für Betroffene mit Autoimmunkrankheiten von großer Bedeutung. Lesenswert!
Peter Attia, Outlive – wie wir besser und länger leben können als wir denken, Ullstein, 2024

Impressum

Die Deutsche Nationalbibliothek verzeichnet diese Publikation in der Deutschen Nationalbibliografie. Detaillierte bibliografische Daten sind unter http://dnb.d-nb.de abrufbar.

ISBN 978–3-86371–290-7

St.-Martin-Str. 64, 81541 München
post@zuckschwerdtverlag.de

Aktualisierte und ergänzte Auflage

Druck und Bindung:
Elanders GmbH,
D-71332 Waiblingen
Printed in Germany

Dieses Buch ist auch als E-Book erhältlich.

Abbildungsverzeichnis

Umschlagabbildung: Angelika und Marcus Hirsch

S. 17 (Abb. 2), S. 22 (Abb. 6), S. 38 (Abb. 13), S. 48 (Abb. 21), S. 52 (Abb. 26), S. 61 (Abb. 31 und 32), S. 73 (Abb. 35), S. 79 (Abb. 36), S. 80 (Abb. 37), S. 87 (Abb. 38) und S. 91 (Abb. 39) Hannah Doering

S. 20 (Abb. 4) mit freundlicher Genehmigung des Patienten

S. 21 (Abb. 5) mit freundlicher Genehmigung der Idag AG, Fehraltorf, Schweiz

S. 39 (Abb. 14) mit freundlicher Genehmigung der Labor Vilollier AG, Allschwil, Schweiz

S. 40 (Abb. 15) mit freundlicher Genehmigung des Labor Dr. Risch, Schaffhausen, Schweiz

S. 268 (Abb. 119) mit freundlicher Genehmigung der Dr. Berndsen GmbH medical, Unna

Alle anderen Abbildungen: Autor